21. Jahrestagung der Deutschen Gesellschaft
für Plastische und Wiederherstellungschirurgie
20. bis 22. Oktober 1983, Gießen

Biomaterialien und Nahtmaterial

Kongreßthemen: Keramische Implantate – Implantate aus Kohlenstoff – Metallimplantate – Homologe und heterologe Implantatmaterialien – Kunststoffmaterialien – Nahtmaterialien – Freie Vorträge

Herausgegeben von H. Rettig

Mit 181 Abbildungen und 37 Tabellen

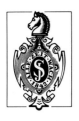

Springer-Verlag
Berlin Heidelberg New York Tokyo 1984

Herausgeber
Professor Dr. Hans Rettig
Direktor der Orthopädischen Universitätsklinik
Paul-Meimberg-Straße 3, D-6300 Gießen

Deutsche Gesellschaft für Plastische und Wiederherstellungschirurgie
Geschäftsführender Vorstand 1983:
Präsident: Prof. Dr. H. Rettig, Gießen
1. Vizepräsident: Prof. Dr. K. H. Jungbluth, Hamburg
2. Vizepräsident: Prof. Dr. G. Pfeifer, Hamburg
Schriftführer: Priv.-Doz. Dr. H. Zilch, Berlin
Kassenführer: Priv.-Doz. Dr. M. Faensen, Berlin

ISBN 3-540-13689-4 Springer-Verlag Berlin Heidelberg New York Tokyo
ISBN 0-387-13689-4 Springer-Verlag New York Heidelberg Berlin Tokyo

CIP-Kurztitelaufnahme der Deutschen Bibliothek. Biomaterialien und Nahtmaterial : Kongressthemen:
keram. Implantate – Implantate aus Kohlenstoff – Metallimplantate – Homologe u. heterologe Implantatmaterialien – Kunststoffmaterialien – Nahtmaterialien – Freie Vorträge ; [20.–22. Oktober 1983, Giessen] /
Hrsg. von H. Rettig. – Berlin ; Heidelberg ; New York ; Tokyo : Springer, 1984. ... Jahrestagung der Deutschen Gesellschaft für Plastische und Wiederherstellungschirurgie ; 21)
ISBN 3-540-13689-4 (Berlin ...)
ISBN 0-387-13689-4 (New York ...)
NE: Rettig, Hans [Hrsg.]; Deutsche Gesellschaft für Plastische und Wiederherstellungschirurgie: ... Jahres-
tagung der Deutschen ...

Druck und Bindearbeiten: Beltz, Offsetdruckerei, Hemsbach/Bergstr.
2124/3140-5 4 3 2 1 0

Vorwort

Das Leitthema der 21. Jahrestagung der Deutschen Gesellschaft für Plastische und Wiederherstellungschirurgie gilt Biomaterialien und Nahtmaterial.

Durch den interdisziplinären Charakter unserer Gesellschaft bietet dieses Thema breite experimentelle und klinische Informationsmöglichkeiten. Mag sich auch der klinische Einsatz alloplastischer Substanzen in den einzelnen Disziplinen durch unterschiedliche Aufgaben und Techniken der Einzelfächer unterscheiden, so sind die Grundgedanken des Einsatzes, die Bedeutung des Implantatlagers wie die Gewebereaktionen auf die verschiedenen Biomaterialien und damit die daraus resultierenden Probleme weitgehend angeglichen. Die Aussprache ergibt zudem den Vergleich der in den verschiedenen Fächern gefundenen Erfahrungen.

Gießen, den 21. Oktober 1983   H. Rettig

Inhaltsverzeichnis

Mitarbeiterverzeichnis*

Alves de Oliveira, C.R. 175**
Barsekow, F. 144
Bartoldus, D. 223
Bartsch, H. 239
Beck-Mannagetta, J. 308
Beckers, H.L. 190
Behbehani, A.A. 168
Bercovy, M. 84
Berghaus, A. 203
Boese-Landgraf, J. 262, 323
Bornfeld, N. 248
Bruch, H.-P. 252
Bucher, H. 252
Büsing, C.M. 72
Busse, H. 230
Contzen, H. 213
Debeyre, J. 84
Dega, W. 191
Deutscher, K.
Dickmeiß, B. 184
Dielert, E. 25
Dinkelaker, F. 323
Drommer, R. 120
Düsel, W. 252
Dumbach, J. 138
Ehrenfeld, M. 288
Eichner, H. 168
Engelhardt, A. 148
Ewers, R. 273
Faensen, M. 256
Fischer-Brandies, E. 25
Flörke, O.W. 248
Förster, H. 272
Friedebold, G. 46

Fuchs, G.A. 21
Gay, B. 252
Gerlach, R. 243
Glanville, J. 28
Gorenflo, M. 293
Goutalier, B. 84
Grabowski, M. 86
Groher, W. 46
Gross, U.M. 256
Gutzeit, B. 252
Härting, F. 171, 248
Hahn, F. 223, 256
Hammer, C. 33
Harms, J. 91
Hauenstein, H. 184
Heimel, R. 95
Heinrichs, B. 243
Heipcke, T. 134
Heisel, J. 86, 234
Heller, M. 328
Hettich, R. 319
Hierholzer, G. 220, 223
Hildebrandt, G. 328
Hofmann, A. 267
Horsch, S. 267
Hüttner, W. 77
Jahnke, K. 66
Jenne, K. 175
Kaletsch, B. 298
Kaminski, M. 262
Katthagen, B.-D. 177
Kedra, H. 313
Kehr, H. 152
Klein, B. 267

---

* Die Anschrift jedes erstgenannten Autors ist bei dem entsprechenden
  Beitrag angegeben
** Seite, auf der der Beitrag beginnt

Eröffnungsansprache

Meine sehr verehrten Damen und Herren!

Erlauben Sie mir, Sie alle sehr herzlich in Gießen aus Auslaß der 21. Jahrestagung der Deutschen Gesellschaft für Plastische- und Wiederherstellungschirurgie willkommen zu heißen.

Mein besonderer Gruß gilt dem Oberbürgermeister unserer Stadt, Herrn Hans Görnert. Ferner begrüße ich den Präsidenten der Justus Liebig-Universität, Herrn Prof. Dr. Karl Alewell, den Dekan der Humanmedizinischen Fakultät, Herrn Prof. Dr. med. Dr. med. h.c. Dieter Ringleb.

Die ausländischen Teilnehmer, die den Weg nach Gießen nicht gescheut haben, darf ich herzlich willkommen heißen. Als Orthopäde freue ich mich ganz besonders, daß mein Fachkollege, Herr Prof. Dr. Debeyre, Paris, Präsident der Französischen Akademie der Wissenschaften, zu uns nach Gießen gekommen ist, um an dieser Tagung teilzunehmen. Ein herzlicher Gruß gilt auch meinem Freunde, Herrn Dr. Wictor Dega, Posen, der wiederum in Gießen eine Tagung besucht.

Dem Senior unserer Fakultät, Herrn Prof. Dr. Karl Vossschulte, gilt ein herzliches Willkommen.

Sehr herzlich begrüße ich alle Kolleginnen und Kollegen aus dem In- und Ausland, die an dieser Tagung teilnehmen werden. Mein Gruß gilt den Ehrenmitgliedern unserer Gesellschaft wie allen Mitgliedern, Referenten, Vortragenden und Tagesvorsitzenden sowie meinen Kollegen des Fachbereiches Humanmedizin.

Die 21. Jahrestagung ist Abschluß und Schwerpunkt meines Amtes als Präsident der Deutschen Gesellschaft für Plastische- und Wiederherstellungschirurgie.

Verständlich, wenn Sie von mir in Wahrnehmung einer alten Tradition bei der Eröffnung des Kongresses Vorstellungen und Gedanken über den aktuellen Stand und Probleme unserer eigenen Gesellschaft, Fragen der Aus- und Weiterbildung erwarten. Auch Probleme unseres gesamten Berufsstandes wären zweifellos wert, in einigen Gedanken vorgetragen zu werden.

Gestatten Sie mir, daß ich dieser Erwartung nicht entsprechen werde und aus der Fülle der Probleme, die gerade jetzt an uns heranrücken, ein sicher nicht neues, aber zweifellos aktuelles Problem herausgegriffen habe. Es berührt unsere Fächer mit regional plastischen Arbeiten besonders. Es handelt sich um Haftpflichtprobleme. Inwieweit in dieser Fragestellung ein Anreiz zu einem noch wichtigeren Pfeiler unserer Tätigkeit, nämlich der Qualitätssicherung gegeben sein mag, möchte und kann ich nicht ausführen. Die Beziehungen zwischen Arzt und Patient sind unter dem Blickwinkel der Haftung auf ein anderes Podest gestellt worden, als wir Älteren dies von früher als Ausdruck der Beziehungen zwischen Arzt–Patient gewohnt gewesen sind. Haftungsfragen haben für uns, die wir es mit z.T. phänotypisch gesunden Patienten zu tun haben, ein besonderes Gewicht. Dem Kliniker fällt ein sachliches Urteil schwer, und

Biomaterialien und Nahtmaterial
Herausgegeben von H. M. Rettig
© Springer-Verlag Berlin·Heidelberg 1984

so bin ich glücklich, einen Kenner auf diesem Gebiete, Herrn Prof. Dr. W. Spann, München, gewonnen zu haben, der zu uns über die in unseren Fächern anstehende Problematik der Haftung sprechen wird. Herrn Spann darf ich besonders herzlich begrüßen und mit meinem Gruß an ihn auch meinen Dank verbinden, daß er uns vortragen wird.

Gestatten Sie mir, Ihnen noch einige Programmprobleme vorzutragen. Schwierig ist in einer interdisziplinären Gesellschaft eine einheitliche Basis zu finden, die in Vortrag und Diskussion alle Teilnehmer, gleich welcher Disziplin, anspricht. In der modernen operativen Medizin sind alloplastische Maßnahmen in allen Fächern verbreitet. Verständlich war es, aus dem Blickpunkt unterschiedlicher Fachdisziplinen über gleiche Biomaterialien zu sprechen. Biomaterialien daher als Leitthema unserer Tagung.

Mit einem Gruß darf ich noch den ausstellenden Firmen und der Industrie danken. Sie haben die Durchführung des Kongresses unterstützt und ermöglicht. Mein Dank gilt auch der Presse und den Medien der Stadt Gießen und meinen Mitarbeitern der Klinik.

Die 21. Jahrestagung der Deutschen Gesellschaft für Plastische- und Wiederherstellungschirurgie ist eröffnet.

Festvortrag

Haftpflichtprobleme im Rahmen plastisch-rekonstruktiver Operationen

W. Spann

Institut für Rechtsmedizin der Universität, Frauenlobstraße 7a, D-8000 München 2

Die Wahl des Themas und des Referenten entsprechen dem Wunsch Ihres Präsidenten. Für die Wahl meiner Person habe ich zu danken.

Die im vorgegebenen Thema implizierten Fragestellungen sind in bezug auf eine bestimmte Art ärztlicher Behandlung weit weniger speziell, als dies der Titel des Referates auf den ersten Blick erwarten ließe. Im Hinblick auf die Haftung macht es keinen Unterschied, welche Art ärztlichen Handelns beurteilt werden muß. Es sind immer die gleichen Gesichtspunkte und Regeln, nach denen bei einem Vorwurf ärztlichen Fehlverhaltens — nur bei einem solchen kommt eine Haftung in Betracht — geprüft und beurteilt wird. Rechtssystematisch unterscheidet sich die Beurteilung auch nicht von der anderer fahrlässiger Körperverletzungs- und fahrlässiger Tötungsdelikte, wie z.B. im Straßenverkehr. Delikte im Straßenverkehr sind deshalb zum Vergleich mit ärztlichen Regelverstößen besonders geeignet, weil auch dort Regelverstöße praktisch immer fahrlässig erfolgen und Verletzungen von Menschen die Folge sind, sowie Straf- und Zivilrecht sowohl jedes für sich allein, als auch beide Verfahren zum Zuge kommen können.

Noch vor 20 Jahren wäre wohl kein Kongreßpräsident auch nur auf die Idee gekommen, unser heutiges oder ein ähnliches Thema zu wählen. Es ist unbestreitbar, daß das zunehmende Interesse der Ärzteschaft an arztrechtlichen Fragen zumindest z.T. auf die Zunahme der Kunstfehlervorwürfe zurückzuführen ist. Die Änderung der Situation mit einer beachtlichen Zunahme der Vorwürfe gegen Ärzte, Fehlhandlungen erbracht zu haben, hat mehrere Gründe, die hier nicht untersucht werden sollen.

Zwangsläufig mit dem Ansteigen der Vorwürfe gegen Ärzte kam es auch zu einer Zunahme der Begutachtungsfälle. In diesem Sinne sollen die folgenden Ausführungen in erster Linie dazu dienen, dem kurativ tätigen Arzt Wege zu zeigen, wie er Fehlervorwürfe vermeiden kann und wie er sich nach ergangenem Vorwurf verhalten soll. Aber auch dem Arzt, der als Gutachter herangezogen wird, soll seine Stellung zwischen Medizin und Jurisprudenz verdeutlicht werden.

Wird von einem Patienten oder dessen Anwalt ein Fehlervorwurf erhoben, so empfiehlt sich immer das Gespräch mit dem Patienten. Zeigt sich, daß der Vorwurf berechtigt ist, wie z.B. bei einer Seitenverwechslung, so hat es keinen Sinn zu versuchen, den Patienten davon zu überzeugen, daß alles korrekt gewesen wäre. Nach unserer

Biomaterialien und Nahtmaterial
Herausgegeben von H. M. Rettig
© Springer-Verlag Berlin·Heidelberg 1984

4

Erfahrung hat der Patient fast in allen Fällen lediglich ein Interesse daran, seinen Schaden ersetzt zu erhalten und kein Interesse an einer strafrechtlichen Verurteilung des Arztes.

Ist der Arzt bei allerdings kritischer Betrachtung davon überzeugt, daß er fehlerfrei gehandelt hat, so soll er versuchen, den Patienten davon zu überzeugen. Gelingt dies nicht, so kann der Patient entweder an eine Schiedsstelle oder auf den Rechtsweg verwiesen werden. Der Patient hat dann die Entscheidung, welchen Weg er zu wählen beabsichtigt. So kann er unter Außerachtlassung der Schiedsstelle, deren Einschaltung nicht zwingend ist, z.B. lediglich beim Zivilgericht eine Klage einreichen. Er kann aber auch zunächst nur eine Anzeige bei der Staatsanwaltschaft wegen fahrlässiger Körperverletzung oder die Angehörigen wegen fahrlässiger Tötung erstatten und entweder gleichzeitig oder später eine zivilgerichtliche Klage anstrengen. Jeder von einem Patienten vor Erstattung einer Strafanzeige persönlich in Anspruch genommene Arzt muß sich darüber im klaren sein, daß er u.U. allein durch sein Verhalten darüber entscheidet, ob eine Strafanzeige erstattet wird oder nicht. Kommt es zu einem Ermittlungsverfahren, in dem der Arzt als Beschuldigter vernommen wird, so muß ihn laut Gesetz der vernehmende Beamte darauf hinweisen, daß ihm als Beschuldigten das Recht zusteht, keine Aussage zu machen.

Der Mediziner ist eher geneigt unter Haftung nur den Teil der Haftung zu verstehen, der sich auf zivilrechtlichen Schadensersatzanspruch bezieht, während im juristischen Sprachgebrauch das Wort Haftung den Oberbegriff für sowohl straf- aber auch zivilrechtliche Haftung darstellt. Allerdings findet das zusammengesetzte Wort Haftpflicht in aller Regel im Zivilrecht Anwendung, wenn es darum geht, Schadensersatz zu fordern.

Die Beurteilung der haftungsrechtlichen Situation bei plastisch-rekonstruktiven Operationen unterscheidet sich von anderen Fällen in erster Linie dadurch, daß der Patient als quasi Gesunder zur Operation kommt. Dies verlangt in Verbindung mit der Dringlichkeit des Eingriffes hohe Anforderungen an die Verpflichtung zur Aufklärung sowie eine spezielle Auswahl eines kompetenten Sachverständigen. Es versteht sich von selbst, daß die fachspezifische sachverständige Beurteilung nicht etwa durch eine fachfremde Person erfolgen kann. Andererseits gibt es auch im Rahmen sehr spezieller Fälle der Beurteilung durchaus Fragestellungen, deren Beantwortung nur allgemeinärztliches- und nicht Spezialwissen voraussetzt. Es ist eine gerade von Spezialisten häufig gehörte, nicht immer zutreffende Meinung, daß spezielle Sachverhalte nur von dem in bezug auf Fehlleistungen sachkundig beurteilt werden könnten, der sie selbst beherrscht. Dies mag für sehr spezielle Vorgänge zutreffen. Seit längerer Zeit sind wir als berufsmäßige Gutachter dazu übergegangen, spezielle Fragen bei der Beurteilung eines Fehlervorwurfes entweder zusammen mit dem zuständigen Kliniker zu beurteilen, oder gar diesem bestimmte Fragestellungen vorlegen zu lassen. Bei tödlichem Ausgang eines Zwischenfalles wird in aller Regel der Pathologe oder der Rechtsmediziner mit der Feststellung der Todesursache befaßt sein und auch die Frage des Ursachenzusammenhanges zu beurteilen haben. Dabei ist von besonderer Bedeutung, daß die Beurteilung des Kausalzusammenhanges im Straf- und Zivilrecht nach unterschiedlichen Gesichtspunkten zu erfolgen hat. Schließlich sind für beide Verfahrensarten auch unterschiedliche Sicherheiten bzw. Wahrscheinlichkeiten erforderlich. So ist für das Strafverfahren der Nachweis mit an Sicherheit grenzender Wahrscheinlichkeit, d.h. ohne Verbleiben eines vernünftigen Zweifels, zu führen. Für den Ursachenzusammen-

hang ist die Kausalität im Strafverfahren nach den Regeln der Adäquanztheorie nachzuweisen. Dabei gilt: Ursache ist, was nicht hinweggedacht werden kann, ohne daß
zugleich der Erfolg entfiele. Im Zivilrecht sind für die richterliche Entscheidung nur die
Ursachen von Bedeutung, die relevant sind. Im Strafrecht ist ein Beschuldigter hinsichtlich der Kausalitätsbeurteilung schlechter gestellt als im Zivilrecht, weil bei der
strafrechtlichen Beurteilung jede von ihm gesetzte Ursache zu seinen Lasten geht,
während er im Zivilrecht nur die für den Erfolg erheblichen Ursachen zu vertreten hat.
Gerade umgekehrt ist es bei der Schuldform der Fahrlässigkeit, da im Strafrecht der
subjektive Begriff der Fahrlässigkeit gilt, der die persönlichen Eigenschaften und Fähig-
keiten des Täters berücksichtigt, während im Bürgerlichen Recht vom Objektiven
ausgegangen wird und der Beklagte „die im Verkehr erforderliche – nicht übliche –
Sorgfalt" zu vertreten hat. Im folgenden in aller Kürze eine wesentliche Grundlage, die
der klinische Gutachter bedenken sollte.

Der Sachverständige soll sich streng daran halten, die ihm vorgelegte Frage zu beantworten. Bei allgemein gehaltenen Fragestellungen hat er sich auf die Frage des Regel-
verstoßes bzw. Verletzung der Sorgfaltspflicht zu beschränken. Keinesfalls darf er zu
der Frage der Schuld – etwa ob ein bestimmtes Handeln des Arztes fahrlässig gewesen
ist oder nicht – Stellung nehmen. Die Beurteilung der Schuldfrage fällt ausschließlich
in die Kompetenz des Richters. Wo ein Ermessensspielraum genutzt wird, soll dies
erkennbar sein.

Zunächst ist zu unterscheiden zwischen den nur bedingt voneinander abhängigen
straf- und zivilrechtlichen Haftungsarten.

Unabdingbare Voraussetzungen für jede Art einer ärztlichen Haftung sind das
Bestehen von Rechtsbeziehungen zwischen dem Arzt und dem Patienten und ein ent-
standener Schaden. Strafrechtlich ist ein Vorwurf dann mit Sicherheit auszuschließen,
wenn das ärztliche Handeln den Regeln der medizinischen Wissenschaft entsprach, mit
rechtswirksamer Einwilligung des Patienten erfolgte und nicht gegen die guten Sitten
im Sinne des § 226a StGB verstoßen wurde. Entscheidend sind somit die lex artis und
die Einwilligung. Im Zivilrecht wird die rechtliche Beziehung zwischen dem Arzt und
dem Patienten nach den Vorschriften des Dienstvertrages, in jüngerer Zeit gerade bei
operativen Eingriffen zunehmend mehr auch nach den Gesichtspunkten des Werkver-
trages, beurteilt.

Im Strafrecht kann eine Verurteilung nur dann erfolgen, wenn der Tatbestand – in
der Regel Körperverletzung oder Tötung – erfüllt ist, das Handeln rechtswidrig und
schuldhaft war. Im Zivilrecht gründet sich die Haftung auf Vertragsverletzung und/oder
unerlaubte Handlung. Der Anspruch aus Vertragsverletzung verjährt nach 30 Jahren,
der aus unerlaubter Handlung (§ 852 BGB), der im Gegensatz zur Vertragsverletzung
auch einen Schmerzensgeldanspruch gibt, nach 3 Jahren.

Jede Erkrankung eines Menschen bringt ein gewisses Risiko zunächst für ihn persönlich im Falle ansteckender Krankheiten, möglicherweise auch für andere mit sich.

Jedem Erkrankten steht das höchstpersönliche Recht zu, zu entscheiden, ob er das
durch seine Erkrankung entstandene Risiko allein tragen will, oder ob er durch die
Zuziehung eines Arztes versuchen will, das entstandene Risiko abzuwenden. Dies gilt
selbst dann, wenn ohne ärztliches Eingreifen mit dem Eintritt des Todes zu rechnen
ist. Zumindest solange der Patient willensfähig ist. Es besteht somit bei einem willens-
fähigen Patienten keinerlei Möglichkeit, gegen dessen Willen ärztliche Maßnahmen

vorzunehmen. Anders bei Kindern und Jugendlichen, hier steht das Entscheidungsrecht den Eltern zu. Bei Jugendlichen ist nicht allein auf das Lebensalter, sondern in erster Linie auf die Einsichtsfähigkeit abzustellen. Es gibt in unserem Land kein sogenanntes allgemeines Heilrecht des Arztes. Entschließt sich ein Patient zur Abwendung seines Risikos, einen Arzt zuzuziehen, so kann der Arzt durch seine Behandlung – von Bagatellfällen abgesehen – nicht mehr als einen Austausch des Risikos anbieten.

Mit anderen Worten: Besteht z.B. eine schmerzhafte Erkrankung des Hüftgelenkes mit Bewegungseinschränkung und dadurch eine Beeinträchtigung des Wohlbefindens, so kann der Arzt bei gegebener Indikation dem Patienten einen plastisch-rekonstruktiven Eingriff vorschlagen und je nach Situation mehr oder weniger dringend empfehlen. Der vorgeschlagene operative Eingriff hat das Ziel, die Funktionseinschränkung zu beheben und Schmerzfreiheit zu erlangen. Das Ziel der Behandlung läßt sich nicht ohne ein gewisses, möglicherweise sehr geringes Risiko erreichen. Dieses Risiko muß gegen den anzustrebenden Erfolg abgewogen werden. In aller Regel ist das Risiko der ärztlichen Behandlung, zumindest statistisch gesehen, geringer als es das Risiko der Erkrankung ohne ärztliche Behandlung wäre. So gesehen gibt es keinen Zweifel darüber, daß derjenige, der das Risiko zu tragen hat, das Recht hat, darüber aufgeklärt zu werden, wie groß das in der ärztlichen Behandlung ruhende Risiko ex ante gesehen wird.

Das Problem der sogenannten Aufklärungspflicht hat – sicher als Ausfluß höchstrichterlicher Rechtssprechung von ärztlichen Haftpflichtfällen – während der letzten Jahrzehnte zunehmend an Bedeutung gewonnen.

Im Strafrecht kommt es für die Rechtmäßigkeit eines jeden ärztlichen Eingriffes in die Integrität des Körpers auf die Einwilligung des Patienten in die Maßnahme entscheidend an. Die Einwilligung des Patienten ist sowohl für eine strafrechtliche, aber auch zivilrechtliche Beurteilung nur dann rechtswirksam, wenn sie aus einer klaren Einsicht in die Situation gegeben wurde. Diese kann der Patient nur durch die Aufklärung erhalten.

Für die Beurteilung von Haftpflichtansprüchen kommt der Aufklärung deshalb eine besondere Bedeutung zu, weil sie bzw. ihr Fehlen prozeßentscheidend sein kann. Die gerade bei Fortbildungstagungen immer wieder gestellte Frage nach der Form der Aufklärung muß dahingehend beantwortet werden, daß es keine verbindliche, allgemein gültige Vorschrift gibt, die etwa vorschreiben würde, daß die Aufklärung bzw. deren Bestätigung über die Kenntnisnahme durch den Patienten im Falle gerichtlicher Auseinandersetzungen den Arzt in eine bessere Beweislage bringt. Besteht eine Anordnung durch den Krankenhausträger oder die ärztliche Leitung eines Krankenhauses im Hinblick auf eine schriftliche Fixierung der Aufklärung, so kann sich diese nur auf die betroffene Region beziehen.

Kommt es im Rahmen ärztlicher Behandlung in der Tat oder auch nur vermeintlich zu einem Regelverstoß oder einer Sorgfaltspflichtverletzung mit nachfolgendem Schaden, so hat der Patient mehrere Möglichkeiten, seine Forderung durchzusetzen. In der Regel versucht der Patient nach Rücksprache mit dem Arzt über die Haftpflichtversicherung des Arztes seinen Schaden ersetzt zu bekommen. Gesteht der Arzt dem Patienten gegenüber seinen Fehler ein – was z.B. bei einer Seitenverwechslung nicht anders möglich ist –, so ist der Schaden als solcher anerkannt. Kommt es auch zu einer Einigung über die Höhe des zu leistenden Schadenersatzes, so werden keine Gerichte zu bemühen sein.

Das klassische Beispiel für den Beginn zivilrechtlicher Auseinandersetzungen zwischen Patient und Arzt ist der ärztliche Einwand auf den Vorwurf eines durch einen Fehler entstandenen Schadens: Der entstandene Schaden sei das Risiko des Patienten gewesen, das dieser zu tragen habe. Es liegt auf der Hand, daß dieser Einwand von der Gegenseite immer damit beantwortet wird: So weit so gut, aber dann hätte der Patient vor dem Eingriff über dieses Risiko aufgeklärt werden müssen. Kann der Arzt auf diesen Einwand hin den Beweis erbringen, daß er in der Tat über das in Frage stehende spezielle Risiko aufgeklärt hat und der Eingriff lege artis durchgeführt wurde, so ist er in einer guten Position. Gibt es keine schriftlichen Aufzeichnungen und entsprechende Gegenzeichnung, sondern nur mündliche Vereinbarungen, so ist die Beweislage für den Arzt wesentlich ungünstiger. Fehlt gar ein Aufklärungsgespräch, so kann der Patient auch aus unserer ärztlichen Sicht vor Beginn des Eingriffes der Meinung sein, daß das geplante ärztliche Handeln risikofrei sei. Der immer wieder gehörte Einwand von ärztlicher Seite, daß jeder Mensch wissen müsse, daß jeder Eingriff mit einem gewissen Risiko belastet sei, sticht selbst dann nicht, wenn der Patient selbst Arzt ist. Obwohl wir Ärzte wissen, daß die Aufklärung keineswegs dazu angetan ist den Patienten zu beruhigen und Vertrauen zu erwecken bzw. zu erhalten, bleibt derzeit nach höchstrichterlicher Rechtsprechung keine andere Wahl im Interesse des Patienten aber auch zum Schutze des Arztes.

Klärt der Arzt auf, so stellt sich ihm die Frage, worüber aufzuklären ist. Auch darüber besteht nicht etwa eine gesetzliche Vorschrift. Die Rechtsprechung der letzten Jahrzehnte hat für die Aufklärung 2 wesentliche Momente insofern herausgearbeitet, als der Patient einerseits aus dem Aufklärungsgespräch die Höhe seines Risikos erkennen muß. Andererseits verlangt die Rechtsprechung nicht, daß über alle nur entfernt liegenden möglichen Risiken aufgeklärt werden muß. Aufzuklären ist über sogenannte typische Gefahren und Risiken, wobei der Begriff typisch nur schwer in Zahlen zu fassen ist. Entscheidend für die Aufklärung als solche, insbesondere aber über ihre Begrenzung, ist die auch in der Rechtsprechung anerkannte Forderung, nach der um so weiter aufzuklären ist, je weniger dringend der Eingriff geboten ist und um so weniger weit, je dringender die ärztliche Maßnahme zu erfolgen hat. Bei plastisch-rekonstruktiven Operationen kommt es u.U. sowohl auf die Wiederherstellung der Funktion, aber auch auf einen bestimmten kosmetischen Effekt an, über dessen Erfolgschancen eine weitestgehende Aufklärung empfohlen werden muß.

Im Strafrecht haftet jeder für eigenes Verschulden. Dies gilt auch für das ärztliche Hilfspersonal. Setzt z.B. eine Schwester durch unsachgemäßes Handeln im Rahmen der Pflege eine Körperverletzung z.B. durch Verbrennen, die möglicherweise den Tod zur Folge hat, so hat die Schwester persönlich die fahrlässige Körperverletzung oder Tötung zu verantworten. Begeht der Arzt im Rahmen eines Eingriffes einen Fehler den er zu verantworten hat, so haftet er wegen fahrlässiger Körperverletzung oder fahrlässiger Tötung.

Anders im Zivilrecht. Hier haftet ein Arzt oder ein Krankenhaus auch für fremdes Verschulden gem. § 278 BGB für die Personen, deren sie sich im Rahmen der Behandlung als Erfüllungsgehilfen bedienen. Es gibt keine Möglichkeit für den Arzt oder das Krankenhaus, sich von dieser Haftung freizustellen. Auch die Berufung auf eine sorgfältige Auswahl der nicht ärztlichen Mitarbeiter entlastet nicht. Die Vertragshaftung kennt eine solche Exculpation nicht.

Entscheidend für die Beurteilung eines Haftpflichtanspruches ist die Art des Krankenhausaufnahmevertrages. Kommt es zu einem totalen Aufnahmevertrag zwischen dem Patienten und dem Krankenhausträger, so haftet der Krankenhausträger zivilrechtlich für alle seine Erfüllungsgehilfen, auch für die Ärzte.

Kommt es zu einem sogenannten gespaltenen Krankenhausaufnahmevertrag, so werden 2 Verträge geschlossen. Einerseits mit dem Krankenhausträger für die pflegerische Leistung, andererseits mit dem Arzt, gerichtet auf die ärztliche Betreuung. Hier ist auch die Haftung gespalten.

Jeder in einem Krankenhaus tätige Arzt sollte prüfen, wie weit sich seine persönliche Haftung erstreckt.

Implantat und Implantatlager

S.M. Perren

Laboratorium für Experimentelle Chirurgie, Schweizer Forschungsinstitut,
CH-7270 Davos

Die folgende Übersicht soll dem Verständnis der gegenseitigen Beeinflussung von Implantat und Gewebe dienen. Die eigentliche Gewebetoleranz ist dabei nur ein Aspekt von vielen. Die Implantate erfüllen eine meist mechanische Funktion und beeinflussen Gewebe vorerst physikalisch. Das Material der Implantate unterliegt der funktionsbedingten Belastung und kann ermüden: Da die Dimensionen der Implantate nicht frei wählbar sind, resultieren hohe innere Spannungen. Das Körpermilieu stellt für metallische Implantate eine aggressive Umgebung dar, Korrosion in verschiedener Form, selbst hochwertiger Stähle, ist die Folge. Was die gegenseitige Beeinflussung von Implantat und Gewebe betrifft, stellt die Chirurgie des Bewegungsapparates spezielle Anforderungen: hohe Belastungen sind hier gepaart mit der Veränderung der mechanischen Belastung des Knochens, die der Knochen im Sinne der Strukturanpassung beantworten kann. Diese Betrachtungsweise im Sinne des vielzitierten Wolffschen Gesetzes hat oft übersehen lassen, daß die Implantate am Knochen neben ihren mechanischen Wirkungen auch die Blutversorgung des Knochens verändern und dadurch Strukturveränderungen bewirken können, die oft fälschlicherweise als Strukturanpassung an veränderte Belastung interpretiert worden sind.

Die mechanische Funktion der Implantate beruht meist auf deren Steifigkeit, d.h. auf der Eigenschaft der Materialien ganz allgemein, der deformierenden Wirkung der Kraft zu widerstehen. Vergleichen wir die Steifigkeit der metallischen Werkstoffe mit jener des Knochens, finden wir eine um den Faktor 10 höhere Materialsteifigkeit des Metalls gegenüber kortikalem Knochen.

Biomaterialien und Nahtmaterial
Herausgegeben von H.M. Rettig
© Springer-Verlag Berlin·Heidelberg 1984

Die Materialeigenschaften des Implantats sind neben dessen geometrischen Charakteristika oft überbewertet worden. Eine Osteosyntheseplatte häufiger Dimension ist trotz zehnfach grösserer Materialsteifigkeit fünfzigmal weniger biegesteif als der entsprechende Knochen. Die Torsionssteifigkeit der Platte ist etwa zwölfmal größer als jene des Knochens, während die axiale Stauchungs- und Dehnungssteifigkeit vergleichbar mit jener des Knochens ist. Dies kann leicht durch Vergleich einer Platte und entsprechendem Knochen gleicher Länge im Schraubstock nachgeprüft werden.

Ein weiterer Aspekt der Implantatsteifigkeit, der bei Beurteilung der Implantatwirkung zu berücksichtigen ist, ist die Steifigkeit der Ankoppelung zwischen Knochen und Implantat. Die Steifigkeit einer Knochenplatte, um bei diesem Beispiel zu bleiben, kommt nur dann zum Tragen, wenn die Platte mit dem Knochen mechanisch „unverschieblich" verbunden ist. Bei geringster Lockerung des Kontakts überträgt die Platte nur noch Spitzenlasten.

In erster Linie hat die Funktion des Implantates nichts mit dessen Festigkeit, d.h. mit der maximal möglichen Krafteinwirkung – ohne bleibende Verformung oder Bruch – zu tun. Die kraftbedingte Deformation der Implantate kann reversibel, also im elastischen Bereich erfolgen, oder sie kann zu irreversiblen Veränderungen der Dimensionen führen, zur plastischen Verformung oder zum Bruch. Implantatbrüche durch einmalige hohe Belastung, sogenannte Gewalteinbrüche, sind sehr selten. Wichtiger im Zusammenhang mit der Funktion der Implantate sind sogenannte Ermüdungsbrüche. Die Gewebe des Körpers unterliegen dauernden Belastungsänderungen durch veränderlichen Muskelzug oder Gehbelastung. Die Implantate erleiden somit meist Wechselbelastungen und können ermüden. Die Festigkeit auf dynamische Belastung kann durchaus nur die Hälfte der statischen Festigkeit betragen. Erschwerend kommt hinzu, daß das aggressive Körpermilieu, eine einprozentige Kochsalzlösung, durch die Kombination der mechanischen Ermüdung und der Korrosion, Ermüdungskorrosion, die Festigkeit nochmals verringert.

Im Zusammenhang mit Implantaten, die einer mechanischen Funktion dienen, ist auch der Aspekt der vorgegebenen Deformation oder Kraft von Bedeutung: Ähnlich wie im technischen Versuch ein Implantat entweder unter vorgegebener Kraft, z.B. bei gleicher Amplitude des Biegemoments, ermüdet werden kann oder bei stets gleich großer Amplitude der Deformation, z.B. Winkelauslenkung, ist beim Implantat in vivo Ermüdung unter zwei verschiedenen Bedingungen möglich. Bei einem großen Defekt eines Röhrenknochens hängt die Ermüdung allein von der Belastungsgröße ab, bei einer offenen Frakturspalte ist die Ermüdung deformationsabhängig, das Implantat wird nur soweit belastet, als die Deformation des Bruchspalts zuläßt. Dieses Beispiel erhellt auch die Bedeutung der Kombination Gewebe–Implantat. Die Belastung des Implantats ist um ein Mehrfaches geringer, wenn das Implantat zusammen mit dem (rekonstruierten) Knochen die Belastung aufnimmt. Dies erklärt, warum selbst große Metallplatten, die fürs Femur dimensioniert sind, an der Tibia selbst ohne Gewichtsbelastung brechen.

Die Korrosion der metallischen Implantate stellt einen elektrochemischen Prozeß dar, der aus zwei Komponenten besteht: Die Metalloberfläche erzeugt in sauerstoff- und salzhaltigem Körpermilieu eine elektrische Vorspannung des Implantats, das eine Abgabe von Metallionen an die Umgebung ermöglicht. Diese zwei Prozesse, der kathodische und der anodische, sind stets vorhanden und bewirken bei allen Metallen eine mehr oder weniger große Abgabe von Metallionen, die mit dem salzhaltigen Umgebungsmilieu reagieren. Die Implantate sind meist aus Metallen, die vorerst mit dem Körpermilieu stark im Sinne der Korrosion reagieren; Metallen aber, die sich beim Prozeß der Korrosion mit einer meist wenig löslichen Hülle aus Korrosionsprodukten umgeben. Hier wiederum ist die mechanische Umgebung des Implantates von entscheidender Bedeutung für dessen Gewebsverträglichkeit. Wird nämlich die Schutzschicht aus Korrosionsprodukten durch mechanische Reibung zwischen instabil verankerten Schrauben und Platten ständig zerstört, fällt ein Vielfaches an Korrosionsprodukten an, im Vergleich zu kraftschlüssig und vorgespannt angewandten Implantaten in ruhiger Umgebung. Die mechanische Instabilität führt neben der drastischen Erhöhung der Korrosion zu einer starken Lokalisierung derselben.

Die Korrosionsprodukte fallen vorerst als Metallionen in der stöchiometrischen Zusammensetzung der Metallegierung an. Sie reagieren mit der salzhaltigen Umgebungsflüssigkeit bei einem pH-Wert, der durch den Korrosionsprozeß bedingt sein kann. Einzelne Salze, wie z.B. die Nickelsalze bei Stahl sind löslicher als andere, z.B. die Chromsalze. Die Wirkung auf die lokale und allgemeine Toleranz ist damit unterschiedlich.

In Bezug auf die Bewegstoleranz unterscheiden wir die Wirkung des Korrosionsprozesses auf den pH-Wert der durch Carbonat- und Phosphatpuffer beeinflußten Umgebung, die toxische Wirkung der Metallsalze, deren allergisierende Wirkung und mögliche onkogenetische Wirkungen.

Die Prüfung der Toleranz der Gewebe auf Metallprodukte kann in folgenden Stufen geschehen:
1. Voraussage der Toleranz aufgrund der Analyse der Veränderung der Umgebungsbedingungen und des anfallenden Korrosionsproduktes. Hier sind die zu erwartenden Konzentrationen abhängig vom Zusammenspiel Anfall des Korrosionsproduktes und Abtransport desselben durch Diffusion zum nächsten Blutgefäß.
2. In vitro Screening Test an Zell-, Gewebs- und Organkulturen. In unseren Händen hat sich hierbei vor allem die Kultur vollständiger Knochenanlagen als quantitativ gut auswertbar und reproduzierbar erwiesen. Sie kann allgemein an löslichen Konzentrationen von Korrisionsprodukten durchgeführt werden. Mikro-Implantationen von Metallen in die Femuranlagen in Organkultur sind ebenfalls möglich. Interessante Möglichkeit bieten hierbei die Verwendung von rein synthetischem Kulturmedium oder von definierten Veränderungen desselben. pH-Wert, Sauerstoff und Kohlensäurespannung der Umgebung sowie deren Temperatur sind leicht variierbare Parameter.
3. Screening Test durch Implantation von Metallteilen definierter Form und Größe und vor allem definierter Oberflächenzustände ins Tier. Hier sind die Implantation an Mäusen, Ratten, Kaninchen, Schafen und Hunden üblich. Meist werden die Implantate subkutan, intramuskulär und intraossär zu Testzwecken implantiert. Die Auswertung der Gewebsreaktion kann auf verschiedenen Ebenen erfolgen: die Normen wie z.B. die ASTM F-361 beschränken sich auf die Beurteilung der Dicke einer eventuell vorhandenen Kapsel und die allgemeine Beurteilung der zellulären Reaktion im Vergleich zu bekannten, klinisch gut tolerierten Materialien, meist Stahl (z.B. AISI 316L) und reinem Titan (z.B. IMI 160). Die Auswertung kann auf die Auszählung der pro Längeneinheit vorhandenen Riesenzellen und der pro Volumeneinheit angrenzenden Rundzellen erfolgen.

4. Die Beobachtung an klinischen Implantaten am Menschen. Hier ist die Aussage direkt am richtigen Modell; die Anwendung eines neuen Materials bedingt jedoch die Testung der Stufen 1–3. Neben der klinischen Beurteilung des Verlaufs, wobei vor allem auf Rötung, Schwellung und evtl. Dehiszenzen im Implantatbereich geachtet wird, erfolgt eine histologische Auswertung der umgebenden Weichteile. Praktisch hat sich hier die Beurteilung der Gefäßdichte in Abhängigkeit der Distanz zum Implantat erwiesen. Die Beurteilung der zellulären Reaktion ist am klinisch gewonnenen Präparat theoretisch möglich, praktisch aber durch die häufig vorhandene Verquellung der Gewebe schwierig.

Wir haben bisher von der Wirkung der Implantate als Fremdkörper nichts geschrieben. Es ist dem Kliniker geläufig, daß eine Infektion bei noch liegendem Implantat viel schwieriger zu beherrschen ist als nach Implantatentfernung. Für diese Erscheinung wird die sogenannte Fremdkörperreaktion verantwortlich gemacht. Die Fremdkörperwirkung kann entweder chemischer oder physikalischer Natur sein. Chemisch durch Korrosionsprodukt, physikalisch durch die Korrosion oder durch die oft übersehene Wirkung infolge Steifigkeit des Implantats. Durch die Steifigkeit des Implantats entstehen relative Bewegungen zwischen Weichteilen und Implantat, die folgende Irritation des Gewebes kann zur Bindegewebsabkapslung führen und verunmöglicht ein Haften der Weichteile am Implantat. Die Folgen der Bindegewebsabkapslung sind vielfältig: die Diffusionsstrecke: Korrosionsort – Abtransport durch Blut- und Lymphgefäße wird wesentlich größer und damit bei gleich großem Anfall der Korrosionsprodukte die Konzentration desselben größer. Die Infektabwehr wird durch die größere Distanz zu den Blutgefäßen schlechter, und die Bakterien können sich im flüssigkeitsgefüllten Hohlraum um die Implantate leicht vermehren.

Die Allergie auf Metalle ist dem Dermatologen bekannt: Similischmuck, Uhrenunterflächen und -bänder sind typische derartige Auslöser. Auf Metalle kann der Körper mit Allergien reagieren, bekannt sind Chrom, Nickel und Kobalt als Allergene im Zusammenhang mit metallischen Implantaten. Die Häufigkeit einer apparent allergiebedingten Komplikation wird auf etwa 1% der Implantationen geschätzt. Sie äußert sicht in Hautausschlägen oder nicht infektbedingter Rötung und Schwellung. Die Therapie ausgeprägter Komplikationen besteht im Ersatz des allergenhaltigen Stahls oder der Chrom-Kobalt Legierung durch z.B. Titan. In diesem Zusammenhang scheint es sinnvoll, bei Titan dessen reine Form zu verwenden, da die Wahrscheinlichkeit der Allerginisierung mit der Zahl der Legierungsbestandteile zunimmt. Das Titan selbst wird allgemein als sehr gut verträglich angesehen, während sein Legierungsbestandteil Vanadium in der Organkultur 10x toxischer als z.B. Nickel ist. Problematisch sind derzeit noch die Testmethoden auf Metallallergie: es stehen die Hauttestung, der Leukozyten-Migrations-Inhibitions-Test LIF und die Beurteilung der Lymphozyten-Transformation zur Diskussion. Anforderung an jeglichen Test ist es, daß er ohne Gefährdung des Patienten eine sichere Voraussage der Allergiegefährdung ermöglicht. Damit soll eine gezielte Auswahl jener Patienten möglich sein, die ein allergisch unproblematisches, aber evtl. weniger festes und/oder wesentlich teuereres Implantat erhalten.

Die Frage nach der Tumorgenese durch Implantate wird periodisch geprüft und diskutiert. Möglich ist die Induktion von Primärtumoren oder die Lokalisation der Metastasen. Der in die Millionen gehenden Anwendung von metallischen Implantaten in der Chirurgie stehen wenige vereinzelte Rapporte von Sarkomen gegenüber. Sicher scheint, daß die beim Hunde beobachtete Sarkomgenese ein Vielfaches an Häufigkeit von jener beim Menschen beträgt. Die steigende Zahl der Implantate und vor allem jener mit langer Verweildauer bei offensichtlich minimaler Zahl der Tumorfälle ist beruhigend.

Die vorliegende Übersicht über Implantat und Implantatlager ist vollständig auf die metallischen Implantate bezogen. Die bei Kunststoffen fehlende Korrosion macht diese Materialgruppe nicht etwa unproblematischer. Meistens geben die Kunststoffe vor allem unter Belastung eine Vielzahl verschiedener Komponenten an das umgebende Gewebe ab. Die möglichen Produkte variieren stark je nach Zusammensetzung des Kunststoffs. Die starke Erhöhung der Gewebsreaktion auf Abrieb geht mit jener auf Instabilität bei mehrteiligen Metallimplantaten parallel. In Analogie zu den Gewebsreaktionen auf Metalle ist jene auf Kunststoff stark von der Gewebshaftung abhängig. In letzter Zeit werden z.B. kohlefaserhaltige Kunststoffe für die Frakturbehandlung vorgeschlagen. Bisher ist die Beweisführung, daß alte Probleme wirklich gelöst und nicht neue geschaffen werden, oder eine günstige Balance der beiden Komponenten nicht nachgewiesen. Die frühe Osteoporose aufgrund der Wirkung auf die Blutversorgung ist bei den Kunststoffimplantaten eher ungünstiger.

Die zu Beginn der Frakturbehandlung notwendige Steifigkeit der Osteosyntheseimplantate ist mit der Zeit überflüssig, ja sie kann sogar unerwünscht sein. Es lag daher nahe, an Implantate die sich im Körper auflösen, zu denken. Im Zusammenhang mit der Osteosynthese kommt den biodegradablen Implantatwerkstoffen wenig Bedeutung zu, die notwendige Kombination von mechanischer Festigkeit, Steifigkeit, Gewebsverträglichkeit ist bisher nicht realisiert worden.

I. Keramische Implantate

Keramische Werkstoffe – Struktur, Eigenschaften und Anwendungen in Implantaten

R. Thull

Zentralinstitut für Biomedizinische Technik, Universität Erlangen-Nürnberg, Turnstraße 5, D-8520 Erlangen

Keramische Werkstoffe weisen je nach Zusammensetzung, Herstellung und Oberflächenbearbeitung ein breites Spektrum unterschiedlichster Eigenschaften auf, die sich für die Anwendung in Implantaten empfehlen. Abhängig von der Struktur lassen sich die in der Implantattechnologie verwendeten keramischen Werkstoffe einteilen in Oxidkeramiken, Sonderkeramiken sowie Glaskeramiken und Gläser. Oxidkeramiken bestehen aus einem einphasigen, polykristallinen Werkstoff aus z.B. Aluminiumoxid oder Titanoxid. Sonderkeramiken enthalten nichtoxidische und nichtsilikatische Systeme etwa Siliziumkarbid, Phosphatkeramiken oder pyrolytischen Kohlenstoff. Die Herstellung von Implantaten aus Keramik erfolgt aus Pulvern durch Verpressen, Schlickern- oder Spritzgießen in die jeweilige Form und anschließendem Sintern, das den Werkstoff bei Erhaltung der Form verfestigt. Glaskeramiken und Gläser werden aufgeschmolzen und als flüssige Phase geformt. Die teilweise polykristalline Struktur von Glaskeramiken entsteht nach einer gesonderten Temperaturbehandlung durch Ausscheidungen. Glasige Überzüge auf metallischen Grundsubstanzen werden als Emails bezeichnet; die Gläser enthalten Haftoxide, die mit der Metalloberfläche wechselwirken, diese für eine gute mechanische Verbindung vergrößern und oxidische Brücken zwischen Glas und Metall bilden.

Keramische Werkstoffe, Glaskeramiken und Gläser finden in der orthopädischen, in der plastischen, in der Wiederherstellungs- und in der Zahnchirurgie Anwendung. Ebenso verschieden wie die Implantate für den Humaneinsatz sind die sich aus der substituierten Funktion, dem Implantationsort und der erwarteten Betriebszeit ergebenen Forderungen.

Oxidkeramik

Unter den Oxidkeramiken zeigt die hochreine, dichte Aluminiumoxidkeramik eine besonders hohe mechanische Druckfestigkeit, hohe Oberflächenhärte, gute Polierbarkeit, geringe Rauhtiefe, hohe Abrieb- und Auslaugfestigkeit und im Kontakt zum bio-

Biomaterialien und Nahtmaterial
Herausgegeben von H. M. Rettig
© Springer-Verlag Berlin·Heidelberg 1984

logischen Milieu ein inertes Verhalten. Die trotz hoher Abriebfestigkeit entstehenden Verschleißprodukte sind feinkörnig, werden leicht phagozytiert und aus der Implantatumgebung abgeräumt. Damit besitzt dieser Werkstoff ideale Eigenschaften für mechanisch auf Druck und Scherung beanspruchte Gelenkkomponenten, wie etwa Hüftgelenkkugeln im Verbund mit Metallschäften, Hüftgelenkpfannen, Hüftkopf- und Schalenprothesen sowie Gleitflächen in anderen hochbelasteten Gelenken (Zeibig 1983). Nach einem für Aluminiumoxidkeramik entwickelten Standard soll der Gehalt an Al_2O_3 mehr als 99,5%, die Dichte mehr als 3,9 g/cm^3, die Korngröße kleiner als 7 μm, die Mikrohärte 23000N/mm^2, die Druckfestigkeit mehr als 4000N/mm^2 und der Elastizitätsmodul 38000N/mm^2 betragen. Die klinische Erprobung von Aluminiumoxidkeramik in Endoprothesen der unteren Extremitäten begann in Deutschland 1974. 1965 bereits begann deren Einsatz als Knochenersatzwerkstoff und in künstlichen Zahnwurzeln (Hulbert el al. 1983). Die Anwendung poröser Aluminiumoxidkeramik in mechanisch belasteten Implantaten mit dem Ziel der biologischen Verankerung durch einwachsendes Gewebe hat sich nicht bewährt. Experimentell vielversprechende Ergebnisse zeigen Implantationen poröser, mit unterschiedlichen Medikamenten gefüllter Aluminiumoxidkörper, die den Wirkstoff in kleinen Dosen über lange Zeit an den Körper abgeben.

Die Möglichkeit, Oxidkeramiken mit hoher Oberflächengüte polieren zu können, rechtfertigt die Prüfung ihres Einsatzes im Kontakt mit Blut, d.h. in künstlichen Herzklappen. Mechanische Schädigungen des Blutes an Implantatoberflächen erfolgen durch eine Hämolyse der korpuskulären Blutbestandteile oder durch eine Wechselwirkung mit Plasmaproteinen, die zur Aktivierung des intrinsischen Gerinnungssystems führen können, wenn zusätzliche Voraussetzungen erfolgt sind, entweder zum Ablauf elektrochemischer Reaktionen mit Proteinen oder deren physikalische oder chemische Adsorption an der Implantatoberfläche. Eine bezüglich der Schädigung von korpuskulären Bestandteilen rauhe Oberfläche bedeutet Rauhtiefen von mehr als 100 μm, eine obere Grenze bezüglich der Aktivierung von Plasmaproteinen liegt bei etwa 0,1 μm (Abb. 1). Während sich erstere Oberflächengüte durch eine Politur erreichen läßt, gelingt dies für letzteren Wert nur mit besonders feinem Korn. Zusätzlich muß durch eine besondere Präparation des Werkstoffs versucht werden, einerseits chemische und elektrochemische Reaktionen zwischen Plasmaproteinen und der künstlichen Oberfläche zu verhindern, andererseits jedoch einen Ladungsträgeraustausch zum Zweck der Einstellung eines elektrochemischen Gleichgewichts der im Blut enthaltenen Redoxsysteme, etwa Harnsäure und Zystein, zu gewährleisten. Dies stellt bestimmte Forderungen an die elektronische Struktur des keramischen Werkstoffs und an eine Mindestleitfähigkeit durch eine ausreichende Konzentration freier Ladungsträger.

Physikalisch läßt sich die elektronische Struktur eines Festkörpers durch ein Energiebändermodell (Abb. 2) beschreiben. Dies gelingt mit einigen Einschränkungen auch für hochmolekulare Proteine. Hiernach weisen die der elektrischen Leitung dienenden Elektronen definierte Energien auf und sind in Bändern konzentriert. Zwischen dem energiereichsten Band (Leitungsband) und dem darunterliegenden Band (Valenzband) besteht eine Energielücke ohne Elektronen (verbotene Zone). Die Leitfähigkeit eines Festkörpers richtet sich danach wie weit Valenz- und Leitungsband voneinander getrennt sind und danach ob die Wahrscheinlichkeit, ein Elektron im Leitungsband vorzufinden ausreichend hoch ist. Die Wahrscheinlichkeit 0,5 wird durch das Fermi-Energie-

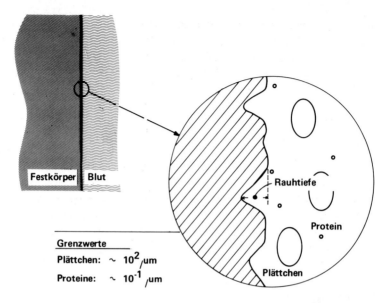

Abb. 1. Rauhigkeit realer Oberflächen und die mechanische Wechselwirkung mit Blut-bestandteilen

niveau beschrieben; je dichter es am Leitungsband liegt, um so höher die Leitfähigkeit durch Elektronen.

Die Forderung, elektrochemische Reaktionen zu verhindern, indem Elektronen der entsprechenden Energie fehlen, erfüllen z.B. Titandioxid, Zinndioxid und Diamant; die

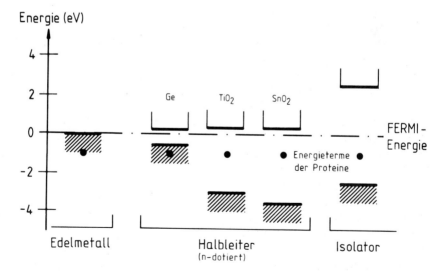

Abb. 2. Energietermschema der Elektronen in Metallen, Halbleitern und Keramiken sowie verfügbares Durchtrittsniveau für Reaktionen mit Blutproteinen

für einen Ladungsträgeraustausch zur Verfügung stehenden Energiezustände liegen in der verbotenen Zone, das Fermi-Niveau befindet sich durch eine Dotierung der keramischen Maxtrix mit Oxiden, deren metallisches Kathion eine höhere Oxidationsstufe aufweist als das der Keramik.

Die Eigenschaften der Rutilkeramik sind für die Anwendung in Implantaten mit Kontakt zum Blut bezüglich der aufgestellten Forderungen am günstigsten. Mit einer Energielücke von 3,2 eV ist stöchiometrisch zusammengesetztes Titandioxid ein Isolator. Die für die Verhinderung thrombotischer Reaktionen erforderliche Leitfähigkeit entsteht durch Zumischen von Tantal- oder Nioboxid.

Die mechanische Druck- und Verschleißfestigkeit sowie die hohe Oberflächengüte sind notwendige Eigenschaften für den Einsatz keramischer Werkstoffe in Gelenkflächen künstlicher Gelenke (Al_2O_3) und in Implantaten im kardiovaskulären System (Nb_2O_5 oder Ta_2O_5). Definiert poröse Oxidkeramiken haben klinisch im Zahnersatz und experimentell als implantierbarer Medikamentenspeicher Anwendung gefunden. Als besonderer Vorteil gegenüber unvermeidbar korrodierenden Metallen und degradierenden Polymeren wird dabei die günstigere Körper- und Blutverträglichkeit empfunden, die mit dem inerten Verhalten dieser Oxidkeramiken im Körper zusammenhängt.

Neben Al_2- und TiO_2-Keramiken werden auch solche auf der Basis von ZrO_2 und MgO für den klinischen Einsatz als Zahnwurzelimplantat in Erwägung gezogen (de Groot 1982). Für alle Oxidkeramiken gilt jedoch ein, gegenüber Metallen hervorzuhebender Nachteil, der in der undefinierten Dauerwechsellastfestigkeit liegt.

Kalziumphosphatkeramik

Ein besonders körperverträgliches Verhalten weisen keramische Werkstoffe auf, die eine dem Knochen ähnliche Struktur aufweisen. Wenngleich solche Stoffe keine Osteoinduktion auslösen, so begünstigt der von der jeweiligen Zusammensetzung abhängige ähnliche Aufbau und Chemismus die reparative Osteogenese. Eingesetzt werden Kalziumphosphat- und Glaskeramiken, bei denen sich Kalziumphosphat abscheidet. Als besonders körperverträglich gelten Keramiken, die CaO und P_2O_5 im Verhältnis 2 : 1 bis 4 : 1 enthalten. Hierbei entstehen z.B. Trikalziumphosphat – Ca_3 $(PO_4)_2$ – (Whitlockit), Hydroxylapatit – $Ca_5(PO_4)_3OH$, Tetrakalziumphosphat $Ca_4(PO_4)_2O$ und Mischungen der Keramiken untereinander. Trikalziumphosphat entsteht wie Hydroxylapatit aus Kalziumphosphatpulver im Verhältnis 3 : 2 bzw. 10 : 6 und weist wie letzteres bis zu Temperaturen von 800°C eine Apatitstruktur auf, die sich jedoch bei noch höheren Temperaturen bei Trikalziumphosphat in α-whitlockit umwandelt.

Wegen der begrenzten mechanischen Festigkeit eignen sich Phosphatkeramiken v.a. in der plastischen und Wiederherstellungschirurgie als Platzhalter bei Knochendefekten, die bei einer Größe von mehr als 1 mm nicht allein durch primäre Knochenbildung überbrückt werden können.

Das Einwachsen von Knochen in die Phosphatkeramik setzt eine definierte Porosität des Werkstoffs voraus, als günstig erweisen sich Poren mit einem Durchmesser von mehr als 100 μm. Wegen der mit der Porengröße abnehmenden mechanischen Festigkeit erfordert die Herstellung der Keramik eine Optimierung des Werkstoffs bezüglich des Implantationsortes und der zu übernehmenden Funktion. Hydroxylapatit, als die am meisten eingesetzte Phosphatkeramik, weist, bei typischer Porosität von 20% und einem Porendurchmesser von ca. 200 μm, eine Druckfestigkeit von 30–170 N/mm^2 und eine Biegefestigkeit von 30–40 N/mm^2 auf. Damit entspricht die Druckfestigkeit in etwa der des Knochens, während die Biegefestigkeit wegen des im Apatit fehlenden Kollagens nur 30% des bei Humanknochen gefundenen Wertes aufweist. Das Einwachsen des Knochengewebes in das Porengefüge geht von der Keramikoberfläche aus und setzt sich in die Porenzentren fort. Wie die mechanische Festigkeit, so hängt auch die durch Wechselwirkung mit dem Gewebe entstehende Biodegradation der Phosphatkeramik von der Porigkeit, wesentlich aber auch von der Struktur ab. So reicht das Spektrum von vernachlässigbarer Resorption bis zu einer, die 10% des Volumens pro Monat beträgt; bei vergleichbarer Porosität läuft die Resorption um so schneller ab, je höher der P$_2$O$_5$-Gehalt der Keramik ist.

Glaskeramik

Die gute Körperverträglichkeit der Phosphatkeramiken bei gleichzeitiger Begünstigung der Osteogenese weisen auch Glaskeramiken und Gläser auf, die aus Mischungen von SiO$_2$ und P$_2$O$_5$ sowie Zuschlagstoffen etwa Na$_2$O, K$_2$O, Li$_2$O oder MgO, Al$_2$O$_3$, CaO, TiO$_2$ und Ta$_2$O$_5$ bestehen. Insbesondere Al$_2$O$_3$, TiO$_2$ und Ta$_2$O$_5$ als thermodynamisch stabile Oxide dienen der Stabilisierung der Gläser gegen ein Auslaugen, insbesondere der Alkaloixide. Die Stabilisierung erfolgt durch eine gezielte Wärmebehandlung des Glases nach Erstarrung und die partielle Anlage von Apatitkristalliten. Anwendungen sind, falls sich das Problem der unterschiedlichen Elastizitätsmoduli konstruktiv beherrschen läßt, die Beschichtung von Endoprothesen und Zahnwurzelimplantaten aus Metall. Die Eigenschaften solcher Verbundwerkstoffe hängen von der Grenzschicht zwischen Metall und Keramik ab. Die hohen Anforderungen erlauben hier keinen Kompromiß zwischen Haftfestigkeit der Glaskeramik und deren Körperverträglichkeit. Es hat sich deshalb bewährt, die primäre Glaskeramikhaftschicht ganz auf die Lösung dieses Problems hin zu optimieren und das Redoxverhalten, die Wärmedehnung und die Oberflächenspannung entsprechend auf die Eigenschaften des Metalls abzustimmen. Die Ausdehnungskoeffizienten der auf der Haftschicht aufgeschmolzenen, besonders körperverträglichen Glaskeramiken lassen beim Abkühlen Druckspannungen entstehen, die dem Verbund eine vergleichsweise hohe Dauerwechsellastfestigkeit verleihen. Klinische Ergebnisse und Glaskeramikbeschichtungen liegen für Zahnwurzelimplantate vor, aber auch für Gelenkimplantate im Bereich der unteren Extremitäten (Scharbach 1983).

Eine Zusammenfassung der mit Keramiken, Glaskeramiken und Gläsern möglichen Anwendungen, die sich z.T. noch in klinischer oder experimenteller Erprobung befinden, zeigt Tabelle 1.

Tabelle 1. Keramische Werkstoffe, ihre Modifikationen und Anwendungen

Keramik	Anwendung	Modifikation
Al_2O_3	Hüft-, Kniegelenk	hochdicht, reinst
Al_2O_3	Zahnersatz	hochdicht, reinst
Al_2O_3	Medikamenten-speicher	porös, Cefazolin gefüllt
TiO_2	Herzklappe	dotiert, halbleitend
Ca/P	Zahnersatz	1,5; Tricalcium-phosphat, 800°C
Ca/P	Zahnersatz Knochenzement Implantat-beschichtung	1,63; Apatit PMMA-Apatit (3) hydrolysiertes Apatit
Glaskeramik	Knochenzement	PMMA (25−30) − Glaskeramik (65−70) − Rest Glasfaser
Glaskeramik	Knochenersatz	kontr. Kristallisation v. Glas-Ca $(PO_3)_2$ − $AlPO_4$ mit $K_2O \cdot P_2O_5$ od. SiO_2
Glaskeramik	Hüftgelenk	Apatit-Glasfasern
Bioglas	Implantat-beschichtung	$SiO_2-CaO-Na_2O-P_2O_5$; evtl. dotiert

Struktur und Porosität von Keramiken und Gläsern

Die verschiedenen keramischen Werkstoffe, Oxid-, Phosphat- und Glaskeramiken unterscheiden sich wesentlich in der mechanischen Festigkeit. Ursachen hierfür sind die kristalline Struktur sowie die Makro- und Mikroporosität.

Bei aus kristallinen Pulvern durch Sintern entstehenden Oxid- und Phosphatkeramiken, entsteht die Struktur durch die Art der Prozeßführung bei der Herstellung. Die Mikroporosität hängt von der Formgebung und dem der Verfestigung, bei gleichzeitiger Erhaltung der Form, dienenden Sintern ab. Beim Sintern entstehen zwischen den Kristalliten Brücken, die sich mit der Höhe der Sintertemperatur und der Sinterzeit durch Stoffeindiffusion vergrößern und damit die umschlossenen Hohlräume, Poren verkleinern. Die Makroporosität wird durch die Art und das Volumen von Beimengungen gesteuert, die entweder bereits bei der Formgebung oder bei Stoffen mit niedrigerem Dampfdruck erst beim Sintern vollständig, durch Hinterlassung offener Poren aus dem keramischen Werkstoff entweichen.

Die Struktur von Glaskeramiken oder Gläsern hängt vom Ablauf der aus 2 Teilvorgängen bestehenden Kristallisation, die durch ausreichend schnelle Abkühlung entweder vollständig unterdrückt wird oder abhängig von der Art und der Zusammensetzung der Metalloxide in der Schmelze und den Abkühlungsbedingungen abläuft. Die Teilvorgänge der Kristallisation sind: Keimbildung, Ursprung eines neuen Kristalls und Diffusion von Teilchen aus der flüssigen Phase an die wachsenden Kristalle. Eine Unterdrückung der Kristallisation bei Hervorhebung der Glasphase läßt sich damit entweder durch eine erschwerte Diffusion oder durch eine erschwerte Keimbildung erreichen. Die Diffusion hemmt eine ausreichend große Abkühlungsgeschwindigkeit während sich die Keimbildung durch eine ungenügend inhomogene Schmelze aus einem Gemisch von geeigneten Metalloxiden verlangsamt. Ein nach der Art schlecht kristallisierender Netzwerkbildner ist SiO_2, dem Basisstoff der Silikatgläser. Glaskeramiken entstehen aus Gläsern durch geeignete Wärmebehandlungen in dem sich durch Entmischung homogene Mikrophasen bilden, die eine höhere Kristallisationsneigung zeigen als die Mischphase.

Das Prinzip der Glasbildung, Kopplung von gleichen Teilchen in sterisch verschiedenen Lagen, zeigt Abb. 3, links die kristalline Form, rechts die Projektion der gleichen Verbindung im glasigen Zustand (Oel u. Bauer 1983). Beide Strukturen sind gleich. Dennoch unterscheidet sich der kristalline Zustand durch das Vorliegen einer Fernordnung vom glasigen; trotz identischer Anzahl von dem Metallatom benachbarten Sauerstoffatome, liegen die Metallatome, anders als beim Glas, auf einer Geraden durch seinen Mittelpunkt. Das Volumen ist im glasigen Zustand größer und damit die Dichte geringer als im kristallinen.

Zusammenfassung

Oxid-, Phosphat- und Glaskeramiken sowie Gläser stellen, als im weitesten Sinn keramische Werkstoffe, eine Stoffgruppe dar, die durch unterschiedliche Zusammensetzungen, Strukturen und durch die Variation der Herstellungsbedingungen den verschiedensten Anwendungen in Implantaten gerecht wird. Von nahezu im Körper inerten, mechanisch hochfesten Keramiken bis zu solchen, die in Zusammensetzung

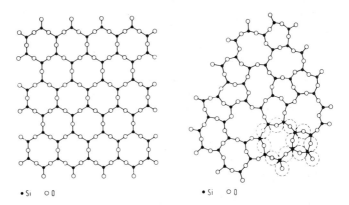

Abb. 3. Kristalliner und glasiger Zustand als Projektion keramischer Strukturen in die Ebene

20

und Struktur biologischen Geweben gleichen, reicht das zur Verfügung stehende Spektrum zur Herstellung von Teilen von Langzeitimplantaten einerseits bis zu kurz- oder mittelfristig absorbierbaren Werkstoffen für temporäre Platzhalter in der plastischen und Wiederherstellungschirurgie. Noch sind zahlreiche Probleme, die sich aus der Wechselwirkung zwischen Werkstoff und biologischem Milieu ergeben, ungeklärt. Eine auf den atomistischen Bereich konzentrierte Forschung, ähnlich der, die an Oberflächen im Blutkontakt bereits durchgeführt wird, dürfte auch beim Gewebeimplantat zu einem besseren Verständnis der im klinischen Experiment oder in der klinischen Anwendung gemachten Beobachtungen führen und die Optimierung der Werkstoffe für die Humananwendung erleichtern.

Diskussionsbemerkungen

Auf die Frage von Herrn Semlitsch, Winterthur, nach dem Effekt von Tantal auf Blut wird von Herrn Thull darauf hingewiesen, daß Titan normalerweise Nichtleiter ist und nichtleitende Werkstoffe sich beim Kontakt mit Blut nicht bewährt haben. Sie führen zur Absorption von Blutbestandteilen und zur Zerstörung von Blutbestandteilen. Wenn man Tantal und besonders Tantaloxid in die Titanoxidstruktur einbaut, erhält man für Elektronen im Werkstoff ersetzbare Zustände. Der Werkstoff geht von einem absoluten Nichtleiter in einen elektrischen Leiter über. Tantaloxidteilchen schaffen zudem ein elektronisches Niveau, das dafür sorgt, daß Eiweißreaktionen, die normalerweise an den Oberflächen ablaufen, an den so veränderten Werkstoffen nicht zur Reaktion kommen.

Herr Thull ist der Auffassung, daß man Reaktionen direkt im atomaren Bereich an den Implantatoberflächen untersuchen sollte, weil sich damit ein besseres Verständnis zum Phänomen des Anwachsens von Knochen oder Gewebe gewinnen lassen könnte.

Literatur

1. de Groot K (1982) Implant materials in dentistry. Med Prog Technol 9:129–136
2. Hulbert SF, Hench LL, Forbes D, Bowman LS (1983) History of bioceramics. In: Vincenzini P (ed) Ceramics in Surgery. Elsevier, Amsterdam Oxford New York, pp 3–29
3. Oel H, Bauer G (1983) Struktur und Eigenschaften von Werkstoffen aus Glas und Keramik. Biomed Tech (Berlin) (Suppl) 28:33
4. Scharbach H (1983) Metall-Keramik-Verbundwerkstoff für die zementfreie Implantatverankerung. In: Morscher E (Hrsg) Die zementlose Fixation von Hüftendoprothesen. Springer, Berlin Heidelberg New York Tokyo, S 103–110
5. Zeibig A (1983) Keramik als Implantatmaterial. In: Morscher E (Hrsg) Die zementlose Fixation von Hüftendoprothesen. Springer, Berlin Heidelberg New York Tokyo, S 95–102

Zementlose Verankerung von Endoprothesen durch Beschichtung mit bioaktiver Glaskeramik

G.A. Fuchs

Klinikum der Philipps Universität, Zentrum operative Medizin II, Orthopädische Klinik und Poliklinik, Schützenstraße 49, D-3550 Marburg

Die Entdeckung der bioaktiven Eigenschaft von apatithaltigen Glaskeramiken auf Silikonphosphatbasis geht auf Hench et al. im Jahre 1971 zurück. Im Knochengewebe implantiert, vermögen sie auch unter Belastung einen direkten, bindegewebslosen und belastbaren Verbund einzugehen.

Die mechanischen Eigenschaften, insbesondere die relativ niedrige Bruchfestigkeit, begrenzen jedoch die Anwendung solcher Glaskeramiken als massive Implantatwerkstoffe, insbesondere für hochbelastete Gelenkimplantate. Um aber die gesicherten günstigen biologischen Eigenschaften (Blencke et al. 1973) zu nutzen, wurde mit Hilfe einer Emaille als Haftvermittler ein spezielles Doppelbeschichtungsverfahren entwickelt, mit dem Verankerungsteile herkömmlicher Prothesen mit kleinen glaskeramischen Partikeln der Größe 80–160 μm und neuerdings von 60–120 μm sozusagen in Granulatform beschichtet wurden.

Damit gelang es im Tierexperiment, auch mit unterschiedlichen Applikationsformen, Endoprothesen erfolgreich zu implantieren. Der bioaktive Verankerungsmechanismus konnte bislang für die Dauer von 2,5 Jahren sowohl histologisch, rasterelektronenmikroskopisch wie auch mechanisch durch Ausstoßversuche nachgewiesen werden.

Erste erfolgreiche „unbelastete" Implantationsversuche in Kleintierversuchen wurden bereits 1978/79 vorgenommen. 1980 berichteten wir erstmals über die erfolgreiche „Einheilung" belasteter Gelenkimplantate am Beispiel einfacher Modelle von Hüftendoprothesen mit einer Implantationszeit von durchschnittlich 6 Monaten bis maximal 2,5 Jahren an Kaninchen (Fuchs 1982). Auch mit Minischalenprothesen vom Typ „Wagner-Cup", konnten im Kleintierversuch gute Einheilungs- und Anwachsergebnisse erzielt werden (Fuchs 1981).

Bei ersten Versuchen diese Ergebnisse auf größere und schwerere Tiere zu übertragen, traten z.B. nach Implantation von zementlosen glaskeramikbeschichteten Hüftendoprothesen, bzw. Schalenendoprothesen erste Komplikationen, wie Abplatzungen der Beschichtung, Lockerungen sowie Lösungserscheinungen der Glaskeramik auf. Offenbar war die in vitro als ausreichend beurteilte Haftfestigkeit der Beschichtung den hohen Biege- und Scherkräften bei Schäferhunden nicht gewachsen.

Erst seit der Entwicklung eines verbesserten Beschichtungsverfahrens (Emaille-Doppelbeschichtungsverfahren), sowie einer in wässriger Lösung stabilen, völlig alkalifreien neuen Glaskeramik (Fuchs et al. 1983), konnten positive Einheilungsergebnisse von belasteten Hüftendoprothesen an schwereren Tieren erreicht werden. Hierzu kam die stärkere Berücksichtigung biomechanischer Prinzipien, wie Schaftform und spezielle Oberflächenstrukturierung (Abb. 1 u. 2). Ausstoßversuche ergaben Werte von 3,5 bis 4 N/mm^2 und zwar in Höhe Übergang von der Metaphyse zur Diaphyse des Femurs.

Biomaterialien und Nahtmaterial
Herausgegeben von H.M. Rettig
© Springer-Verlag Berlin·Heidelberg 1984

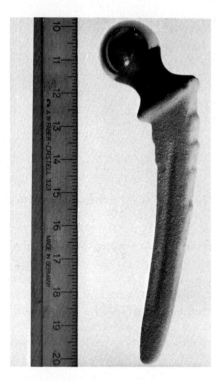

Abb. 1. Glaskeramikbeschichtete Hüftendoprothese mit verbesserter Schaftform
und Oberflächenstrukturierung nach biomechanischen Prinzipien der proximalen
Femurmetaphyse bei entsprechender Kraftübertragung

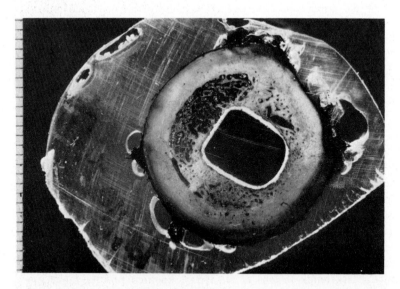

Abb. 2. Querschnitt durch Hundefemur am Übergang zur Diaphyse: Zementloser, glaskeramikbeschichteter Endocast-Shaft, nach 4monatiger Implantation unter voller
Belastung fest eingeheilt. (PMMA-Einbettung)

Schließlich wurde eine neue Versuchsreihe mit glaskeramikbeschichteten Knie-schlittenimplantaten begonnen. Die hierfür entwickelten Implantate aus Titan und Endocast waren zur Primärfixation mit einem Spreizdübelsystem ausgestattet. Eine erste Auswertung an deutschen Schäferhunden zeigte bei makroskopisch engem Kontakt zwischen Knochen und Implantatbeschichtung, mikroskopisch ähnliche Befunde wie bei vorausgegangenen Kleintierversuchen in Form eines stellenweisen, direkten und bindegewebslosen Glaskeramik-Knochen-Verbundes (Abb. 3 u. 4). Weitere Versuche mit unterschiedlichen Applikationsspektren, besonders zur Prüfung der Langzeitstabilität, werden durchgeführt.

Bereits vor 10 Jahren wurden erste Implantationen bioaktiver Glaskeramik als Knochenersatzmaterial auch beim Menschen durchgeführt. Reck (1983) teilte neuerdings über 500 Ceravital-Implantationen zur Gehörknöchelplastik mit sehr guten Ergebnissen am Menschen mit.

Strenz u. Gross (im Druck) berichteten über enossale Zahnimplantate, sowie erfolgreich verlaufene plastische Unterkieferrekonstruktionen mit massiven Glaskeramik-implantaten. Bei einer histologischen Probe nach einer plastischen Rekonstruktion bei einer Unterkieferanomalie mit massiver Glaskeramik wurde nach 574 Tagen anläßlich einer Korrekturoperation ein direkter bindegewebsloser Implantat-Knochen-Verbund nachgewiesen. Hier werden weitere Implantationsergebnisse mit neuerer, langzeit-stabiler (lösungsfreier) Glaskeramik erwartet.

Nicht zuletzt wird neuerdings beim Gelenkersatz die klinische Anwendung beschichteter Endoprothesen in Angriff genommen. Hier wurden Verankerungsteile von

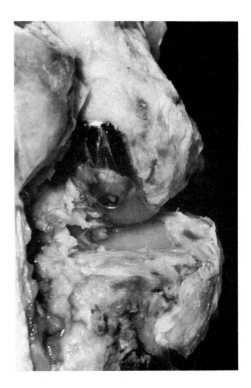

Abb. 3. Glaskeramikbeschichtete Knie-schlittenendoprothese mit zentralem Spreizdübel: 6 Monate nach Implantation bei einem deutschen Schäferhund unter funktioneller Belastung fest angewachsen

24

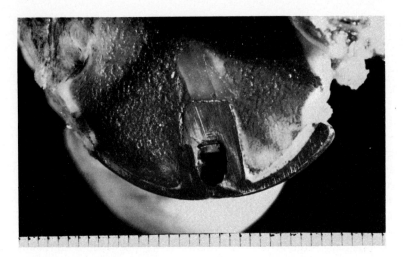

Abb. 4. Längsschnitt durch Knieschlitten, Implantat und lateralen Femurkondylus: Spongiosa in direktem Kontakt und histologisch nachweisbarem stellenweisen Verbund mit der Glaskeramikbeschichtung

Oberarm- und Oberschenkeltumorprothesen beschichtet. Mit der Implantation beim Menschen soll in naher, absehbarer Zeit begonnen werden.

Es ist zu hoffen, daß die ersten Implantationsergebnisse beim Menschen die tierexperimentellen Versuche bestätigen und damit einen erfolgversprechenden Weg zur zementlosen Implantation von Endoprothesen zumindest für einen begrenzten Indikationsbereich aufweisen.

Literatur

Blencke BA, Pfeil E, Brömer H, Käs HH (1973) Implantate aus Glaskeramik in der Knochenchirurgie (Tierexperimentelle Untersuchungen). Langenbecks Arch Chir (Suppl) 107–110

Hench L, Splinter RS, Allen WC, Greenlee TK (1971) Bonding mechanisms at the interface of ceramic prosthetic materials. J Biomed Mater Res 5:117–141

Fuchs GA (1982) Biologische und biomechanische Eigenschaften glaskeramikbeschichteter Metallimplantate, als einfaches Modell belasteter, zementloser Hüftendoprothesen. Tierexperimentelle Untersuchungen. Biomed Tech (Berlin) 27: 24–29

Fuchs G, Franek H, Brömer H, Deutscher K (1983) Bioactive glass ceramics with improved long term stability. Symp Impl Stim Interf Reacts, FU Berlin

Reck R (1983) Surface alterations of bioactive glass ceramics on the mucosa covered side. Symp Impl Stim Interf Reacts, FU Berlin

Strunz V, Gross U, Männer K (1980) Ergebnisse histologischer Untersuchungen an den Grenzflächen zwischen Knochengewebe und Glaskeramik (Ceravital) mit Apatitstruktur. In: Franke J (Hrsg) Heutiger Stand der Implantologie. Hanser, München Wien

Das Verhalten von Kompakta und Periost bei subperiostaler Einlagerung von Hydroxylapatitimplantaten beim Hund

E. Fischer-Brandies und E. Dielert

Klinik und Poliklinik für Kieferchirurgie, Goethestraße 70, D-8000 München 2

Unter den Implantatmaterialien zeichnet sich gesintertes Hydroxylapatit als sog. bioaktive Keramik dadurch aus, daß es in seiner chemischen Zusammensetzung der Mineralsubstanz des natürlichen Knochens sehr ähnlich ist. Verschiedene Untersucher (Denissen et al. 1980; Finn et al. 1980; Frame et al. 1981; Köster et al. 1976; Nery et al. 1970; Wehrhahn et al. 1982) haben dieses Material der Spongiosa ein- bzw. aufgelagert und dabei die Ausbildung eines direkten Kontaktes zwischen Knochen und Implantat festgestellt. In Ergänzung hierzu brachten wir Hydroxylapatitplättchen unterschiedlicher Porosität der Schädelkalotte von 4 Hunden subperiostal auf, ohne den Knochen anzufräsen.

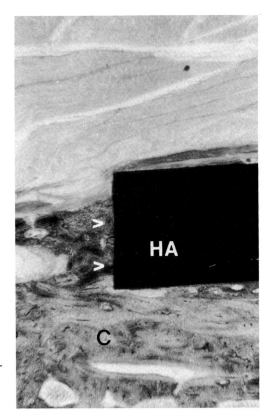

Abb. 1. Zugebildeter Knochen ist von der Kortikalis (C) an das Implantat (HA) heran- und an der Seite emporgewachsen (>). (Vergr. 6 : 1, 8 : 1)

Bei der Entnahme der Implantate nach 3–10 Monaten fehlt jegliche Fremdkörperreaktion. Die Plättchen sitzen dem Knochen mechanisch fest auf. Von der Kompaktaseite her ist zugebildeter Knochen an die Keramik herangewachsen, und zwar auch an Stellen, an denen das Implantat der Knochenoberfläche primär nicht bündig angelegen hat. An den Rändern der Plättchen ist dieser Knochen im Sinne einer Nivellierung der Oberfläche emporgewachsen (Abb. 1). Dabei fällt auf, daß dieser Vorgang in dem engen Spaltraum zwischen zwei benachbarten Plättchen schneller fortschreitet. Zwischen Hydroxylapatit und Knochen hat sich regelmäßig ein dichter Kontakt ohne eine bindegewebige Zwischenschicht ausgebildet (Abb. 1 u. 2).

Bei dem porösen Material sieht man ein Einwachsen von lockerem Bindegewebe, Gefäßen und Knochen in die Makroporen. Die Ossifikation beginnt dabei wandständig und schreitet in Richtung auf das Zentrum der Pore fort. Ist das gesamte Keramik-Plättchen durchwachsen, setzt sich die Knochenbildung, ausgehend von den Porenöffnungen, auch an der den Weichteilen zugewandten Oberfläche der Implantate fort (Abb. 3). Unabhängig davon ist auf der Periostseite vereinzelt eine dünne, dem Hydroxylapatit unmittelbar aufliegende Knochenschicht zu erkennen.

Insgesamt kann festgestellt werden, daß sich bei reiner Auflagerung auf intakte Kompakta ein direkter knöcherner Verbund zu der Keramik ausbildet. Der Organismus integriert durch Umwachsen die Keramik in den Knochen. Aufgrund unserer Befunde kann von einer osteotaktischen Wirkung von Hydroxylapatit auf den Knochen gesprochen werden. Es bleibt abzuklären, ob dieses vorwiegend der chemischen Zusammensetzung bzw. der Apatitstruktur der Keramik zuzuschreiben ist.

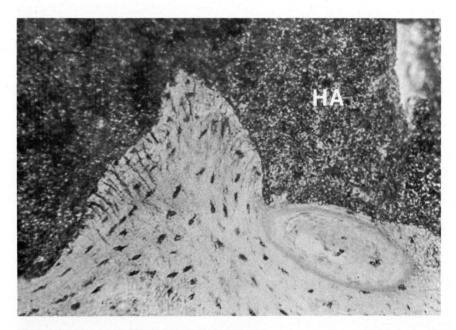

Abb. 2. Die Knochenlamellen mit ihren Osteoblasten liegen dem Hydroxylaptit (HA) unmittelbar an. (Vergr. 48 : 1)

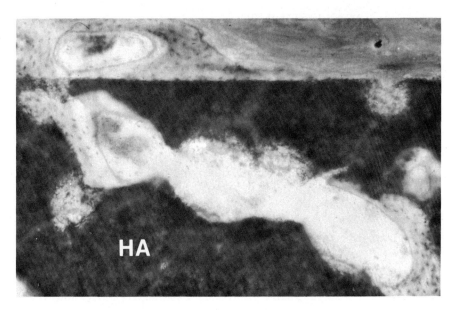

Abb. 3. Implantat aus makroporösem Hydroxylaptit (HA). Ausgehend von einer Pore, breitet sich die Knochenbildung auf der periostseitigen Oberfläche aus. (Vergr. 25 : 1)

Damit bietet sich Hydroxylapatit als Hartgewebsersatz im menschlichen Organismus auch für Stellen an, an denen eine Verringerung der vorhandenen Knochensubstanz nicht ratsam scheint. Diese wäre z.B. bei Konturdefekten im Bereich der Schädelkalotte des Mittelgesichtes und bei dem Aufbau des atrophierten Kieferkammes der Fall.

Bei der plastischen Rekonstruktion von Knochendefekten in mechanisch wenig beanspruchten Bereichen bietet sich Hydroxylapatit als Ersatz für weniger verträgliche Kunststoffe wie z.B. Proplast an. In der präprothetischen Chirurgie kann zur absoluten Erhöhung des atrophischen Alveolarfortsatzes Hydroxylapatit an Stelle von autologen Materialien − wie Rippe, Knorpel oder Beckenspan − Verwendung finden mit dem Vorteil des weniger umfangreichen Eingriffes bei dem ohnehin meist älteren Patienten.

Literatur

Denissen HW, de Groot K, Makkes PC, van den Hooff A, Klopper PJ (1980) Tissue response to dense apatite implants in rats. J Biomed Mater Res 14:713−721

Finn RA, Bell WH, Brammer JA (1980) Interpositional "Grafting" with autogeneous bone and coralline hydroxyapatite. J Maxillofac Surg 8:217−227

Frame JW, Browne RM, Brady CL (1981) Hydroxyapatite as a bone substitute in the jaws. Biomaterials 2:19−22

Köster K, Karbe E, Kramer H, Heide H, König R (1976) Experimenteller Knochenersatz durch resorbierbare Calciumphosphat-Keramik. Langenbecks Arch Chir 341: 77−86

Nery EB, Lynch KL, Rooney GE (1978) Alveolar ridge augmentation with tricalcium phosphate ceramic. J Prosthet Dent 40:668–675

Werhahn C, Osborn JF, Newesely H (1982) Poröse Hydroxylapatitkeramik – ein osteotroper Werkstoff für den Knochenersatz. Hefte Unfallheilkd 158:71–75

Hydroxylapatit und Aluminiumoxidkeramik mit und ohne Kollagenbeschichtung in der Zellkultur*

G.H. Nentwig und I. Glanville

Klinik und Poliklinik für Kieferchirurgie der Universität (Direktor: Prof. Dr. Dr. D. Schlegel), Goethestraße 70, D-8000 München 2

Einleitung

Keramische Implantatwerkstoffe werden heute bezüglich ihrer knöchernen Einheilung übereinstimmend als besonders bioverträglich eingestuft. Dies gilt vor allem für die chemisch und mineralogisch mit der natürlichen Knochenmatrix weitgehend identische Hydroxylapatitkeramik (Denissen u. de Groot 1980). Aufgrund ihrer relativ geringen mechanischen Stabilität konnte sie auf dem Gebiet der dentalen Implantologie bislang jedoch nicht die bereits weit verbreitete Al_2O_3-Keramik ersetzen, die zwar keinen direkten Knochenverbund wie Hydroxylapatit zuläßt, jedoch dank ihrer Inertheit eine kraft- und formschlüssige Knochenanlagerung ermöglicht (Köster et al. 1977).

Als Problemzone ist aber nach wie vor die Durchtrittsstelle des Implantates durch die Gingiva anzusehen, da ein echter, mit einem natürlichen Zahn vergleichbarer bindegewebig-epitheloider Abschluß nicht zustande kommt (Baumhammers et al. 1978). So finden sich bei den Al_2O_3-Keramiken häufig vertiefte Zahnfleischtaschen, oft verbunden mit trichterförmigem marginalen Knochenabbau. Die Gefahr einer Infektion des knöchernen Implantatlagers von dieser Stelle aus ist jederzeit gegeben.

Wir stellten daher in einer vergleichenden Studie Al_2O_3-Keramik Hydroxylapatit in der Gewebekultur gegenüber, um auch hier materialspezifische Unterschiede im Anwachs- und Retentionsverhalten menschlicher Gingivafibroblasten aufzudecken. Zusätzlich gingen wir der Frage nach, ob möglicherweise durch Beschichtung mit Kollagen die primäre Epithelanheftung verbessert werden kann und sich somit ein Weg aufzeigt, den Implantat-Zahnfleischverbund günstiger zu gestalten.

* Die Untersuchungen wurden mit freundlicher Unterstützung der Firma Heyl/Berlin gefördert

Material und Methode

Die Keramikproben lagen in Form dünngeschliffener Scheibchen mit einem Durchmesser von 6,5 mm vor und konnten gut in eine modifizierte Boydenkammer eingespannt und mit Zellsuspension überschichtet werden. Al_2O_3-Keramik (Frialit, Firma Friedrichsfeld, Mannheim) testeten wir in den Oberflächenvarianten poliert (Al_2O_3-P), aufgerauht (Al_2O_3-S) und mit Brennhaut, also unbearbeitet (Al_2O_3-Br). Die Hydroxylapatitkeramik war dicht gesintert und mikroporös mit einem Porendurchmesser von 3–8 μm (Free University Amsterdam, Department of Material Science). Eine Hälfte der zu untersuchenden Objekte imprägnierten wir zuvor mit hitzedenaturierter Kollagenlösung.

Die vergleichenden Untersuchungen wurden mit menschlichen Gingivafibroblasten vorgenommen, die nach Explantation im Brutschrank bei 37° unter Zugabe von 5% CO_2 zur atmosphärischen Luft in Earle's MEM unter Beigabe von 10% fetalem Kälberserum und antibiotisch – antimykotischem Zusatz inkubiert waren.

Die Zellen wurden alle 3 Tage unter Verwendung von Trypsinlösung subkultiviert und auf sterile Falconflaschen verteilt. Für die Wachstumsuntersuchungen verzichteten wir auf jeglichen Zusatz von fetalem Serum, da in einem zu nährsubstrathaltigen Medium ein zellbiologisch ungünstiger Einfluß des Kontaktmaterials kaschiert werden kann. Die Zellzahl wurde mit Hilfe einer Liquorzellkammer nach Fuchs-Rosenthal bestimmt; sie betrug $1,2 \cdot 10^5$ Zellen/ml. Sämtliche Versuchsreihen waren doppelt angesetzt.

Nach Beendigung der Wachstumszeit auf den Keramikproben am Ende der ersten, dritten, sechsten und zehnten Stunde wurden die nicht haften gebliebenen Zellen durch kräftiges Spülen in PBS-Puffer von den Scheibchen abgewaschen. Nach Alkoholfixierung und Färbung mit Toluidinblau erfolgte die Beurteilung des Zellwachstums unter dem Lichtmikroskop. Als Kriterien wurden die Zellzahlen pro Gesichtsfeld bei 16facher Vergrößerung und die Zellmorphologie herangezogen.

Ergebnisse

Über Vorversuche und erste Resultate hatten wir bereits 1982 berichtet (Nentwig u. Glanville 1983) und auf die Überlegenheit der Hydroxylapatitkeramik bezüglich Zellwachstum und Adhäsion verglichen mit Al_2O_3-Keramik sowie den günstigen Einfluß der Kollagenbeschichtung auf beide Materialien hingewiesen. Die jetzt breiter angelegten Untersuchungsreihen bestätigen die damaligen Befunde. So zeigt die Abb. 1, daß bei unbeschichteten Keramikproben Hydroxylapatit-Keramik hinsichtlich der nach den einzelnen Wachstumsstops haften gebliebenen Zellen deutlich an der Spitze liegt, wenn auch die aufgerauhte Al_2O_3-Keramik, wohl infolge der verbesserten Retentionsmöglichkeit, gut mithält und wesentlich mehr Fibroblasten festzuhalten vermag als die beiden anderen Oberflächenvarianten. Die Abb. 2 hingegen demonstriert, daß bei der Imprägnation der Keramikplättchen mit Kollagen ein eindeutiger Anstieg der Gesamtzellzahlen zu verzeichnen ist, wobei wiederum Hydroxylapatit am besten abschneidet. Die Al_2O_3-Keramik erfährt hier aber eine entscheidende Verbesserung, ohne daß die

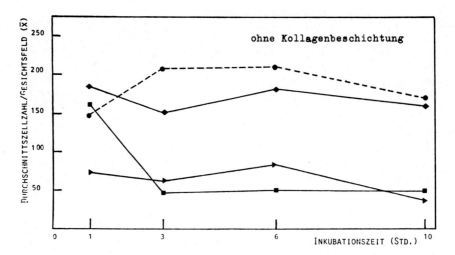

Abb. 1. Fibroblastenattachment auf unbeschichteten Keramikscheiben nach Spülung in PBS-Puffer. (●) Hydroxylapatit, (♦) Al_2O_3 -S, (■) Al_2O_3 -Br, (▶) Al_2O_3 -P

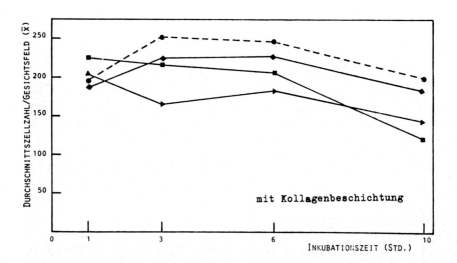

Abb. 2. Fibroblastenattachment auf kollagenbeschichteten Keramikscheiben nach Spülung in PBS-Puffer. (●) Hydroxylapatit, (♦) Al_2O_3 -S, (■) Al_2O_3 -Br, (▶) Al_2O_3 -P

Oberflächenstruktur noch eine wesentliche Rolle spielt. Offensichtlich „isoliert" die Kollagenschicht bis zu einem gewissen Grade die jeweilige Unterlage.

Betrachtet man die Zellmorphologie auf Hydroxylapatit und Aluminiumoxid, so erkennen wir bei unbeschichteten Keramikproben deutliche Unterschiede zugunsten von Hydroxylapatit. Hier zeigen die Zellen nach 6 h schon Ansatz zu Wachstum und Differenzierung (Abb. 3). Unter dem Einfluß der Kollagenbeschichtung verschwinden

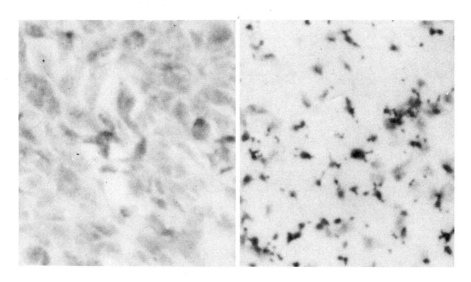

Abb. 3. Gingivafibroblasten auf unbeschichteter Keramik. *Links* Hydroxylapatit, *rechts* Al$_2$O$_3$-Keramik Wachstumszeit 6 h. (Vergr. 16 : 1)

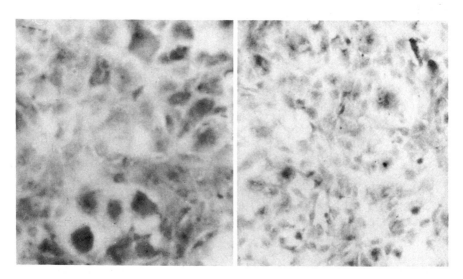

Abb. 4. Gingivafibroblasten auf kollagenbeschichteter Keramik. *Links* Hydroxylapatit, *rechts* Al$_2$O$_3$-Keramik Wachstumszeit 6 h. (Vergr. 16 : 1)

diese Gegensätze wiederum fast vollständig. Auf beiden Keramikscheibchen erscheinen nun wohl ausdifferenzierte, fischzugartige Fibroblastenverbände (Abb. 4).

Diskussion

Auch in der Gewebekultur erweist sich Hydroxylapatit im direkten Vergleich mit Al_2O_3-Keramik als das biokompatiblere Material. Gingivafibroblasten zeigen hier ein besseres Wachstums- und Retentionsverhalten. Nach Beschichtung mit denaturiertem Kollagen läßt sich bei beiden Materialien eine wesentliche Beschleunigung von Zelladhäsion und -differenzierung ausmachen. Eine Erklärung für dieses Phänomen liegt in der Fähigkeit der Fibroblasten, Fibronektin, ein adhäsiv wirkendes, hochmolekulares Glykoprotein zu bilden und an der Zelloberfläche anzusiedeln. Spezifische Bindungsaffinitäten zu Faserproteinen wie Fibrin und Kollagen weisen dem Fibronektin eine wichtige Rolle bei Zellreparations- und Wundheilungsvorgängen zu (Grinell et al. 1981). Daneben wird selbst kleinen Kollagenfragmenten eine deutliche chemotaktische Wirkung auf Fibroblasten zuerkannt (Postlethwaite et al. 1978).

Wir werden nunmehr der Frage nachzugehen haben, ob auch unter Mundhöhlenmilieu unsere In-vitro-Versuche Bestätigung finden und dadurch langfristig eine Verbesserung des gingivalen Abschlusses an dentalen Implantaten erreicht werden kann.

Literatur

Baumhammers A, Langkamp HH, Matta RK, Kilbury K (1978) Scanning electron microscopy of epithelial cells grown on enamel, glass and implant materials. J Periodontal 49:592

Denissen HW, de Groot K (1980) Tissue response to dense apatite implant in rats. J Biomed Mater Res 14:713

Grinell F, Billingham R, Burgess L (1981) Distribution of fibronectin during wound healing in vivo. J Invest Dermatol 76:181

Köster K, Heide H, König R (1977) Histologische Untersuchungen an der Grenzfläche zwischen Knochengewebe und Calciumphosphat-, Calciumaluminat- und Aluminiumoxidkeramik. J Orthop Surg 115:693

Nentwig GH, Glanville J (1983) Wachstumsverhalten humaner Gingivafibroblasten auf Hydroxylapatit und Al_2O_3-Keramik mit und ohne Kollagenbeschichtung. In: Pfeifer G, Schwenzer N (Hrsg) Fortschritte der Kiefer- und Gesichtschirurgie, Bd 28. Thieme, Stuttgart New York, S 40

Postlethwaite AE, Seyer JM, Kang AH (1978) Chemotactic attraction of human fibroblasts to type I, II and III collagens and collagenderived peptides. Proc Natl Acad Sci (USA) 75:871

Biokeramik (Trikalziumphosphat) in der plastischen und Wiederherstellungschirurgie des Gesichtes — Experimentelle und klinische Erfahrungen

W.L. Mang, C. Walter, W. Permanetter und C. Hammer

HNO-Klinik rechts der Isar der Technischen Universität (Direktor: Prof. Dr. med. W. Schwab), Ismaninger Straße 22, D-8000 München 80

Einleitung

Nachdem wir im Jahre 1982 bereits einen vorläufigen Bericht über das bioaktive Keramikimplantat Trikalziumphosphat gegeben haben, berichten wir aus Anlaß des diesjährigen Kongresses und insbesondere seiner Themenstellung noch einmal über ein weiteres Jahr Erfahrung mit diesem Implantationsmaterial auf dem Gebiet der plastischen und Wiederherstellungschirurgie des Kopf-Hals-Bereiches.

Die Beobachtungen der letzten Jahre haben uns in der Auffassung bestärkt, daß es sich bei diesen keramischen Werkstoffen um ein vielseitig anwendbares und auch hervorragend verträgliches Implantat handelt, welches eine feste Verbindung mit dem Implantatlager, d.h. dem Wirkgewebe eingeht, wenn es subperiostal implantiert wird. Erstaunlicherweise wird das Material — beispielsweise als Nasenrückenspan verwendet — so fest, daß man Konturmodellierungen mit dem Meißel oder der Luer-Zange sekundär nach Monaten vornehmen kann, ohne daß es sich von dem Wirtsgewebe trennt. Auch eine Verschiebungs- und Verbiegungstendenz, wie wir sie oft bei autologen oder allogenen Rippen- und Beckenkamm-Implantaten sehen, haben wir bei Trikalziumphosphat nicht beobachtet.

Material und Methoden

Bei Trikalziumphosphat (Driskell et al. 1972) handelt es sich um einen bioaktiven Werkstoff, der mit dem Gewebe insbesondere mit dem Knochen reagiert. Dieses synthetische Produkt ist chemisch und im kristallinen Aufbau identisch mit dem Hauptbestandteil der anorganischen Knochensubstanz. Abhängig vom kristallinen Aufbau sind die Trikalziumphosphatkeramiken verschiedenartig resorbierbar (Karbe et al. 1975). Trikalziumphosphat ist in der Lage, als bioaktiver Werkstoff bei gutem Knochenkontakt nach einiger Zeit von körpereigenem Knochen ersetzt zu werden (Köster et al. 1976). Das Material steht als Pulver oder als hochporöses Implantat zur Verfügung. Das feinpulverige Ausgangsmaterial wird durch isostatisches Verdichten und Sintern bei 1400°C gehärtet und zu den gewünschten Formen und Strukturen verarbeitet.

Durch besondere Vorkehrungen, indem eine 10%ige Wasserstoffsuperoxidlösung in die Masse eingeblasen wird, kann im Endprodukt eine gezielte Porosität erzeugt werden. Hierbei ist sowohl die Porengröße wie auch das prozentuale Porenvolumen in

Biomaterialien und Nahtmaterial
Herausgegeben von H.M. Rettig
© Springer-Verlag Berlin·Heidelberg 1984

weiten Grenzen variabel. Üblicherweise beträgt der Porendurchmesser zwischen 100 und 600 μm. Der Anteil des Porenvolumens am Gesamtvolumen beträgt zwischen 40 und 80%. Unter diesen Voraussetzungen ist ein ungehindertes und umfangreiches Einwachsen von Osteonen in die Poren und eine ausreichende Häufigkeit von Verbindungskanälen zwischen den einzelnen Poren gewährleistet (Laboratorium für experimentelle Chirurgie, Davos). Die Sterilisation erfolgt im Autoclaven bei 135–142°C und 1 bar Druck für 15 min. Aus Sicherheitsgründen unterziehen wir das Implantat am Operationstisch einer Vakuumextraktion in antibiotischer Lösung. Das Antibiotikum wird in eine große Spritze gefüllt, die ebenfalls das Implantat aufnehmen kann.

Einfache Nacharbeiten lassen sich problemlos mit den auch sonst benutzten Diamantbohreinheiten sowie mit der mit Diamantstaub belegten Rundsäge durchführen (Walter u. Mang 1982).

Experimentelle Erfahrungen

In Tierversuchen konnte von verschiedenen Autoren (Köster et al. 1976; Heimke et al. 1972; Zöllner et al. 1981; Walter u. Mang 1982) nach der histologischen Auswertung folgendes festgestellt werden:
— Bindegewebefreier Kontakt zwischen Knochenlager und Implantat.
— Einwachsen von Granulationsgewebe in die oberflächlichen Keramikschichten bis zum vollständigen Durchwachsen des Porenraums.
— Langsamer lokaler Abbau des Trikalziumphosphatimplantats und Ersatz durch neu gewachsenes Knochengewebe (osteogener Reiz des Implantates — „Knocheninduktion").

Nach Köster et al. (1976) werden die Trikalziumphosphatimplantate unter Druckbelastung schneller abgebaut. Wurde Trikalziumphosphat in die Tibia von Hunden implantiert, so zeigte sich hierbei unter Belastung eine weitgehende Resorption nach 10 Monaten, wobei jedoch das Implantat vollständig durch Knochen und Granulationsgewebe ersetzt war. Das neu entstandene Knochengewebe war mineralisiert und lamellär strukturiert, Fremdkörperriesenzellen traten nicht auf. Derselbe Autor konnte auch nachweisen, daß die Resorption von implantierter Trikalziumphosphatkeramik um so schneller erfolgte, je größer die Oberfläche des Werkstoffes und je lockerer der Gefügeaufbau war. Daß eine offen-poröse Struktur von Implantaten ein schnelles Durchwachsen der Keramik mit Knochengewebe begünstigt, wurde von Karbe et al. (1975) experimentell nachgewiesen. Auch Zöllner et al. (1981) fanden bei ihrer tierexperimentellen Studie an der Bulla tympanica des Schweines nach einmonatiger Beobachtungszeit schon eine geringe Knochenneubildung zwischen den Keramikplatten. Bei längerer Überlebenszeit war die Knochenneubildung deutlich stärker. In wiederholten Versuchen wurde die Gewebeverträglichkeit von diesem Keramikmaterial untersucht. Dabei fanden wir in Übereinstimmung mit der Literatur eine sehr geringe Fremdkörperreaktion. Tierexperimentelle Untersuchungen an Ratten mit einer Implantationsdauer von 6 Monaten zeigten im histologischen Bild in der Umgebung des Implantates ein kollagenfaserreiches fibröses Stroma mit reichlich Gefäßen. Im unmittelbaren Randbereich des Fremdmaterials waren locker eingestreut Lymphozyten

und ein schmaler Saum von histiozytären Zellen, nur ganz vereinzelt waren Riesenzellen von Fremdkörpertyp erkennbar. Parallel zur Implantation von Trikalziumphosphat implantierten wir in die Bauchhaut von Ratten Silikon, Poroplast und ein
Mersilennetz. Alle 3 dieser Implantate zeigen eine größere Fremdkörperreaktion im
histologischen Bild nach einer Kontrolle von 3 Monaten im Vergleich zu Trikalziumphosphat.

Klinische Erfahrungen

Trikalziumphosphat wurde bisher hauptsächlich bei pathologischen Defekten des Kiefers (Rejda et al. 1976), in der Mittelohrchirurgie (Zöllner et al. 1981; Jahnke et al.
1979) sowie bei wiederherstellenden Maßnahmen des Gesichtsschädels nach Unfällen
und Mißbildungen (Walter u. Mang 1982; Jahnke u. Plester 1980) angewandt – und
zwar als:
1. Granulat für die Defektauffüllung in der Kieferchirurgie (Zysten, Odontome, Frakturen).
2. Poröses Formteil für rekonstruktive- und Platzhalterelemente in der Mittelohrchirurgie (Überbrückung kleiner Kettendefekte, z.B. Erosion des langen Amboß-
   fortsatzes durch dichte Trikalziumphosphatkeramik; Platzhalterfunktion zur Verkleinerung vin Ohrradikalhöhlen).
3. Festes poröses Formteil für formgebende Elemente in der plastischen und wiederherstellenden Chirurgie des Kopf-Hals-Bereiches (Gesichtsrekonstruktionen primär
   und sekundär nach Unfällen und Mißbildungen).
   Unsere klinischen Erfahrungen bei der Augmentation von Gesichtsdefekten und bei
der Rekonstruktion von Gewebeverlusten haben ergeben, daß dieses Material als fast
ebenbürtige Alternative zum autologen Gewebe zu sehen ist. Wir haben nunmehr an
über 200 Patienten dieses Material seit über 4 Jahren eingesetzt und kaum nennenswerte Komplikationen gesehen. In einigen Fällen kam es zu Infektionen, die jedoch
nur 2mal zu einem Totalverlust des Implantates führten. Anhand der Abb. 1–4 werden
einige Möglichkeiten der Anwendung dieses Materials in der wiederherstellenden
Chirurgie des Kopf-Hals-Bereiches demonstriert.

Schlußfolgerungen

Hochporöses Trikalziumphosphat als synthetisches Knochenersatzmittel zeigt eine
ausgezeichnete Gewebeverträglichkeit, ein bindegewebefreies Verwachsen mit dem
vitalen Knochenlager sowie eine gute Voraussetzung für ein dichtes Einwachsen des
Knochengewebes dank einer hochporösen Strukturierung. Unsere Erfahrungen lassen
vorsichtig den Schluß zu, daß Trikalziumphosphat in der wiederherstellenden Gesichtschirurgie einen Teil der heute verwendeten autologen Knorpel- und Knochentransplantate ersetzen kann, und zwar:
– Zur Vermeidung einer zweiten Operationsstelle für die Knorpel- und Knochen-
  entnahme,
– zur Verkürzung der Operationsdauer,

36

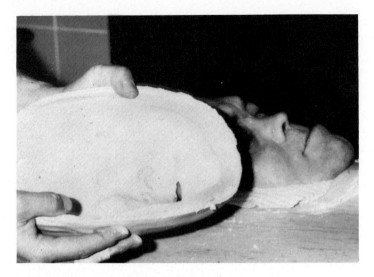

Abb. 1. Anfertigung eines Gipsabdruckes, in vereinzelten Fällen durchgeführt bei größeren Gesichtsaufbauoperationen

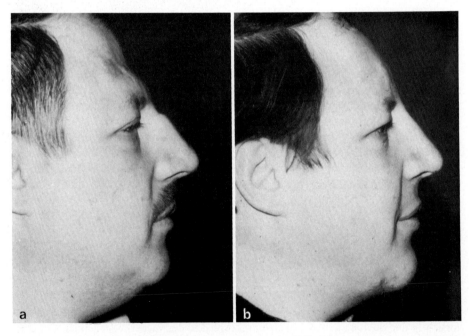

Abb. 2. a Profilplastik: Stirn- und Kinnaufbau mit Trikalziumphosphat nach Autounfall, **b** 6 Monate postoperativ

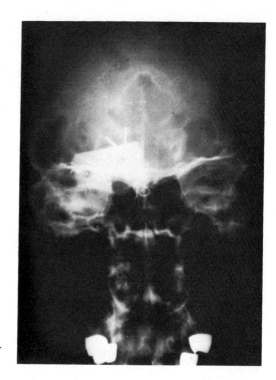

Abb. 3. Primäre Stirnhöhlenvorder-
wandrekonstruktion mit Trikalziumphosphat nach Autounfall

– zur Ergänzung unzureichender Mengen autologen Knorpel- und Knochengewebes,
– zur Vermeidung des Infektionsrisikos, da dieses Material sterilisierbar ist.

An dieser Stelle möchten wir jedoch nicht unerwähnt lassen, daß vor der allgemeinen klinischen Einführung aufgrund der Bioaktivität dieser Keramik jedoch noch Langzeituntersuchungen erforderlich sind. Einige Fragestellungen sind noch ungeklärt und vor einer unkritischen Anwendung ist zu warnen.

Abschließend sei angemerkt, daß Trikalziumphosphat als Granulat in Verbindung mit Fibrinkleber (Fa. Immuno GmbH, Heidelberg) sich sehr gut zum Ausfüllen von Trepanationsdefekten eignet, die für die Patienten besonders im Stirnbereich oft sichtbare ästhetisch störende Defekte hinterlassen. Die klinische Beobachtungszeit dieser modifizierten Anwendungstechnik ist noch nicht ausreichend, um zum jetzigen Zeitpunkt ausführlich darüber zu berichten. Inzwischen sind von uns 2 Patienten mit Stirndefekten erfolgreich operiert worden. Die leichte Modellierbarkeit dieses Breis kann möglicherweise eine sinnvolle Erweiterung des Indikationsspektrums für Trikalziumphosphat in der wiederherstellenden Chirurgie des Kopf-Hals-Bereiches sein.

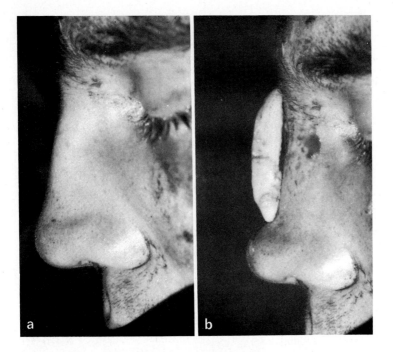

Abb. 4a, b. Sattelnasenkorrektur. Plazierung des Implantates über einen interkartilaginären Schnitt und Fixierung mit Fibrinkleber

Diskussionsbemerkungen

Herr Lentroth, Düsseldorf, bittet um die Angabe von Grenzen der Anwendung von Trikalziumphosphaten.

Herr Luhr ist der Auffassung, daß dieses Material bei Knochenkontakt einwandfrei einheilt, Probleme aber in den Weichteilen bietet.

Herr Mang teilt mit, daß das Material sich zur Implantation in Schleimhäute bzw. Weichteile, also zum Septenaufbau nicht eignet und daß ein fester Knochenkontakt mit dem Implantatlager vorhanden sein muß. Unterschiedliche Resorptionszeit von Trikalziumphosphat und Hydroxylapatit führt dazu, daß im Interesse der Langzeitstabilität andere Varianten der Kalziumphosphatwerkstoffe empfehlenswert sind.

Literatur

Baskar SN, Brady JM, Getter L, Grower WF, Driskell T (1971) Biogradable ceramic implants in bone. J Oral Surg 32:336–346

Driskell TD, O'Hara MJ, Sheets HD Jr, Green GW, Natiella Jr, Armitage J (1972) Development of ceramic and ceramiccomposite devices for maxillofacial applications. J Biomed Mater Res 2/2:345–352

Driskell TD, Hassler CR, Tennery VJ, McCoy LG, Clark J (1973) Calcium phosphate ceramics: A potential alternative to bone grafting. J Dent Res 52:123

Getter L, Bhaskar SN, Cutright DE, Perez B, Brady JM, Driskell TD, O'Hara MJ (1972) Three biodegradable calcium phosphat slurry implants in bone. J Oral Surg 30: 263–268

Griss P, Werner E, Heimke G, Buchinger R (1977) Vergleichende experimentelle Untersuchungen an Bioglas. (L.L. Hench), Al_2O_3-Keramik und mit mod. Bioglas beschichteter Al_2O_3-Keramik. Arch Orthop Unfallchir 90:15–26

Harms J, Mäusle E (1979) Tissue reaction to ceramic implant material. J Biomed Mater Res 13:67

Heimke G, Beisler W, v. Andrian-Werburg H, Griss P, Krempien B (1972) In: Untersuchungen an Implantaten aus Al_2O_3-Keramik. Vortrag anläßlich der Jahrestagung der DKG in Goslar

Hulbert SF, Morrison SJ, Klawitter JJ (1972) Tissue reaction to three ceramics of porous and nonporous structures. J Biomed Mater Res 6:347

Jahnke K (1980) Zur Rekonstruktion der Frontobasis mit Keramikwerkstoffen. Laryngol Rhinol Otol (Stuttg) 59:111–115

Jahnke K, Plester D (1980) Keramik-Implantate in der Mittelohrchirurgie. HNO 28: 109–114

Jahnke K, Plester D (1980) Praktische Hinweise zur Anwendung von Mittelohr-Implantaten aus Aluminiumoxid-Keramik. HNO 28:115–118

Jahnke K, Plester D, Heimke G (1979) Aluminiumoxid-Keramik, ein bioinertes Material für die Mittelohrchirurgie (Kongreßbericht). Arch Otorhinolaryngol 223:373

Karbe E, Köster K, Kramer H, Heide H, Kling G, König R (1975) Knochenwachstum in porösen keramischen Implantaten beim Hund. Langenbecks Arch Chir 338:109–116

Köster K (1980) Regeneration knöcherner Defekte nach der Implantation resorbierbarer Kalziumphosphat-Keramik. Eine vergleichende klinische Untersuchung. Dtsch Zahnärztl Z 35:108–111

Köster K, Karbe E, Kramer H, Heide H, König R (1976) Experimenteller Knochenersatz durch resorbierbare Calciumphosphat-Keramik. Langenbecks Arch Chir 341: 77–86

Köster K, Heide H, König R (1977) Resorbierbare Calciumphosphatkeramik im Tierexperiment unter Belastung. Langenbecks Arch Chir 343:173–181

Leonhard RB, Sauer BW, Hulbert SF (1973) Use of porous ceramics to obliterate mastoid cavities. J Biomed Mater Res 4:85

Levin RM, Getter L, Cutright DE (1975) A comparison of iliac marrow and biodegradable ceramic in periodontal defects. J Biomed Mater Res 9:183–195

Mang WL (1984) Arteficial bone – a new implant in facial surgery. Plastic and reconstructive surgery of the face and neck. Proceedings of the Fourth International Symposium. Mosby, St. Louis

Nery EB, Lynch KL, Hirthe WM, Müller KH (1975) Bioceramic implants in surgically produced infrabony defects. J Peridontol 46:328–347

Reck R (1979) Erste tierexperimentelle und klinische Erfahrungen mit bioaktiver Glaskeramik in der rekonstruktiven Mittelohrchirurgie (Kongreßbericht). Arch Otorhinolaryngol 223:369

Rejda BV, Peelen JGJ, de Groot K (1976) Tri-Calcium phosphate as a bone substitute. J Bioeng 1:93–99

Walter C, Mang WL (1982) Künstlicher Knochen (Trikalziumphosphat) in der Gesichtschirurgie. Laryngol Rhinol Otol (Stuttg) 61:354–360

Zöllner C, Strutz J, Beck CL, Büsing CM, Jahnke K, Heimke G (1981) Verödung des Warzenfortsatzes mit poröser Trikalziumphosphatkeramik. Laryngol Rhinol Otol (Stuttg) 60:527–533

40

Tierexperimentelle Untersuchungen zum Einbau TCP-keramik-beschichteter Metallimplantate

H.G. Luhr und G. Riess

Kieferchirurgische Abteilung, Klinikum der Universität, Robert-Koch-Str. 40, D-3400 Göttingen

Einleitung

Bioaktive Keramiken wie z.B. Glaskeramik (Bioglas), Hydroxylapatit und Tri-Kalzium-Phosphat-Keramik unterscheiden sich von allen anderen Werkstoffen — und seien sie noch so biokompatibel — oder tolerabel — durch ihre direkte chemische und grenzüberschreitende Verbindung mit dem Knochen als Lagergewebe.

Eines dieser Materialien, nämlich Trikalziumphosphat (TCP), haben wir seit 1978 tierexperimentell im Hinblick auf seine Eignung als Knochen*verbundwerkstoff* untersucht. Die optimale Gewebeverträglichkeit gerade dieser Keramik war bereits von Heide et al. (1975) und anderen Arbeitsgruppen des Battelle-Institutes Frankfurt nachgewiesen worden, ohne daß es jedoch zu einer praktikablen klinischen Anwendung als knochenverbindendes Material gekommen war. (Die Verwendung zur Knochendefektfüllung oder Knochenaugmentation steht hier nicht zur Diskussion.) Die Gründe für diese mangelnde klinische Verwendbarkeit liegen in den ungünstigen mechanischen Eigenschaften der TCP-Keramik, die eine direkte Verwendung als Kraftträger nicht zulassen. Es lag daher nahe, einen metallischen Kraftträger mit TCP-Keramik zu beschichten, um die guten mechanischen Eigenschaften des einen Werkstoffes mit den bioaktiven Eigenschaften des anderen zu verbinden. Eine *direkte* Beschichtung des Metalls mit der Keramik gelang jedoch seinerzeit nicht. Riess hat daher 1978 durch Einschaltung einer Verbundschicht aus PMMA zwischen dem Metallkern eines Implantates und einer äußeren Keramik-Anreicherung einen ersten Lösungsversuch gemacht. Tierexperimentell haben wir diesen Implantattyp und die weiteren Entwicklungen über die Kombination: „Metallkern-Glasemaille-Verbundbeschichtung und äußere TCP-Beschichtung" bis zur inzwischen gelungenen *Direktbeschichtung* des metallischen Implantatkörpers mit bioaktiver Keramik geprüft. Wir wollen im folgenden die fünfjährige Entwicklungsreihe und den heutigen Stand unserer Kenntnisse demonstrieren und die Ergebnisse kritisch diskutieren.

Zur Versuchsanordnung

Das Versuchstier war in allen Fällen der Hund, der neben Affe, Schaf oder Mini-Pig besonders geeignet ist. Für Prototypstudien ist die intraorale Implantation in den Kiefer auch bei primär gedeckter Implantation zu aufwendig und a priori mit einer hohen Mißerfolgsquote belastet. Wir sind daher sehr bald (1979) dazu übergegangen, in den Beckenkamm des Hundes zu implantieren, wobei sich auf jeder Seite bei je-

Biomaterialien und Nahtmaterial
Herausgegeben von H. M. Rettig
© Springer-Verlag Berlin·Heidelberg 1984

weils 1 cm Abstand 5 konische Implantatkörper von 5 mm Durchmesser plazieren lassen. Bei sorgfältiger Operationstechnik, wie strenger Asepsis, sparsamer Freilegung nur der Oberfläche der Crista iliaca und schonender paßgenauer Präparation des knöchernen Implantatlagers, ist die Mißerfolgsquote bei der primären Implantateinheilung gleich Null. Neben dieser Testung im *spongiösen* Lager wurde in Vergleichsstudien auch das Verhalten der Implantate in der Kompakta geprüft. Hier wurden die Probekörper von einem äußeren Hautschnitt in die basale sehr kräftige Kortikalis des Unterkiefers implantiert. Zur Lagerbildung haben wir einen Halbrundfräser (mit zusätzlicher Innenkühlung; Kirschner 1975) entwickelt, der wie ein rotierender Meißel wirkt und eine saubere Knochenschnittfläche hinterläßt. Das in Form und Durchmesser darauf abgestimmte gering konische Implantat wird mit einem leichten Hammerschlag paßgenau verkeilt. Damit sind die Voraussetzungen für eine primäre Knochenheilung, wie absolute Ruhe im Grenzbereich und möglichst geringe Distanz zum Lagerknochen gewährleistet.

Die Entnahme der Knochen-Implantat-Blöcke erfolgte zwischen 3 und 6 Monaten nach der Implantation mit Präparation nach der Sägeschnitt-Schlifftechnik von Donath[1] (Donath u. Breuner 1982).

Ergebnisse

Der Vollständigkeit halber sollen auch die ersten Typen der Entwicklungsreihe beginnend mit Metallkern-PMMA Verbundwerkstoff und äußerer Beschichtung durch Trikalziumphosphat kurz erwähnt werden.

Der erste Implantattyp bestand aus einem Metallkern mit PMMA-Beschichtung und in diese Kunststoffschicht eingelassenen Kugeln aus TCP. Die Oberfläche wurde angeschliffen, so daß TCP-Halbkugeln mit dem Lagergewebe in Kontakt kamen. Das Anwachsen des Lagerknochens erfolgte an diesen bioaktiven Keramikoberflächen. Der nächste Implantattyp bestand wiederum aus einem Metallkern plus PMMA-Beschichtung mit einer zusätzlichen PMMA-TCP-Mischschicht und reiner TCP-Außenschicht. Ergebnisse dieser Versuchsserie wurden bereits mitgeteilt (Jacobs et al. 1982). Wegen der Problematik bei Verwendung von PMMA als Verbundwerkstoff bei halboffenen Implantaten, wie sie in der Zahnheilkunde üblich sind, haben wir diesen Werkstoff verlassen, obwohl er in der Endoprothetik, d.h. bei geschlossenen Implantaten in der Orthopädie immer noch Verwendung findet.

Da eine Direktbeschichtung des metallischen Implantatkernes mit bioaktiver Keramik seinerzeit immer noch nicht gelang, haben wir langdauernde Versuche mit der Glasemaille Osteoceram angestellt, die sich einerseits auf Metall aufbringen ließ und andererseits eine äußere Beschichtung mit TCP gestattete. Die Glasemaille selbst, als Osteoceram bekannt, hat sich sozusagen im Kontrollversuch als alleinige Außenschicht in unseren Versuchen nicht bewährt. Der Lagerknochen hält auf weite Strecken

---

[1] Hier sei Herrn Prof. Dr. K. Donath/Hamburg herzlich gedankt für seine Unterstützung bei der Aufarbeitung der Präparate in den ersten Jahren bis zur Fertigstellung des eigenen Laboratoriums in Göttingen

eine Distanz zur Glasemailleoberfläche mit nur gelegentlichen zapfenförmigen Verbindungen. Eine Grobkornbeschichtung dieses Verbundwerkstoffes mit bioaktiver Keramik in Form unregelmäßiger Würfel, die wie Glasscherben in eine Mauer in die Trägerschicht eingelassen wurden, zeigte auch keine befriedigenden Resultate, obwohl der Knochen fast selektiv an die herausstehenden bioaktiven Keramikwürfel herangeht. Erst das Aufbringen einer flächigen Trikalziumphosphatschicht auf die Glasemaille zeigte in Versuchsserien dann ausgedehnte Verbundzonen der bioaktiven Schicht mit dem Lagerknochen. Obwohl Einzelresultate mit einer Glasemaille als *Verbund*schicht positiv zu deuten waren, mußten wir diese Art der Beschichtung nach zahlreichen Kontrollstudien wieder aufgeben, da die Ergebnisse sich schon im Tierexperiment als nicht mit genügender Sicherheit reproduzierbar erwiesen.

Durch Anwendung neuer Technologien, wie einem Hochgeschwindigkeitsniedertemperaturspritzverfahren unter Schutzgasbedingungen (Vermeidung unerwünschter Oxydationen), ist dann die *direkte* Beschichtung von Titankernen mit bioaktiver TCP-Keramik gelungen. Die letzten Ergebnisse dieser Entwicklungsreihe sollen demonstriert werden. Abb. 1 zeigt ein an seinem Gewindetopf (oben im Bild) angeschnittenes Schienenimplantat im Beckenkamm des Hundes nach 5monatiger Implantationsdauer. Das Implantat mit dem dunklen Titankern und der oberflächlich anresorbierten TCP-Schicht ist vollständig reizlos eingebaut. An die Keramikoberfläche hat sich eine Zone

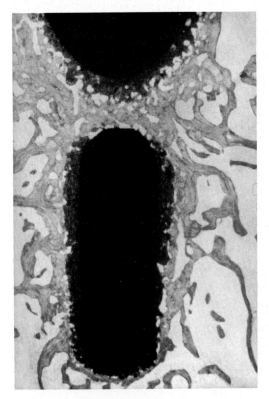

Abb. 1. Schienenimplantat, das an seinem Gewindetopf (*oben im Bild*) angeschnitten ist nach 5monatiger Implantationsdauer im Beckenkamm des Hundes. Titankern schwarz mit äußerer TCP-Dünnbeschichtung (*etwas heller*). Dichte Anlagerung von neugebildetem Knochen an die oberflächlich anresorbierte Keramikschicht. (Sägeschnittdünnschliff, Toluidinblaufärbung)

neugebildeten Knochens angelagert, wobei hier die Knochensubstanz im Vergleich zu der weiter entfernt gelegenen lockeren Spongiosastruktur vermehrt erscheint. Morphometrische Untersuchungen sollten noch folgen, um diese Befunde zu quantifizieren. Im Prinzip folgt der Einbau in einem kompakten Knochenlager, wie wir es hier an der äußeren Kortikalis des Unterkiefers vorfinden, in gleicher Weise. Überall da, wo Knochenlager vorhanden ist, finden wir einen breitflächigen Knochenverbund. In dem locker bindegewebigen Markraum allerdings wird die Keramik verstärkt resorbiert.

Die stärkere Vergrößerung ergibt interessante Einblicke in die Grenzflächendynamik. Die Voraussetzungen für solche Studien sind allerdings dünne Schliffe < 20 μm, weil man sonst durch Lagerlagerungen leicht getäuscht werden kann. In vielen Abschnitten ist die exakte Grenze zwischen Keramik und Osteoid bzw. Knochen lichtmikroskopisch nicht mehr sicher zu definieren. Wir sprechen hier von grenzüberschreitenden Mineralisationsprozessen. Die Abb. 2 zeigt solche Grenzflächenphänomene

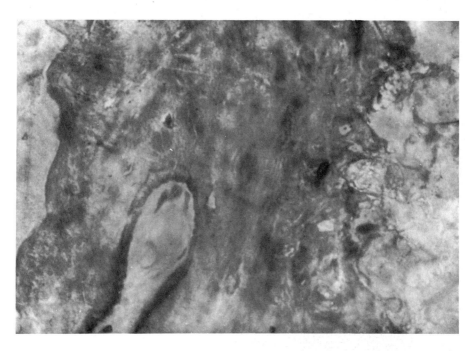

Abb. 2. Ausschnittvergrößerung aus neugebildetem Knochen und TCP-Keramik (*rechts im Bild*) sowie neugebildetem Knochen und originärem kompakten Lagerknochen des Hundeunterkiefers (*links im Bild*). Etwa parallel zum linken Bildrand verläuft die typische buchtige Resorptions- und Knochenanlagerungslinie, wie sie typisch ist für die Anlagerung neugebildeten Knochens auf stark mineralisiertem alten Lagerknochen. Im mittleren Abschnitt des Bildes charakterisiert die dunkel gefärbte breite Zone das Knochenregenerat nach dem Bohrtrauma beim Einsetzen des Implantates. In der rechten Bildhälfte hat sich dieser neugebildete Regeneratknochen dicht und manchmal ohne exakt definierbaren Übergang an die ganz rechts im Bild sichtbare TCP-Keramik angelagert. Wir sprechen hier von grenzüberschreitender Ossifikation. Das Bild zeigt beispielhaft die Verbindung zwischen Knochen–Knochen sowie Knochen–Keramik. (Sägeschnittdünnschliff, Toluidinblaufärbung)

(rechts im Bild) vergleichend mit der üblichen Auflagerung neugebildeten Knochens auf bereits voll mineralisierten alten kompakten Lagerknochen in buchtiger Resorptionslinie. Der breite Streifen in der Mitte (im Bild dunkler) entspricht der Regenerationszone nach Bohrtrauma. In der rechten Bildhälfte sieht man dann die Anlagerung neugebildeten Knochens an die TCP-Keramik. Aus der Irregularität dieser Anlagerungszone (rechts) im Vergleich zu der deutlichen Anlagerungs*linie* (links im Bild) wird deutlich, daß der Organismus zwischen „Artgenossen", d.h. dem originären Knochen und zwischen einem Fremdling, wie der TCP-Keramik, unterscheiden kann — gleichwohl scheint er sich mit dieser Substanz, wenn auch in anderer Form, engstens zu verbinden. Eine verfahrenstechnische Optimierung der TCP-Schicht wird zur Zeit durchgeführt. Wir werden die Dichte und Härte der TCP-Beschichtung weiter erhöhen sowie die Zahl der offenen Poren vermindern und damit die Resorptionsneigung extrem reduzieren. Daß dieses gelingt, zeigen Abb. 3 und 4 einer solchen hochverdichteten TCP-Schicht nach 3monatiger Liegedauer im Beckenkamm des Hundes.

Zusammenfassend verfügen wir heute über metallische Implantatkörper mit direkter Dünnbeschichtung durch bioaktive TCP-Keramik. Sowohl im spongiösen als auch im kortikalen Knochenlager tritt nach Anresorption der Keramikoberfläche in weitesten Bereichen eine enge und z.T. grenzüberschreitende Verbindung ein. Hypothetisch erlaubt eine solche Bindung eine direkte Kraftübertragung über den Implantatkern

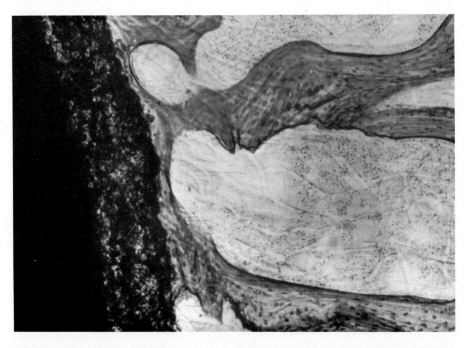

Abb. 3. TCP-beschichtetes Titanimplantat, Liegedauer 90 Tage in der Beckenspongiosa des Hundes. Links (*schwarz*) Titankern, dann folgend verdichtete TCP-Dünnbeschichtung mit nur geringer Oberflächenresorption, jedoch breitflächiger Anlagerung durch neugebildete Spongiosabälkchen. (Sägeschnittdünnschliff, Toluidinblaufärbung)

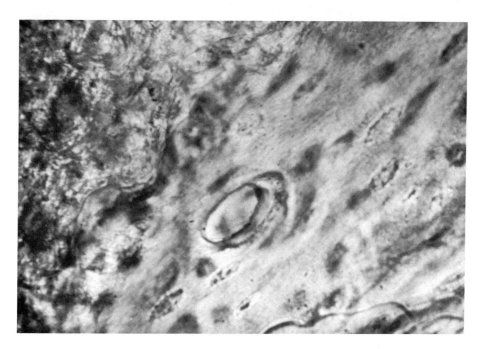

Abb. 4. Ausschnittvergrößerung aus Abb. 3. Links oben im Bild die TCP-Keramik-Dünnbeschichtung. Rechts im Bild neugebildeter und bereits gut mineralisierter Knochen. Auch hier finden sich grenzüberschreitende Verbindungen zwischen Knochen und Keramik. Die Resorption an der Keramikoberfläche ist jedoch weitgehend zum Stillstand gekommen. (Sägeschnittdünnschlifftechnik, Toluidinblaufärbung)

auf ein vitales reaktionsbereites Knochenlager mit der Möglichkeit einer positiven Reaktion auf die eingeleiteten Kräfte im Sinne einer funktionellen Anpassung dieses Lagers. Die bisherigen Untersuchungen erscheinen erfolgversprechend, eine Optimierung der Keramikdünnbeschichtung mit dem Ziel einer noch geringeren Resorbierbarkeit ist jedoch wünschenswert.

Diskussionsbemerkungen

Auf die Frage nach der Porengröße von Kalziumphosphat vertritt Luhr die Auffassung, daß die Porengröße keine Rolle spielt. Wichtig sei die Verdichtung der Kalziumphosphatmasse, so daß keine Poren mehr vorhanden sind. Über die Titandiffusion bei Beschichtung der Keramik bestehen keine Kenntnisse. Untersuchungen an der Grenzzone hatten keinen Übergriff von Ionen ergeben.

46

Literatur

Donath K, Breuner G (1982) A method for the study of undecalcified bones and teeth with attached soft tissues. The Säge-Schliff (sawing and grinding) technique. J Oral Pathol 11:318

Heide H, Köster K, Lukas H (1975) Neuere Werkstoffe in der medizinischen Technik. Chem Tech 47:327

Jacobs HG, Luhr HG, Riess G (1982) Histologische Reaktionen von enossalen Wurzelimplantaten aus Tri-Kalzium-Phosphat im Tierversuch. Zahnärztl Prax 33:6

Kirschner H (1975) Entwicklung einer Innenkühlung für chirurgische Bohrer. Dtsch Zahnärztl Z 30:436−438

Riess G (1978) Klinische Erfahrungen mit Tri-Calcium-Phosphat (TCP)-Implantaten. Quintess Zahnärztl Z 29:5767

Die Keramikhüfte − Erfahrungen nach 7 Jahren endoprothetischen Ersatzes

G. Friedebold, R. Wolff und W. Groher

Orthop. Klinik und Poliklinik der Freien Universität Berlin im Oskar-Helene-Heim. (Ärztl. Direktor: Prof. Dr. G. Friedebold), Clayallee 226, D-1000 Berlin 33

Der künstliche Gelenkersatz gehört zu den wesentlichsten und zugleich faszinierendsten Fortschritten der Gelenkchirurgie. Die Implantation eines Hüftgelenkes zählt heute zu den Routineeingriffen auch kleinerer chirurgischer und orthopädischer Abteilungen. Allein in der Bundesrepublik sollen jährlich etwa 25 000 künstliche Hüftgelenke eingesetzt werden.

Nach ausgezeichneten Frühergebnissen mehren sich kritische Berichte: Ist in der Frühphase die Infektion verantwortlich für einen Mißerfolg, so gewinnt mit wachsender Beobachtungsdauer die aseptische Lockerung der Prothesenteile an Bedeutung (mangelnde Dauerschwingfestigkeit des Knochenzementes). Morscher u. Schmassmann (1983) schätzen, daß sich in ihrer Klinik das Verhältnis von Arthroplastik zu Rearthroplastik von 4 : 1 im Jahre 1982 auf 2 : 1 im Jahre 1990 ändern wird.

Die zunehmende Herabsetzung des Lebensalters im Indikationsbereich des Gelenkersatzes, höhere Ansprüche und damit geringere Schonung lassen die Grenze der üblichen einzementierten Prothesen erkennen. Die notwendige kritische Einstellung erfordert die Beschränkung der Prothesenimplantation auf alte Menschen (Friedebold im Druck). Bei Jüngeren mit langer Lebenserwartung setzt sie die Lösung folgender prinzipieller Probleme voraus:

Biomaterialien und Nahtmaterial
Herausgegeben von H. M. Rettig
© Springer-Verlag Berlin·Heidelberg 1984

1. Möglichst gleichmäßige Verteilung der auftretenden Kräfte und gleichmäßige Einleitung in den Knochen unter Vermeidung von Spannungsspitzen, auch unter Wechsellastbeanspruchung (Design der Prothese).
2. Optimale tribologische Eigenschaften (Reibung, Verschleiß).
3. Optimale Verankerung (hohe Ausgangsstabilität, die sich über Jahre halten bzw. noch verbessern soll).

Die zementfrei implantierbaren Keramikendoprothesen bieten nach heutigem Wissensstand hier einen vertretbaren Ansatz. Erfahrungen mit diesem Modell existieren seit knapp 10 Jahren, insgesamt sollen um 40000 derartige Prothesen in Europa eingesetzt worden sein.

Im eigenen Krankengut wurden zwischen Dezember 1975 bis Juli 1983 insgesamt 370 Keramikendoprothesen vom Typ Mittelmeier implantiert. Die Alters- und Geschlechtsverteilung ergibt sich aus Abb. 1. Der jüngste Patient war 19, der älteste 63 Jahre alt (Durchschnitt 47,2 Jahre). In 44 Fällen (11,9%) wurde der Schaft einzementiert. 253 Patienten konnten nachuntersucht werden. (Verlauf länger als 1 Jahr. Bei Patienten, die ab Mitte 1982 operiert wurden, trat bisher keine Infektion auf. Auswechslungen wegen einer Schaftlockerung waren nicht erforderlich.)

In zahlreichen experimentellen Arbeiten wurde nachgewiesen, daß die Keramikprothese folgende Anforderungen erfüllt (Dawihl et al. 1979; Friedebold im Druck; Mittelmeier 1983), die an Implantatwerkstoffe für hochbelastete Gelenke gestellt werden:
— Vollkommene Körperbeständigkeit,
— vollkommene Körperverträglichkeit,
— hohe mechanische Festigkeit,
— hoher Verschleißwiderstand,
— geringe Reibung.

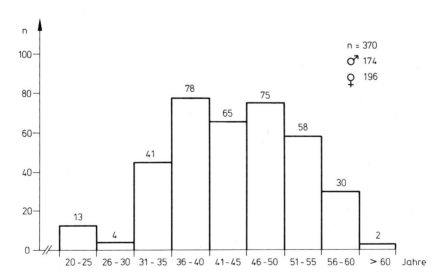

Abb. 1. Keramikprothesen Oskar-Helene-Heim Berlin (Dez. 1975–Juli 1983), Altersverteilung

48

Die Prothesenkörper werden aus Al$_2$O$_3$-Pulver gesintert. Der Reibungsfaktor von Keramik gegen Keramik entspricht initial der Low-friction-Kombination von Charnley (Metall-Polyäthylen) and fällt mit zunehmender Dauer ab (Mittelmeier 1983). Die anfallenden Abriebpartikel bleiben vorwiegend in Größenordnungen unter 1 μm (Griss u. Heimke 1981; Mittelmeier 1983). , so daß sie innerhalb von Makrophagen gespeichert werden können und Fremdkörperreaktionen normalerweise nur in geringem Maße auftreten.

Eine optimale Verankerung wird durch das Prinzip der Oberflächenvergrößerung erreicht. Die bessere Lastverteilung führt zu einer Druckreduzierung im Implantatlager. Der anfangs verwendete Tragrippenschaft wurde ab 1977 durch einen neuen Stieltyp ersetzt, der an Stelle zirkulärer Tragrippen ein Wabenprofil aufweist. Hierdurch ließ sich die Rotationsstabilität erhöhen. Auf den konusförmig auslaufenden Schaft lassen sich Hüftköpfe verschiedener Halslänge aufsetzen. Die Keramikpfanne – ebenfalls in verschiedenen Größen erhältlich – ist mit einem Gewinde versehen. Die Implantation erfolgt mit einem Spezialinstrumentarium.

Indikation

Die Indikation zur Implantation einer Keramikprothese wurde streng gestellt. Nur Patienten unter 60 Jahren, deren Schmerzzustand und Funktionseinschränkungen durch gelenkerhaltende Maßnahmen nicht mehr zu beseitigen waren, wurde die prothetische Versorgung vorgeschlagen. Die Aufschlüsselung nach Krankheitsbildern ergibt:

Koxarthrosen:	189 Patienten, davon 57 männlich
Dysplasiekoxarthrosen:	82 Patienten, davon 39 männlich
Hüftkopfnekrosen:	78 Patienten, davon 54 männlich
posttraumatisch:	24 Patienten, davon 9 männlich
Rheumatische Arthritis:	50 Patienten, davon 16 männlich
M. Bechterew:	21 Patienten, davon 21 männlich
Verschiedenes (Zustand nach Arthrodese, einzementierte Prothese):	32 Patienten, davon 17 männlich

Mit zunehmender Erfahrung wurde die Altersgrenze auf 65 Jahre heraufgesetzt, wenn der Patient in gutem Allgemeinzustand war, ihm die lange Entlastungsperiode zugemutet werden konnte und insbesondere der Knochen keine Osteoporose aufwies. In Einzelfällen wurden einzementierte Müller-Charnley-Prothesen durch eine Keramikprothese ersetzt (Mittelmeier 1983 berichtet auch über den unmittelbaren Ersatz zementierter infizierter Prothesen).

29 Patienten wurden beidseits mit einer Keramikprothese versorgt (freies Intervall durchschnittlich 14 Monate).

Operative Technik

Nach Lagerung des Patienten auf der gesunden Seite erfolgt der Zugang zum Gelenk dorsolateral. Der Tractus iliotibialis wird scharf durchtrennt, die Außenrotatoren werden am Ansatz gelöst. Nach zunächst partieller Resektion der Gelenkkapsel wird der Schenkelhals unter Berücksichtigung von Antetorsion und Prothesenaufsitz osteotomiert. Der Entfernung restlicher ventraler Kaspelanteile folgt die Vorbereitung der Pfanne mit Meißel und spezieller Raspel. In die konische Höhle wird ein Gewinde vorgeschnitten (Neigung 45°, Anteversion 10–12°) und die Pfanne fest eingeschraubt. Die Pfanne sollte knöchern umschlossen sein (bei Bedarf kortikospongiöse Spananlagerung).

Aus dem Femurschaft wird noch verbliebene Spongiosa exkochliiert und die Markhöhle mit einer Raspel aufgeweitet. Der Prothesenschaft wird anschließend mit einem Hammer in den Schaft getrieben (Beachtung der Valgusstellung). Die oberen Aussparungen der Prothese werden mit Spongiosa gefüllt. Die Stärke des zu wählenden Schaftes muß nach dem Knochendurchmesser (Röntgenbild) abgeschätzt werden. Eine Sprengung des Schaftes läßt sich trotzdem nicht immer vermeiden. Ein oder zwei zusätzliche Drahtcerclagen geben dann ausreichend Halt (Nachbehandlung und postoperative Entlastungszeit bleiben unverändert). Nach Aufsetzen des passenden Keramikkopfes wird die Prothese reponiert und die Wunde geschlossen (Einlage einer tiefen und einer oberflächlichen Redondrainage, die Rotatoren werden nicht refixiert).

Nachbehandlung

Postoperative Mobilisation sowie statische Spannungsübungen beginnen am ersten postoperativen Tag. Volle Belastung wird erst nach 16 Wochen (bei einzementiertem Schaft: 8 Wochen) gestattet. Eine ,,Antibiotikaprophylaxe" erfolgt nicht, dagegen eine ,,Thromboseprophylaxe" mit täglich 3 Injektionen von Heparin-Dihydergot subkutan.

Ergebnisse

Intraoperative Komplikationen: Das Einschlagen des Prothesenstieles führte in 16 Fällen zu Schaftsprengungen bzw. Fissuren im Schaftbereich. Eine Versorgung mit Drahtcerclagen sicherte in allen Fällen ausreichende Stabilität, der Gesamtverlauf wurde nicht beeinträchtigt. Bei 4 Patienten kam es zu Frakturen im Bereich des Acetabulums. Ein Wechsel der Pfannengröße gewährleistet hier einen sicheren Sitz.

Postoperative Komplikationen:

Folgende postoperative Komplikationen traten auf:

Schaftlockerung	21mal
Pfannenlockerung	3mal
Luxation	4mal

50

Infektion	7mal
Pfannenbruch	2mal
paraartikuläre Verkalkung	12mal
Lungenembolie	2mal

Bei den Patienten mit postoperativer Infektion waren eine oder mehrere Operationen an der betreffenden Hüfte vorausgegangen (offene Reposition einer traumatischen Hüftluxation mit anschließender Hüftkopfnekrose, Umstellungsosteotomie bei Hüftdysplasie). Bei 5 Patienten ließ sich die Infektion durch erneute chirurgische Intervention (Prothesenentfernung, Einlage von PMMA-Ketten, Saug-Spüldrainage) beherrschen. Anschließend konnte erneut eine Keramikprothese komplikationslos implantiert werden. Bei 2 Patienten gelang die Herdsanierung nicht. Die operativen Bemühungen endeten mit einer Girdlestone-Einstellung. Zwei Patienten (38 und 43 Jahre) erlitten trotz Thromboseprophylaxe mit Heparin-Dihydergot nach 63 bzw. 22 Tagen postoperativ eine Lungenembolie.

Ein Pfannenbruch war Folge eines direkten Traumas (Sturz), die Ursache des zweiten Pfannenbruches lag wahrscheinlich in einer falsche Positionierung der Pfanne (zu steile Stellung der Pfanne). Im letzteren Fall fielen beim Prothesenwechsel erhebliche Schliffspuren im Bereich von Kopf und Pfanne auf (Abb. 2a, b), im histologisch aufbereiteten Kapselgewebe ließen sich starke Fremdkörperreaktionen nachweisen. Bei Schaftauswechslung beeindruckte eine ausgeprägte Metallose (Abb. 3).

Eine Prothesenschaftlockerung trat insgesamt 21mal auf. In Übereinstimmung mit den Untersuchungen von Mittelmeier (1983) fanden sich erste Beschwerden bald nach Belastungsbeginn (16 Patienten), also bis zum Ende des ersten postoperativen Jahres (die Nachoperation erfolgte meist im 2. Jahr). Bei 5 Patienten erfolgte die Auswechselung 3 bzw. 4 Jahre nach dem Ersteingriff. Diese Patienten hatten nach Vollbelastung ein beschwerdefreies Intervall von mehr als 8 Monaten. Im umgebenden Gewebe, das bei der Auswechselung entfernt und teilweise histologisch untersucht wurde, ließen sich Abriebpartikel nachweisen. Wieweit Reaktion auf diese Fremdkörper (aggressives Granulationsgewebe) oder eine primär unzureichende Verankerung in biomechanisch ungünstiger Position letztlich für die Lockerung verantwortlich ist, läßt sich z. Zt. nicht sicher beurteilen (möglicherweise führt erst die nicht exakte Position der Prothese zu vermehrtem Abrieb).

Die Diagnose der Schaftlockerung basiert auf den Symptomen des Schmerzes bei Belastung sowie bei Rotationsbewegungen. Röntgenaufnahmen sind insbesondere bei frühzeitiger Lockerung wenig aussagekräftig (Arthrographien wurden i. allg. nicht durchgeführt). Erst in der Spätphase können ein Resorptionssaum, knöcherne Umbauvorgänge und eine Änderung der Prothesenlage beweisend sein. Ein Szintigramm ist ebenfalls erst nach 12 Monaten verwertbar (nach diesem Zeitablauf ist wieder ein normaler Knochenumsatz zu erwarten). Erhebliche paraartikuläre Verkalkungen waren bei 12 Patienten nachweisbar. In 2 Fällen erfolgte eine Revision des Hüftgelenkes, eine wesentlich verbesserte Beweglichkeit ließ sich jedoch nicht erreichen.

Der normale röntgenologische Verlauf zeigt im Bereich der Gewindegänge und des Pfannenbodens knöcherne Verdichtungszonen. Eine oft sichtbare dünne (bindegewebige) Trennschicht deutet Mittelmeier (1980) im Sinne einer „Dehnungsfuge".

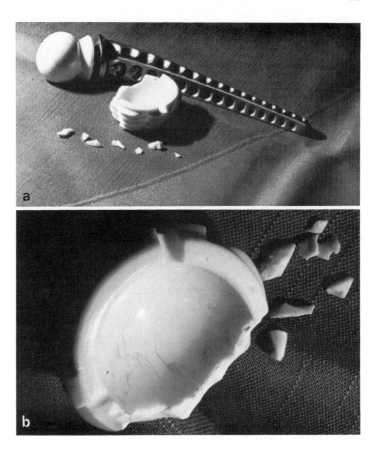

Abb. 2a, b. G.J., 57 Jahre. **a** Pfannenfraktur 2 Jahre nach Prothesenimplantation, **b** deutliche Abriebspuren im Bereich von Kopf und Pfanne

Auch im Schaftbereich sind derartige Trennschichten sichtbar. Unter der Schaftspitze bildet sich häufig ein knöcherner Sockel. Umbauvorgänge im Bereich der Kortikalis (appositionelles periostales Anbauwachstum) finden sich ebenfalls. Insgesamt handelt es sich um typische Anpassungsvorgänge des Prothesenlagers an die veränderte Krafteinleitung durch die Prothese.

Insgesamt liegt die postoperative Komplikationsrate bei 11% (bezogen auf n = 370 Prothesen, einschließlich Schaft- und Pfannenlockerung, Infektion, Luxation, traumatische Pfannenfraktur, Lungenembolie, jedoch ohne paraartikuläre Verkalkungen). 78% der Patienten waren mit dem Ergebnis sehr zufrieden, Schmerzfreiheit bzw. eine deutliche Besserung des Schmerzzustandes ließ sich in 78% der Fälle nachweisen. Das postoperative Bewegungsausmaß konnte bei Patienten mit einem M. Bechterew nicht befriedigen, jedoch ließ sich gerade bei ihnen immer eine Erleichterung der Schmerzen erreichen.

Obwohl die Anfangsergebnisse recht ermutigend sind, erscheint die relativ hohe aseptische Lockerungsrate weiterhin ein wesentliches Problem. Veränderungen der

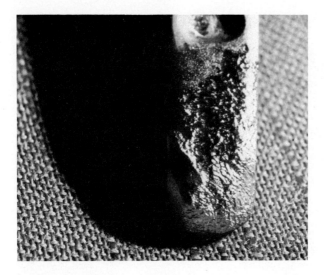

Abb. 3. Korrosion im Schaftbereich, Metallose

Oberfläche (Flächenvergrößerung, Strukturveränderung) lassen hier noch Verbesserungen erhoffen.

Zusammenfassung

Im Oskar-Helene-Heim Berlin wurden im Zeitraum Dezember 1975 bis Juli 1983 insgesamt 370 Keramikendoprothesen (Typ Mittelmeier) implantiert. 253 Patienten konnten nachuntersucht werden (Beobachtungszeitraum durchschnittlich 4,6 Jahre, mindestens 1 Jahr). Der Schmerzzustand wurde in 92% der Fälle gebessert, 78% der Patienten war mit dem Ergebnis zufrieden.

An intraoperativen Komplikationen traten 16 Schaftsprengungen und 4 Acetabulumfrakturen auf. Nachbehandlung und Belastungsbeginn wurden dadurch nicht beeinflußt. Postoperativ wurden 25 Prothesenschäfte wegen Lockerung ausgetauscht, fünfmal war ein Wechsel der Pfanne (Bruch, Protrusion, Lockerung) erforderlich. Von 7 Infektionen ließen sich 5 beherrschen, bei 2 Patienten führte erst die Girdlestone-Einstellung zur Herdsanierung. 4 Luxationen und 12 paraartikuläre Verkalkungen blieben ohne Konsequenz.

Obwohl das Problem der Schaftlockerung und paraartikulären Verkalkung noch nicht endgültig gelöst scheint, sind die Ergebnisse ermutigend. Die Keramikprothese ist insbesondere für den jüngeren Patienten ein funktionsverbessernder Eingriff, der zur Schmerzfreiheit führt und eine weitgehende Eingliederung in den normalen Lebens- und Arbeitsprozeß ermöglicht.

Diskussionsbemerkungen

Bei Paarung Keramik–Keramik–Kugelpfanne ist bei regelrechter Positionierung mit ganz geringfügigen Abriebquoten zu rechnen, die unter denjenigen der Metallkunststoffpaarung von Charnley-Prothesen liegen. Bei zu steiler Pfanne, d.h. einer Stellung von über 55° ist jedoch mit Schäden an der Keramikpfanne zu rechnen. Herr Contzen hat die Feststellung gemacht, daß die zementlose Keramikprothese bei Nachoperationen klassischer Prothesenimplantationen sich sehr bewährt hat.

Literatur

Dawihl W, Mittelmeier H, Dörre E, Altmeyer G, Hanser U (1979) Zur Tribologie von Hüftgelenk-Endoprothesen aus Aluminiumoxidkeramik. Med Orthop Tech 99: 114–118

Friedebold G (im Druck) Die Entwicklung des künstlichen Hüftgelenkersatzes

Griss P, Heimke G (1981) Five-years experience with ceramic-metal-composite hip endoprotheses. Arch Orthop Trauma Surg 98:157–164

Mittelmeier H (1980) Biomechanisch bedingte Grenzschichtreaktionen des Knochengewebes bei Verankerung von Endoprothesen. In: Jäger M, Mackenbroch MH, Refior HJ (Hrsg) Grenzschichtprobleme der Verankerung von Implantaten unter besonderer Berücksichtigung von Endoprothesen. Thieme, Stuttgart New York

Mittelmeier H (1983) Derzeitiger Stand der Alloarthroplastik des Hüftgelenkes. Krankenhausarzt 56:481–496

Morscher E, Schmassmann A (1983) Failures of total hip arthroplasty and probable incidence of revision surgery in the future. Arch Orthop Trauma Surg 101:137–143

Klinische Erfahrungen mit geformten porösen Hydroxylapatitblöcken

F. Magerl, R. Schenk und W. Müller

Klinik für orthopädische Chirurgie, Kantonsspital, CH-9007 St. Gallen

In der Wirbelsäulenchirurgie spielt die Knochentransplantation eine außerordentlich wichtige Rolle. Für die Wiederherstellung der Belastbarkeit des Achsenorganes benötigt man häufig, für die Versteifung geschädigter Bewegungssegmente praktisch immer geformtes oder ungeformtes Transplantationsmaterial, nicht selten in größeren Mengen. Wenn das Transplantat Kräfte übertragen muß oder wenn Gefahr besteht, daß es sekundär zu einer Verlagerung von Transplantatmaterial kommt (z.B. in den Spinalkanal), ist die Verwendung gut eingepaßter formstabiler Transplantate unerläßlich.

Biomaterialien und Nahtmaterial
Herausgegeben von H. M. Rettig
© Springer-Verlag Berlin·Heidelberg 1984

Diese Anforderung gilt insbesondere für Transplantate, die im Rahmen interkorporeller Spondylodesen zwischen den Wirbelkörpern eingeklemmt werden.

Die bei der Resektion von Bandscheiben und Wirbelkörperanteilen entstehenden Defekte im Bereich der Wirbelkörpersäule werden zumeist mit druckfesten autologen Knochentransplantaten, zuweilen auch mit einer Kombination von druckfestem homologen Knochen und autologer Spongiosa, selten mit homologem Material allein, überbrückt. Probleme entstehen, wenn nicht genügend autologes Material vorhanden ist und wenn Späne oder Spanlager weich sind. Die Implantation homologen Materials ist mit dem Risiko des unsicheren Einbaues, der Sequestrierung und Spanresorption verbunden. Schon aus diesen Gründen, aber auch weil die Entnahme zahlreicher oder großer Späne eine bedeutende Mehrbelastung mit zusätzlichen Komplikationsmöglichkeiten darstellt, besteht ein Bedürfnis nach geeigneten Ersatzmaterialien. Besonders relevant ist der Bedarf bei Patienten mit schlechtem Allgemeinzustand und bei Tumorpatienten mit kurzer Lebenserwartung.

Als Ersatzmaterial für geformte Knochentransplantate haben wir in 6 Fällen poröse Formkörper aus Hydroxylapatit bei interkorporellen Spondylodesen klinisch angewendet. Das verwendete Material Ceros 80[1] weist folgende Merkmale auf: Chemische Formel = $Ca_5 (PO_4)_3.OH$; Porosität = 60% Makroporen (Porengröße 200–400 μm), Mikroporosität unter 1%; Druckfestigkeit 2 kN/cm^2.

Die für interkorporelle Spondylodesen geeigneten Hydroxylapatitprismen mit rechteckigem Querschnitt sind 25–30 mm lang, 10–15 mm breit und 12,5–20 mm hoch. Für den Ersatz ganzer Wirbelkörper bei malignen Tumoren stehen Wirbelkörperimplantate in 7 Grundgrößen mit jeweils 4 Höhen (20–60 mm) zur Verfügung. Das in einem speziellen Verfahren hergestellte poröse Material wurde in Tierversuchen geprüft (Zahnärztliches Institut der Universität Basel, Abt. Histologie, PD Dr. A. Kallenberger; Labor für Biomechanik, M.E. Müller Stiftung, Bern, Dr. J. Eulenberger; Laboratorium für experimentelle Chirurgie, Davos, Prof. Dr. S.M. Perren). Die Ergebnisse der Tierversuche sind erst z.T. publiziert (Kallenberger et al. 1983). Perren hat zu Beginn der heutigen Tagung Gewebereaktionen auf Ceros 80 geschildert. Die Tierversuche bestätigen die bekannte ausgezeichnete Beeinflussung des Zellwachstums; bindegewebsfreien Kontakt zwischen Knochen und Implantat; rasches Einwachsen von Knochen in Rillen und Poren.

Die Porosität der Hydroxylapatitformkörper bildet eine der wesentlichen Voraussetzungen für die feste Verankerung des Knochens am Implantat. Sie war aber auch entscheidend für die Anwendbarkeit der Implantate bei Spondylitiden. In diesen Fällen haben wir die Prismen vor der Implantation mit einer Neomycin-Bacitracin-Lösung (Nebacetin) getränkt. Um eine vollständige Füllung der Implantate zu erzielen, wurden die Prismen in die antibiotische Lösung gelegt und die sich in den Poren befindliche Luft mit Hilfe eines Vakuums extrahiert.

Gegenwärtig gibt es noch keine ausreichend gesicherten Daten über die Größe und Richtung der im Bereiche der Wirbelkörpersäule wirkenden Kräfte. Auch die Dauerschwingfestigkeit der porösen Hydroxylapatitprismen im Körpermilieu ist unbekannt.

---

[1] Hersteller: Robert Mathys & Co., Fabrik für Chirurgie-Instrumente, CH-2544 Bettlach

Da eine rasche knöcherne Inkorporation der großen Hydroxylapatitprismen nicht ohne weiteres erwartet werden konnte, haben wir, um der Gefahr eines vorzeitigen Dauerschwingbruches der Blöcke zu begegnen, außer in den Tumorfällen, immer zusätzlich autologe Spongiosa angelagert. Der allmähliche Durchbau der Spongiosaplastik sollte die Hydroxylapatitprismen zunehmend entlasten, bis die Stabilität der Spondylodese vollständig unabhängig von den Implantaten wird. Im Prinzip dienten die Implantate somit der Frühstabilität und die Spongiosaplastik der dauerhaften Festigkeit.

In der an sich schon heiklen und komplikationsträchtigen Behandlung von Spondylitiden erachten wir zusätzliche Sicherheitsmaßnahmen für angezeigt, welche im Falle einer Komplikation die Möglichkeit offenlassen, auf ein anderes Behandlungskonzept überzugehen. Wir haben deshalb vor der Eröffnung des Abszesses dorsale Spondylodesen mit autologer Spongiosa angelegt und den erkrankten Bereich der Wirbelsäule mit einem Fixateur externe stabilisiert. Der Fixateur externe wurde jeweils erst nach dem radiologisch gesicherten Durchbau der interkorporellen Spongiosaplastik entfernt. Die Anwendung des Fixateur externe wurde andernorts beschrieben (Magerl 1982, 1983, im Druck).

Klinische Erfahrungen

Spondylitiden

Es wurden 3 Fälle behandelt. Alle 3 Patienten (Alter: 25, 57 und 65 Jahre) befanden sich nach dem Scheitern der konservativen Behandlung in einem kritischen Allgemeinzustand. Zweimal bestand ein Infekt mit Escherichia Coli (L1/2, L1/3), einmal ein Infekt mit Salmonella Emek. Nach Identifizierung der Keime (Punktion) wurden prä- und postoperativ geeignete Antibiotika verabreicht. Die operative Behandlung erfolgte in 2 Etappen: 1. dorsale Spondylodese und Stabilisierung mit dem Fixateur externe. In derselben Sitzung Debridement und Installation einer Spül-Saug-Drainage (Neomycin-Bacitracin-Lösung). 2. Nach 11—21 Tagen interkorporelle Spondylodese mit Implantation von je 2 Hydroxylapatiprismen, Spongiosaplastik. Bei den Patienten mit Befall von 2 Bewegungssegmenten wurde das zweite Segment mit autologem Material stabilisiert. Die Patienten konnten nach jeder Operation rasch mobilisiert werden. Der Krankenhausaufenthalt dauerte 46—48 Tage. Die äußeren Spanner haben wir nach 17—22 Wochen entfernt. Nachbehandlung mit Dreipunkte-Rahmen-Korsett während 4—12 Wochen. Beobachtungszeit 19—28 Monate. Es traten keine Komplikationen auf.

In jedem Falle wurden die Implantate formschlüssig von Knochen umwachsen. Radiologisch waren keine Hinweise auf eine bindegewebige Entscheidung, Degradation oder Fraktur der Implantate zu erkennen.

Spondylolisthesis L5/S1

Bei einem 30jährigen Patienten mit einer Spondylolyse L5/S1 (Gleitgrad 2) wurde die interkorporelle Spondylodese mit 2 Hydroxylapatiprismen und einer Zugschraube stabilisiert. Anlagerung autologer Spongiosa.

Anläßlich der ersten postoperativen Röntgenkontrolle waren Bruchlinien in den Prismen zu erkennen. Der bereits mobilisierte Patient hatte keine Beschwerden. Sicherheitshalber haben wir eine dorsale Spondylodese mit Schraubenfixation angelegt. Der Patient wurde weiter mit einem Lendenmieder mobilisiert. Es traten keine weiteren Komplikationen auf. Die Bruchstücke der Prismen verlagerten sich im Verlaufe der 31monatigen Beobachtungszeit nicht. Hinsichtlich der Inkorporation und Degradation der Implantate waren die Befunde gleich wie in den bereits geschilderten Fällen. Die Spondylodesen sind durchgebaut, der Patient ist beschwerdefrei.

Metastatische Tumoren der Wirbelsäule

a) 61jährige Patientin. Weitgehende Destruktion des 4. Lendenwirbels infolge Metastase eines Mammakarzinomes 11 Jahre nach Mastektomie. Invalidisierende Schmerzen, Parästhesien und Kraftlosigkeit in den Beinen. Im Bereich der unteren Lendenwirbelsäule waren dorsal die Weichteile nach Bestrahlung induriert. Spondylektomie L4, Implantation eines 32 mm breiten und 40 mm hohen Ceros 80-Wirbelkörpers. Wegen der hochgradigen Osteoporose war die vorgesehene Plattenosteosynthese L3/L5 nicht möglich. Postoperativ 3 Wochen Bettruhe. Mobilisation mit einem starren Lendenmieder. Keine Komplikationen. 7 Monate postoperativ war die von seiten der Lendenwirbelsäule beschwerdefreie Patientin ohne Korsett normal gehfähig. Die obere Fläche des synthetischen Wirbelkörpers war nach vorne rechts leicht abgeschrägt.

b) 44jährige Patientin. Metastatische Destruktion des 4., 5. und 6. Halswirbelkörpers sowie der Laminae C4—6 und der Gelenkfortsätze C5 rechts und C6 beidseits (Abb. 1). Tumorgewebe war ventral in die paravertebrale Muskulatur zwischen den Wurzeln des Plexus brachialis eingewachsen. Instabile Halswirbelsäule, heftigste Schmerzen, Wurzelkompression C6 links.

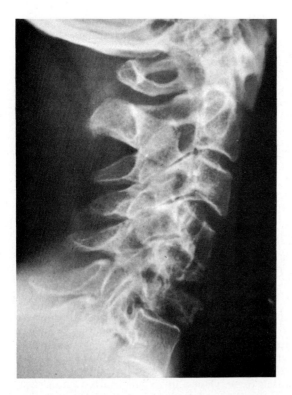

Abb. 1. 44jährige Patientin mit metastasierendem Mammakarzinom. Destruktion der Halswirbel 4—6 ventral und dorsal. Wurzelkompression C6 links

Die operative Behandlung erfolgte in 2 Etappen: 1. Entfernung der metastatisch infiltrierten Skelettanteile von dorsal. Dorsale Stabilisierung mit Knochenzement. Verankerung des den Spinalkanal abdeckenden Stahlnetzes und des Knochenze-mentes an 3,5mm-Schrauben. Die ca. 15 mm aus den Wirbeln herausragenden Schrauben wurden in die Gelenkfortsatzmassive C3, 4,5 und 7 eingedreht. Links mußte zwischen den Gelenkfortsätzen C5 und C7 ein kleiner Hydroxylapatitblock eingesetzt werden. 2. Spondylektomie C4–6 und Resektion der metastatisch infiltrierten Weichteile. Ersatz der Wirbelkörper C4–6 durch einen speziell ange-fertigten Hydroxylapatitblock. Die Wirbelkörper C3 und C7 wurden mit Hilfe eines aus 2 T-förmigen Plättchen und einer sie verbindenden Schraubenspindel bestehen-den Zuggurtungsmechanismus auf den Hydroxylapatitblock gepreßt. Abdeckung der in einer Rinne des Blockes liegenden Schraubenspindel mit Knochenzement zur Herstellung einer glatten Oberfläche.

Der postoperative Verlauf war komplikationslos. Die C6-Lähmung bildete sich zurück. Die Patientin konnte rasch mit einem weichen Schanz-Kragen mobilisiert werden. Der Kragen wurde nach 8 Wochen abgelegt. Der Patientin ging es ein Jahr lang den Umständen entsprechend gut. Danach verschlechterte sich ihr Zustand infolge disseminierter Metastasierung rasch. 16 Monate postoperativ verstarb die Patientin.

Die bis zum 10. postoperativen Monat durchgeführten Röntgenkontrollen (Abb. 2) ließen keine Störung im Bereich der Implantate oder an den Grenzzonen zwischen Knochen und Implantaten erkennen. Das Autopsiepräparat konnte makroskopisch und histologisch untersucht werden.

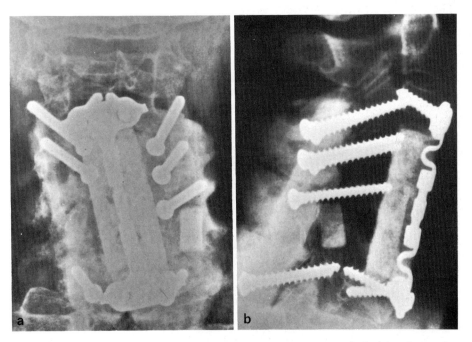

Abb. 2a, b. Resektion der Wirbelkörper C4–6 und der metastatisch destruierten dor-salen Wirbelelemente. Dorsale Stabilisierung mit an Schrauben verankertem Knochen-zement. Ersatz der Wirbelkörper durch einen porösen Hydroxylapatitblock. Stabili-sierung der interkorporellen Spondylodese mit einem Zuggurtungsmechanismus. Zustand 10 Monate postoperativ. **a** a.-p. Projektion, **b** Ansicht von lateral

Makroskopisch war das Präparat unauffällig bis auf eine ca. nußgroße, teilweise ossifizierte Tumormasse, welche sich vorne seitlich am oberen Ende des interkorporellen Hydroxylapatitblockes neu gebildet hatte. Das Tumorgewebe stand in inniger Verbindung mit dem Hydroxylapatitblock. Im übrigen waren die Seitenflächen des Blockes weitgehend von Knochen umwachsen. Im Bereiche der zwischen C3 und C7 verblockten Wirbelsäule war keinerlei Beweglichkeit nachweisbar.

Die histologische Untersuchung (Abb. 3) konzentrierte sich auf den interkorporell implantierten Hydroxylapatitblock und dessen Umgebung. Dieser Anteil des Präparates wurde in verschiedenen Schnittrichtungen vollständig untersucht.

Die der Wirbelsäule zugekehrten Flächen des Blockes waren weitgehend in zum Großteil neugebildetes spongiöses Knochengewebe inkorporiert. An den Grenzflächen bestand ein direkter Verbund zwischen Knochen und Hydroxylapatit. Knochen und das ihm vorausgehende Bindegewebe war bis in eine Tiefe von 3–5 mm in die Poren des Blockes eingedrungen. Das in die Poren eingewachsene Bindegewebe enthielt dünnwandige Gefäße, Rundzellen und Makrophagen welche z.T. Hydroxylapatitpartikel aufgenommen hatten. Die Ränder der Rinne des Blockes waren stellenweise abgebrochen und etwas verlagert. In den schmalen Bruchspalten befanden sich Knochen und Bindegewebe. Die Brüche müssen somit intravital entstanden sein.

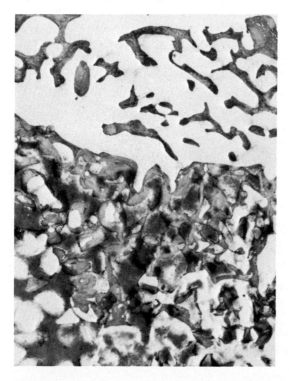

Abb. 3. Autopsiepräparat (Fall aus Abb. 2). Dieser Schnitt durch den Rand des Hydroxylapatitblockes läßt den direkten bindegewebsfreien Verbund zwischen Knochen und Implantat sehr schön erkennen (27 : 1). Das poröse Implantat ist von einer dünnen Knochenschicht bedeckt. Darüber liegen Spongiosabälckchen. Knochen ist in die Poren eingewachsen. Die Poren in der linken unteren Bildecke sind leer

Diskussion

In bezug auf die Gewebeverträglichkeit bestätigen die klinischen Erfahrungen die günstigen Eigenschaften des Hydroxylapatit. Obwohl in den 3 Spondylitisfällen die Keimzahl durch die Vorbehandlung wahrscheinlich stark reduziert wurde, kann nicht angenommen werden, daß das Implantatlager beim Einsetzen der Hydroxylapatitprismen keimfrei war. Trotzdem kam es zur vollständigen knöchernen Inkorporation der Prismen.

In Übereinstimmung mit der Literatur (Klein et al. 1983) waren in unseren Fällen radiologisch und mikroskopisch keine Anzeichen einer klinisch relevanten Resorption der Hydroxylapatitformkörper zu erkennen.

Im Hinblick auf die Verankerung des Knochens am Implantat und die Möglichkeit der Imprägnation des Implantates mit Antibiotika ist die Porosität der Formkörper sicher ein entscheidender Vorteil. Die Festigkeit der Implantate wird allerdings der Porosität entsprechend reduziert. Mit 2 nK/cm^2 (Standardabweichung ± 10%) sollte die Druckfestigkeit für die klinische Anwendung bei interkorporellen Spondylodesen ausreichend sein.

Der frühzeitige Bruch der beiden im Falle der Spondylolisthesis eingesetzten Implantate ist höchstwahrscheinlich auf eine Vorschädigung der Implantate durch die Art der Sterilisation zurückzuführen. Diese Implantate wurden im Vakuum–Dampf–Vakuum-Verfahren sterilisiert. Es hat sich herausgestellt, daß größere poröse Hydroxylapatitformkörper bei dieser Art der Sterilisation Risse bekommen oder sogar schon während der Sterilisation in Stücke zerbrechen können. Bei wiederholten Versuchen mit Dampf-Autoclavierung (137°, 2,5 bar) oder Gassterilisation veränderte sich die Druckfestigkeit der Versuchskörper lediglich im Rahmen der Standardabweichung.

Die anläßlich der histologischen Untersuchung des Autopsiepräparates festgestellten Brüche sind sicher intravital entstanden und müssen als Dauerschwingbrüche interpretiert werden. Sie waren röntgenologisch nicht zu erkennen und haben sich nicht auf die Stabilität der Spondylodese ausgewirkt. Wegen der nicht ausreichend bekannten Belastung und Dauerschwingfestigkeit der Implantate verwenden wir vorläufig die Hydroxylapatitformkörper bei interkorporellen Spondylodesen an Patienten mit normaler Lebenserwartung nur zusammen mit autologer Spongiosa.

Außer in der Tumorchirurgie ist die interkorporelle Anwendung der Formkörper für ältere Patienten in schlechtem Allgemeinzustand mit wesentlichen Vorteilen verbunden. Die Frage, ob es zweckmäßig ist, einem jungen Patienten einen nicht nennenswert resorbierbaren Fremdkörper zu implantieren, muß jedoch diskutiert werden. Auch wenn das Risiko einer hämatogenen Sekundärinfektion in Anbetracht des innigen Verbundes zwischen Knochen und Implantat zunächst gering zu sein scheint, bleibt zu bedenken, daß gefäßhaltiges Bindegewebe offenbar tiefer in die Poren eindringt als Knochen. Deshalb ist doch mit einem gewissen Risiko der hämatogenen Kontamination zu rechnen.

Für die Chirurgie maligner Tumoren der Wirbelsäule stellt die Möglichkeit, ganze Wirbelkörper durch ein gewebefreundliches Implantat zu ersetzen, einen erheblichen Fortschritt dar. Das Problem der Dauerschwingfestigkeit ist technisch lösbar.

In einem unserer Fälle haben Bewegungen zwischen dem Implantat und dem benachbarten Wirbel einen Abrieb an der Oberfläche des porösen Implantates verursacht. Die progressive Zerstörung des Implantates von der Oberfläche her läßt sich mit Hilfe einer Druckosteosynthese verhindern, welche die benachbarten Wirbelkörper auf das Implantat preßt.

Obwohl die technische Entwicklung noch nicht abgeschlossen ist, stellen poröse Hydroxylapatitformkörper schon jetzt auch in der Wirbelsäulenchirurgie eine für gewisse Indikationen in Frage kommende Möglichkeit des Knochenersatzes dar.

Zusammenfassung

In 6 Fällen, 4 interkorporellen Spondylodesen und 2 Wirbelkörperresektionen, haben wir an der Wirbelsäule poröse Hydroxylapatitformkörper implantiert. Indikationen für Spondylodesen waren dreimal eine Spondylitis und einmal eine Spondylolisthesis. Die Wirbelkörperresektionen wurden wegen metastatischer Tumoren durchgeführt. In jedem Falle wurden die Formkörper bindegewebsfrei knöchern inkorporiert. Einmal zerbrachen vorgeschädigte Formkörper kurz nach der Implantation ohne Folgen für die auch dorsal stabilisierte interkorporelle Spondylodese. In einem Fall verursachte eine vorübergehende Instabilität zwischen Implantat und Wirbelkörper einen Abrieb am Implantat. Ein Autopsiepräparat konnte untersucht werden. Mikroskopisch war ein inniger Verbund zwischen Implantat und Knochen zu erkennen. Knochen und gefäßhaltiges Bindegewebe waren 3–5 mm tief in das poröse Implantat eingedrungen. In der Wirbelsäulenchirurgie stellen poröse Hydroxylapatitformkörper eine erwägenswerte Alternative dar, wenn formstabiles Material für den Knochenersatz benötigt wird.

Diskussionsbemerkungen

Herr Contzen bestätigt die Feststellung von Herrn Magerl, daß die Fibroblasteninvasion 0,4 cm in einem Keramikblock beträgt. Seiner Auffassung nach entfällt damit die Diskussion darüber, ob durch das Material eine Gewebsinduktion, also Osteogenese oder Fibrogenese hervorgerufen wird.

Literatur

Kallenberger A, Mathys R, Müller W (1983) Untersuchungen der Gewebeverträglichkeit von Hydroxylapatit (Ceros 80) an kultivierten Fibroblasten. Hefte Unfallheilkd 165:71–74

Klein CPAT, Driessen AA, De Groot K (1983) Biodegradation behavior of various calcium phosphate materials in bone tissue. J Biomed Mater Res 17:769–784

Magerl F (1982) External skeletal fixation of the lower thoracic and the lumbar spine. In: Uhthoff HK (ed) Current concepts of external fixation of fractures. Springer, Berlin Heidelberg New York, pp 353–366

Magerl F (1983) Clinical application of the thoracolumbar junction and the lumbar spine. In: Mears DC (ed) External skeletal fixation. Williams & Wilkins, Baltimore London, pp 553–575

Hydroxylapatitkeramik – Experimentelle und klinische Ergebnisse

J.F. Osborn und G. Pfeifer

Kiefer- und Gesichtschirurgie der Universitäts- und Poliklinik für Zahn-, Mund- und Kieferkrankheiten, Martinistraße 52, D-2000 Hamburg 20

Das biologische Verhalten der Kalziumphisphatwerstoffe unterscheidet sich grundsätzlich von den Interaktionsprofilen der Implantatmaterialien auf Metall-, Oxidkeramik-, Kohlenstoff- oder Polymerbasis (Osborn u. Newesely 1980). Von den Kalziumphosphatkeramiken – dazu gehören Trikalziumphosphat-, Hydroxylapatit- und Tetrakalziumphosphatkeramik – entspricht störiometrisch und kristallmorphologisch nur Hydroxylapatitkeramik der physiologischen Mineralsubstanz des Knochens (Osborn u. Newesely 1980).

Hydroxylapatitkeramik entsteht durch Formgebungsverfahren und thermische Festkörperreaktionen (Sintern) aus synthetischem Hydroxylapatitpulver. Die seit 1977 entwickelte (Osborn u. Weiss 1978) und nach eigenem Verfahren hergestellte Hydroxylapatitkeramik wurde bisher in über 200 enossalen Implantationen im Rattenfemur, Hundefemur und Hundeunterkiefer histologisch und hinsichtlich der Mineralisation des periimplantär neugebildeten Knochengewebes mikroanalytisch untersucht (Brückmann et al. 1983).

Histologische Befunde

Die Interaktion der Hydroxylapatitkeramik mit dem vitalen Knochengewebe ist durch 2 charakteristische Merkmale gekennzeichnet. Zum einen setzt bei der Hydroxylapatitkeramik nach dem 4. Tag post implantationem die Osteogenese *primär* und *direkt* auf der Keramikgrenzfläche ein (Abb. 1). Damit funktioniert Hydroxylapatitkeramik als biologische Matrize für die Differenzierung der Osteoblasten und die Knochenneubildungsvorgänge in identischer Weise wie natürliche Knochenoberflächen. Aufgrund dieser Eigenschaft wird Hydroxylapatitkeramik als „osteotrop" bezeichnet. Zum anderen wird mit der Reifung des initial gebildeten Geflechtknoches zu Lamellenknochen Hydroxylapatitkeramik materialspezifisch nach dem Muster der „Verbundsosteogenese" integriert, d.h. die synthetische Hydroxylapatitkeramik und der vitale Knochen gehen ohne morphologische Grenze ineinander über (Abb. 2). Mittels osteozytärer Keramolyse sind Knochenzellen sogar aktiv in die Hydroxylapatitkeramik eingewandert.

Klinische Anwendung

Nachdem sich Hydroxylapatitkeramik tierexperimentell als ideal biokampatibel, antigenetisch inaktiv, osteotrop und physiologisch knöchern integrierbar erwiesen hat,

Biomaterialien und Nahtmaterial
Herausgegeben von H.M. Rettig
© Springer-Verlag Berlin·Heidelberg 1984

62

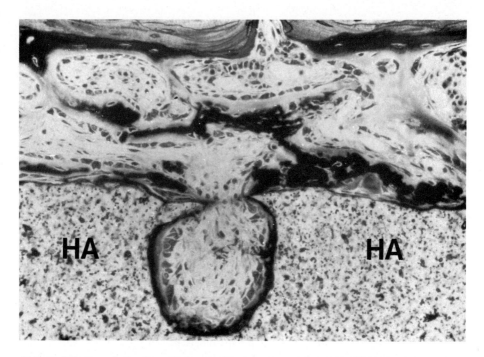

Abb. 1. Primär auf der Oberfläche der Hydroxylapatitkeramik (*HA*) einsetzende physiologische Osteogenese. Der Porenwandung liegt direkt mineralisierter Knochen auf (*dunkles Band*), gefolgt von Osteoid (*graues Band*) und von der Reihe der polygonal geformten Osteoblasten. Poröse Hydroxylapatitkeramik im Rattenfemur 7 Tage nach der Implantation. Unentkalkter Dünnschliff. (Toluidinblaufärbung, 240 : 1)

wird sie in unserer Klinik seit 1980 auch klinisch angewendet. Bei 30 Patienten mit einer durchschnittlichen Nachuntersuchungszeit von 21 Monaten wurden 27 Erfolge und 3 Mißerfolge registriert.

Bei 4 Patienten erfolgte die Erhöhung des atrophierten Unterkiefers durch Interposition eines Segmentes aus großporiger Hydroxylapatitkeramik in Sandwichtechnik (Schettler 1976).

Die Röntgenbilder (Abb. 3) dokumentieren die Ausgangsposition und den Befund 20 Monate nach der Implantation. Dabei zeigt sich, daß der nach der Transplantation autologen Knochens mit der Zeit durch Resorption obligat eintretende Verlust an Alveolarfortsatzhöhe bei der Verwendung von Hydroxylapatitkeramik als Augmentationsmaterial ausbleibt.

Bei einem Patienten mußte das Hydroxylapatitkeramiksegment wieder entfernt werden, da sich das Implantatlager über einer unbehandelten Prothesenenddruckstelle infiziert hatte.

Bei weiteren 26 Patienten wurde Hydroxylapatitkeramik in Form von Granulat zur Extension des gratartigen Alveolarfortsatzes, zur Rekonstruktion von Kieferdefekten oder zystischen Läsionen und zur Alveolarfortsatzerhöhung eingesetzt. Nach diesen 26 Eingriffen ging ein Implantat durch Infekt sowie ein anderes Implantat infolge insuffizienter Weichteildeckung verloren. Bei 6 anderen Patienten sind post-

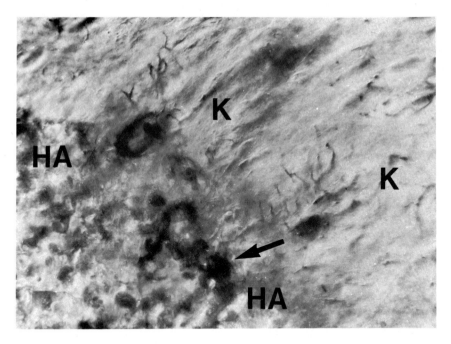

Abb. 2. Hydroxylapatitkeramik (*HA*) und neugebildeter Knochen (*K*) gehen ohne morphologische Grenze ineinander über: Verbundosteogenese. *Der Pfeil* markiert den Zellkern eines intrakeramisch gelegenen Osteozyten. Hydroxylapatitkeramikgranulat im menschlichen Alveolarknochen 20 Monate nach der Implantation. Unentkalkter Dünnschliff. (Dunkelfeld-Mikrofotogramm, 900 : 1)

operative Dehiszenzen über Hydroxylapatitkeramik-Granulat-Implantaten spontan und reizlos abgeheilt.

Ein weiteres Beispiel für die Anwendung des Hydroxylapatitkeramik-Granulates zeigt die Abb. 4. Ein von einer Granatsplitterverletzung stammender ausgedehnter Knochendefekt im Unterkiefer wurde mit 10 g Granulat der Gradation 1,4 – d.h., der Durchmesser der Granula beträgt 1,4 mm – rekonstruiert (oberes Bild). Postoperative Dislokationen von Keramikpartikeln in das linguale oder vestibuläre Prothesenlager sind nicht aufgetreten, und 6 Monate später zeigt das Granulatimplantat erste Zeichen der knöchernen Konsolidierung (unteres Bild).

Schlußfolgerung

Die klinischen Ergebnisse an bisher 30 Patienten haben ergeben, daß Hydroxylapatitkeramik des hier eingestellten Reaktivitätsgrades zur beständigen Rekonstruktion knöcherner Defekte geeignet ist. Darüber hinaus ist eine Erweiterung des Indikationsspektrums für die klinische Anwendung der Hydroxylapatitkeramik in Zukunft zu erwarten.

64

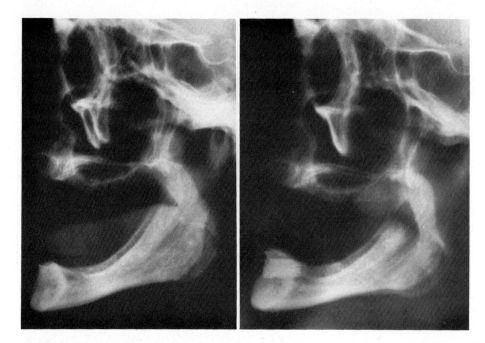

Abb. 3. *Links:* Alveolarfortsatzatrophie des Unterkiefers. *Rechts:* Status 20 Monate nach der Alveolarfortsatzerhöhung mit einem interponierten Segment aus Hydroxylapatitkeramik. Röntgenprojektion: Schädel seitlich fern

Diskussionsbemerkungen

Biokeramik auf Kalziumphosphatbasis ist ein Material, das zur Knochenrekonstruktion fähig ist. Es eignet sich, ein Implantat zu tragen und Zysten zu rekonstruieren. Entscheidend ist die Kontaktfläche zur Keramik, um das Patientenrisiko klein zu halten, da das Material nicht osteogenetisch, sondern nur osteotrop ist.

Literatur

Osborn JF, Newesely H (1980) Dynamic aspects of the implantat-bone-interface. In: Heimke G (ed) Dental implants. Hanser, München, pp 111−123
Osborn JF, Weiss T (1978) Hydroxylapatitkeramik − ein knochenähnlicher Biowerkstoff. Schweiz Monatsschr Zahnheilkd 88:188−124
Brückmann H, Pösnecker KU, Schröder U, Vogel W, Osborn JF (1983) PTSM: Proton Transmission Scanning Microprobe. Eine neue Methode zur Untersuchung der Hartgewebedynamik nach Implantation von Hydroxylapatitkeramik. Fortschr Kiefer-Gesichtschir 28:45−47
Schettler D (1976) Sandwichtechnik mit Knorpeltransplantat zur Alveolarkammererhöhung im Unterkiefer. Fortschr Kiefer-Gesichtschir 20:61−63

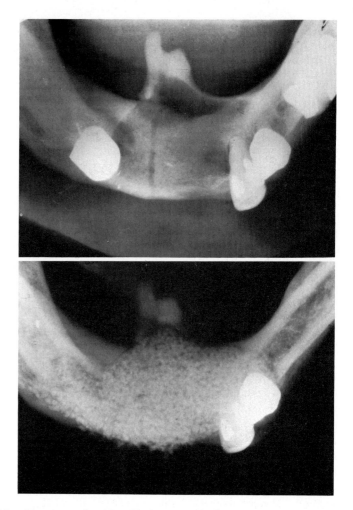

Abb. 4. *Oben:* 35 · 20 · 20 mm großer Mandibuladefekt als Spätfolge einer Granat-splitterverletzung. *Unten:* 6 Monate nach der Rekonstruktion des Defektes mit Hydroxylapatitkeramikgranulat. Röntgenprojektion: Unterkieferaufbiß

Morphometrische Untersuchungen über den Ablauf der knöchernen Inkorporation von poröser Hydroxylapatitkeramik in Corticalisdefekte an Kaninchen

C. Werhahn, P. Weiland und H. Newesely

(Manuskript nicht eingegangen)

Zur Eignung keramischer Werkstoffe für die rekonstruktive Chirurgie des Gesichtsschädels und des Mittelohres

K. Jahnke

Universitäts-Hals-Nasen-Ohrenklinik (Direktor: Prof. Dr. med Dietrich Plester), Silcherstraße 5, D-7400 Tübingen

Hier sollen unsere Erfahrungen mit Aluminiumoxidkeramikimplantaten dargestellt werden, die wir vor 5 Jahren in die rekonstruktive Mittelohr- und Rhinobasischirurgie einführten. Außerdem soll die Eignung poröser Trikalziumphosphatkeramik (Friedrichsfeld GmbH, 6800 Mannheim 71) besprochen werden, die wir seit über 4 Jahren einsetzen. Anwendungsgebiete und Indikationen der Aluminiumoxidkeramik sind der Gehörknöchelchenersatz und die Rekonstruktion der Rhinobasis und der Orbita, während wir poröse Trikalziumphosphatkeramik zur Obliteration von „Ohrradikalhöhlen" und von Nasennebenhöhlen in ausgewählten Fällen verwenden.

Aluminiumoxidkeramik

In ausgedehnten Tierversuchen erwiesen sich Implantate aus hochreiner Aluminiumoxidkeramik als hervorragend biokompatibel. Innerhalb von 3 Wochen nach Implantation in das Kaninchenmittelohr wurden sie von normaler Schleimhaut überwachsen, wie raster- und transmissionselektronenmikroskopische Untersuchungen zeigten (Jahnke et al. 1982). Es fand sich keine fibröse Abkapselung, weder Makrophagen noch Fremdkörperriesenzellen waren nach Abschluß dieser Einheilungsphase oder später nachweisbar.

Klinisch setzten wir bisher annähernd 400 Implantate aus dieser bioinerten Keramik bei Tympanoplastiken ein. Wir verwenden unsere Keramikimplantate in etwa 15% der Rekonstruktionen der Gehörknöchelchenkette. Nach wie vor bevorzugen wir in vielen Fällen autogene und allogene Ossikel. Keramikimplantate sollen nicht die Gehör-

Biomaterialien und Nahtmaterial
Herausgegeben von H. M. Rettig
© Springer-Verlag Berlin·Heidelberg 1984

knöchelchenbank ersetzen, sie bilden jedoch eine wertvolle Ergänzung der bisher für diese Rekonstruktion zur Verfügung stehenden Materialien. Besondere Indikationen sind u.a. immer dann gegeben, wenn bei engen Verhältnissen das Risiko einer knöchernen Verwachsung von Ossikeln, z.B. mit der lateralen Attikwand besteht. Beispiele sind eine enge ovale Nische oder ein geringer Abstand zwischen Stapesköpfchen und Fazialiskanal. Auch bei instabilen Verhältnissen, bei weit vorn gelegenem oder fehlendem Hammergriff und in einer Reihe weiterer Fälle, in denen andere Materialien bereits versagt hatten, wurden Keramikimplantate erfolgreich implantiert.

Die Implantate müssen intraoperativ jeweils den Anforderungen entsprechend mit einem Diamanten zurechtgeschliffen werden. So ist der Schaft mehr oder weniger zu kürzen, und häufig wird eine breite und tiefe Rille in die Endplatte geschliffen, welche den Hammergriff aufnimmt. In das untere Ende der Hohlschaftprothese kann eine feine Kerbe gefräst werden, mit der sie auf die Sehne des M. stapedius geklemmt werden kann. Insgesamt zeichnen sich die Implantate durch eine vielseitige Formbarkeit aus, so daß sie in eine stabile Position gebracht werden können. Zum Rest der Gehörknöchelchenkette besteht eine gelenkartige Verbindung. Regelmäßig wird die Steigbügelfußplatte mit einem Faszien- oder Perichondriumläppchen gedeckt. Die Implantate stellen auch kein Hindernis der Antrumbelüftung dar. Unbefriedigende Ergebnisse – in etwa 10% der Fälle – waren fast regelmäßig auf Belüftungsstörungen des Mittelohres und rezidivierende Entzündungen zurückzuführen. Insgesamt sind die postoperativen Ergebnisse deutlich besser als mit anderen alloplastischen Materialien (Plester u. Jahnke 1981).

In der Chirurgie des Gesichtsschädels und der Rhinobasis rekonstruierten wir u.a. zerstörte Nasennebenhöhlenwandungen, wie z.B. die Stirnhöhlenhinterwand oder das Siebbeindach nach schweren Trümmerfrakturen oder Tumorentfernung mit Aluminiumoxidkeramikplatten, um die Gefahr eines Hirn-Dura-Prolapses mit Verlegung einzelner Nasennebenhöhlenanteile zu verhindern. Wenngleich es sich hier um eine stützende Funktion handelt, haben biomechanische Gesichtspunkte eine geringere Bedeutung als die Biokompatibilität des Materials, das in Kontakt mit der respiratorischen Schleimhaut kommt. Weitere Vorteile der Keramikplatten sind hier die jederzeitige Verfügbarkeit und die Formstabilität. Die Dicke der Platten beträgt 1,6–1,8 mm. Sie werden mit dem Diamantbohrer zurechtgeschliffen und in Abständen von weniger als 1 cm perforiert, um die Ernährungsbedingungen für die überwachsende Schleimhaut zu verbessern. Das Prinzip der epiduralen Spanverriegelung, die wir am Siebbeindach häufig auch mit gesäuberten Knochenfragmenten durchführen, wurde schon früher dargestellt (Jahnke 1980): Nach Versorgen des Duradefektes werden die erhaltenen Knochenränder vorsichtig unterminiert, dann die Keramikplatte zwischen Dura und erhaltenem Knochen eingeklemmt, anschließend werden, soweit möglich, regionäre Schleimhautlappen überklebt. Größere Platten müssen gedrahtet werden. In den meisten Fällen handelte es sich um offene Hirnverletzungen, bei denen die Stirnhöhlenhinterwand mit bioinerten Keramikplatten wieder aufgebaut wurde, entweder als Primär- oder als Spätversorgung. In einem weiteren Falle eines schweren frontalen Traumas mit ausgedehntem Stirnbeindefekt, bei dem die pulsierende Dura unter der Haut zu tasten war, wurde eine relativ große, 3 mm dicke bioinerte Keramikplatte eingedrahtet, auch nach 4 Jahren mit gutem Erfolg (Abb. 1a, b).

68

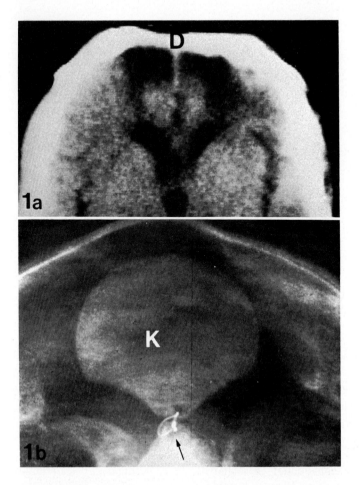

Abb. 1. a Computertomogramm eines 24jährigen Patienten 1,5 Jahre nach offenem frontobasalem Trauma mit ausgedehntem Stirnbeindefekt (*D*). Beachte auch den frontalen Hirnsubstanzdefekt. **b** Nasennebenhöhlenaufnahme 5 Jahre nach dem Unfall: Eine Aluminiumoxidkeramikplatte (*K*) war in das Narbenbett gelagert und an der Nasenwurzel festgedrahtet worden (*Pfeil*)

Die Rekonstruktion von Orbitawänden mit perforierten Aluminiumkeramikplatten wurde nur in wenigen Fällen nach ausgedehnten Trümmerfrakturen des Orbitabodens oder nach Entfernung von Tumoren durchgeführt. Zweimal wurden diese Keramikplatten entsprechend der Rehrmann-Technik für die Rekonstruktion des Orbitabodens hängemattenartig eingedrahtet. Bei 2 Patienten mit Nasennebenhöhlenmalignomen wurden zusätzlich zur Oberkieferresektion Orbitaboden und mediale Orbitawand einschließlich anhaftender Periorbita, die im Schnellschnitt histologisch frei war, reseziert. Die Periorbita wurde mit Fascia lata bzw. lyophilisierter Dura rekonstruiert, die Orbitawände provisorisch mit Keramikplatten. In diesen beiden nur wenige Monate zurückliegenden Ausnahmefällen kann keine Schleimhautdeckung der Keramikplatten erwartet werden. Bei ausreichender Rezidivfreiheit ist die spätere Deckung mit einem vitalen Lappen vorgesehen.

Poröse Trikalziumphosphatkeramik

Poröse Trikalziumphosphatkeramiken sind nach den Untersuchungen von Köster et al. (1977) in geeignetem Implantatlager teilweise oder vollständig resorbierbar und werden durch körpereigenes Knochengewebe ersetzt, abhängig vom Grad der Porosität und ihrem kristallinen Aufbau.

Seit 1979 standen uns Platten aus poröser Trikalziumphosphatkeramik zur Verfügung. Die Gesamtporosität betrug 25–30%, sie setzte sich aus einer Makroporosität mit Porengrößen von 100 μm bis 1 mm und einer Mikroporosität mit Porengrößen von 1–2 μm zusammen. Zunächst implantierten wir dieses Material in die Bulla tympanica von Meerschweinchen und Kaninchen, um neben der Biokompatibilität zu prüfen, inwieweit das Material als Platzhalter durch körpereigenen Knochen ersetzt werden kann. Trikalziumphosphatstücke mit einer Kantenlänge zwischen 2 und 8 mm wurden nach Abheben der Schleimhaut in Knochenkontakt gebracht. Obwohl gefäßreiches Gewebe in die Poren und Zwischenräume einsprießen konnte, waren die Keramikstücke auch nach 6 Monaten nur sehr unvollständig knöchern umgebaut. Das Material erwies sich als sehr gut biokompatibel. Fremdkörperriesenzellen oder Makrophagen waren nicht nachweisbar, ebensowenig eine bindegewebige Abkapselung (Abb. 2).

Bakteriologische Untersuchungen ließen bei den getesteten Keimisolaten aus der Routinediagnostik wie Haemophilus influenzae und unterschiedlichen Streptokokken weder eine bakteriostatische Wirkung der porösen Trikalziumphosphatkeramik erkennen noch zeigten sie eine Förderung des Bakterienwachstums. Trotzdem sollte diese bioaktive Keramik vor Implantation in ein Breitbandantibiotikum getaucht werden.

In wenigen ausgewählten Fällen wurden „Ohrradikalhöhlen" mit Trikalziumphosphatkeramik und Humanfibrinkleber aufgefüllt. Große Bedeutung wurde der anschließenden guten Deckung des Materials mit vitalem Gewebe, z.B. mit einem Muskellappen, oder bradytrophem Gewebe, z.B. einer großen Knorpelscheibe beigemessen.

Im Gesichtsschädelbereich setzten wir dieses Material u. a. zum Auffüllen von Knochendefekten nach schweren Traumen oder Riedel-Radikaloperationen der Stirnhöhle ein. Zuvor war die gesamte Schleimhaut der Stirnhöhle entfernt worden. Bei breitflächigem Knochenkontakt mit der Stirnhöhlenhinterwand wurden die mit Humanfibrinkleber umgebenen Trikalziumphosphatkeramikplatten teilweise knöchern umgebaut. Resorption ohne knöchernen Ersatz war zumindest nicht so ausgeprägt, daß sie sich klinisch hätte nachweisen lassen. Probleme zeigten sich bei einem weiteren Fall einer offenen Stirnhöhlenverletzung, bei dem Stirnhöhlenvorder- und hinterwand fehlten. Der Kontakt der Trikalziumphosphatkeramik zum restlichen Knochen des Stirnbeines war zu gering, so daß der knöcherne Umbau sehr unvollständig blieb und die Keramik nach einem Jahr in geringem Maße auch ohne knöchernen Ersatz resorbiert worden war. Bei einer Nachoperation zum weiteren Aufbau der völlig zertrümmerten Nase konnten wir implantiertes Material gewinnen und histologisch untersuchen. Neben unauffälligem neugebildeten Knochen zeigten sich gefäßreiches Bindegewebe

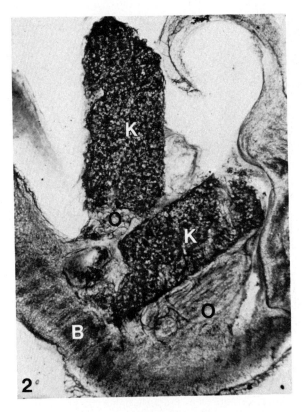

Abb. 2. Poröse Trikalziumphosphatkeramik 3 Monate nach Implantation in das Meerschweinchenmittelohr. Man erkennt noch deutlich das implantierte Material (*K*). Neugebildeter Knochen (*O*) findet sich zwischen Keramik und Bulla tympanica-Wandung (*B*). (Vergr. 14 : 1)

und Reste der Trikalziumphosphatkeramik. Makrophagen oder Fremdkörperriesenzellen waren nicht nachweisbar. Obwohl das klinische Bild hier sehr zufriedenstellend war, würden wir bei dieser Indikation in Zukunft Aluminiumoxidkeramikplatten vorziehen. Diese poröse Trikalziumphosphatkeramik eignet sich nicht für die Implantation in Weichteilgewebe, wie auch eine Studie von Winter et al. (1981) zeigte. Für den erfolgreichen Einsatz des Materials entscheidende Faktoren sind:

a) ein sauberes, schleimhautfreies knöchernes Implantatlager;
b) erhaltenes Periost;
c) möglichst flache Höhle,
d) eine vitale oder bradytrophe Abschottung.

Ein letztes Fallbeispiel soll die uns heute zur Verfügung stehenden Möglichkeiten verdeutlichen: Bei einer 17jährigen Patientin war das große Rezidiv eines Kieferhöhlenschwannoms in die rechte Orbita eingebrochen und hatte einen großen Teil des Jochbeines zerstört. Der Orbitaboden wurde mit einer Aluminiumoxidkeramikplatte rekonstruiert, die Kieferhöhlenregion selbst mit Trikalziumphosphatkeramik obliteriert

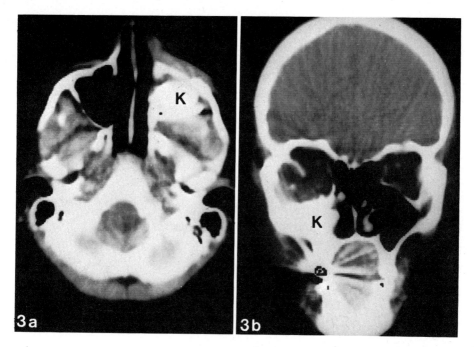

Abb. 3a, b. Obliteration der rechten Kieferhöhlenregion nach Entfernen eines ausgedehnten Schwannomrezidivs bei einer 17jährigen Patientin im Computertomogramm

und zur Nasenhaupthöhle mit einem allogenen Knorpelstück und einem Schleimhautlappen abgedeckt, so daß sich die besonderen Vorteile der einzelnen Biokeramiken in erfreulicher Weise ergänzten (Abb. 3a, b).

Diskussionsbemerkungen

Herr Reck, Mainz, hat Sorge beim Einsatz von Trikalziumphosphatkeramik zur Verödung von Stirnhöhlen wenn es zu Infektionen kommt. Herr Luhr sieht Probleme in der Überbrückung großer Distanzen mit diesem Material. Die von Herrn Luhr aufgezeigte Zurückhaltung bei diesem Einsatz wird von Herrn Jahnke bestätigt.

Literatur

Jahnke K (1980) Zur Rekonstruktion der Frontobasis mit Keramikstoffen. Z Laryngol Rhinol 59:111
Jahnke K, Plester D (1980) Praktische Hinweise zur Anwendung von Mittelohr-Implantaten aus Aluminiumoxid-Keramik. HNO 28:115
Jahnke K, Galic M, Eitel W, Heumann H (1982) Electron microscope observations of Al_2O_3-ceramic implants in middle ear surgery. Adv Biomat 3:715

Köster K, Heide H, König R (1977) Resorbierbare Calciumphosphatkeramik im Tierexperiment unter Belastung. Langenbecks Arch Chir 343:173

Plester D, Jahnke K (1981) Ceramic implants in otologic surgery. Am J Otol 3:104

Winter M, Griss P, de Groot K, Tagai H, Heimke G, van Dijk HJA, Sawai K (1981)
Comparative histocompatibility testing of seven calcium phosphate ceramics. Biomaterials 2:159

TCP-Keramik als Wandersatz in der Mittelohrchirurgie.
Befunde am Hypotympanon des Hausschweines sowie am
menschlichen Mittelohr

C. Zöllner und C.M. Büsing

Universitäts-Hals-Nasen-Ohrenklinik, Kilianstraße 5, D-7800 Tübingen/Br.

In einem knöchernen Implantatlager wird die Trikalziumphosphatkeramik (TCP-
Keramik) langsam resorbiert und knöchern ersetzt, wie tierexperimentell gezeigt
werden konnte (Bhaskar et al. 1971; Köster et al. 1976; De Groot 1980). Diese Tatsache veranlaßte uns zu prüfen, ob Implantate aus resorbierbarer, poröser TCP-Keramik
in der Mittelohrchirurgie zum Teilersatz der lateralen Attikwand oder sogar zum Ersatz
der hinteren Gehörgangswand geeignet sind. Zuerst wurden Studien am Hypotympanon
des Hausschweines durchgeführt, da dieses dem menschlichen Mastoid ähnlich ist.

Im Tierversuch wurden die pneumatischen Hohlräume des Hypotympanon vollständig ausgebohrt, anschließend wurde eine 2 mm starke, poröse TCP-Keramikplatte[1]
horizontal in die Knochenschale eingepaßt (Abb. 1). Die Tiere wurden 1–18 Monate
nach der Operation getötet. Die Präparate wurden in Formalin fixiert und in Methylmetacrylat eingebettet. Schliffpräparate mit einer Dicke von 200–300 μm wurden
angefertigt und mit Paragon-F gefärbt.

Nach 3 Monaten war die Keramikplatte mit der Knochenschale des Hypotympanon
knöchern fest verbunden. Die Keramikplatte war paukenwärts vollständig von einer
flachen Schleimhaut überzogen. Von der Knochenschale des Hypotympanon begann
Knochen auf die Flächen der Keramikplatte zu wachsen.

Nach 6 Monaten waren beide Flächen der Keramikplatte von einer Knochenschicht
überwachsen, die der Keramik direkt anlag. Auf der paukenwärtigen Seite wuchs der
Knochen zwischen der Paukenschleimhaut und der Keramikplatte (Abb. 2).

---

[1] Die TCP-Keramik wurde von der Firma Friedrichsfeld GmbH, Steinzeugstr. 50,
6800 Mannheim 71, hergestellt

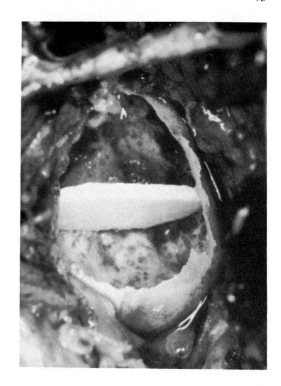

Abb. 1. Operationssitus. Die pneumatischen Hohlräume des Hypotympanon sind vollständig ausgebohrt. Eine 2 mm starke, poröse
TCP-Platte ist horizontal in die
leere Knochenschale eingepaßt

Nach 18 Monaten zeigte sich im Bereich der Keramikplatte nur noch wenig Bindegewebe. Die Keramikplatte war an mehreren Stellen aufgelöst und knöchern ersetzt.
Die Makroporen der Platte waren größtenteils mit neugebildetem Knochen ausgefüllt.

Zur Erprobung der porösen TCP-Keramik in der rekonstruktiven Mittelohrchirurgie
ließen wir uns 2 verschieden große, 2 mm starke Kegelstumpfsegmente aus dieser
Keramik herstellen. Mit diesen Implantaten haben wir die laterale Attikwand 27mal
teilweise und 1mal vollständig rekonstruiert. Die hintere Gehörgangswand wurde 1mal
wieder aufgebaut.

Das Operationsphoto (Abb. 3) eines rechten Ohres zeigt ein zurechtgeschliffenes
und eingepaßtes Kegelstumpfsegment, welches die teilweise entfernte laterale Attikwand ersetzt. Überdies ist ein eingestellter „Porp" aus Aluminiumoxidkeramik zu
erkennen.

Nachoperationen aus unterschiedlichen Gründen versetzten uns in die Lage, 8 Implantate wieder zu gewinnen und histologisch aufzuarbeiten. Die Keramikimplantate
lagen zwischen 9 und 19 Monaten in situ. Die Präparate wurden formalinfixiert und
konventionell entkalkt. Die Färbung der 4 μm starken, paraffineingebetteten Schnitt-
präparate erfolgte mit HE, EvG und Masson Trichrom.

Bei den Nachoperationen war der Implantatbereich bis auf zwei Ausnahmen entzündungsfrei. Makroskopisch waren an den entfernten Keramikimplantaten auch nach
19 Monaten keine sicheren Resorptionszeichen zu erkennen. Andererseits fanden sich
mikroskopisch Hinweise auf eine sehr langsame Resorption dieser TCP-Keramik.

74

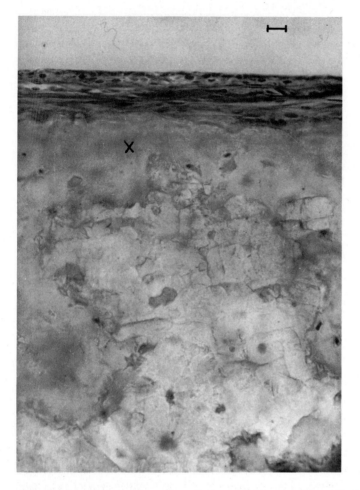

Abb. 2. Ausschnitt der paukenwärtigen Fläche der Keramikplatte eines Tieres mit 6monatiger Überlebenszeit. Die neugebildete Knochenschicht (**x**) zwischen Paukenschleimhaut (*oben*) und Keramik (*unten*) liegt der Keramik ohne bindegewebige Zwischenschicht direkt an. Formalinfixiert, Methylmetacrylat, Dünnschliff ca. 200 μm, Paragon-F, − − − 20 μm

Über die Hälfte der Keramikimplantate waren mit dem knöchernen Implantatlager teilweise knöchern fixiert. Die restlichen Implantate waren nur bindegewebig angeschlossen. In dem Bindegewebe, welches der Keramik direkt anlag, fand sich keine nennenswerte rundzellige Infiltration. Der Grenzbereich zwischen Keramik und knöcherner lateraler Attikwand ist in Abb. 4 wiedergegeben. In diesem Fall schließt neugebildeter Knochen direkt an die Keramik an, die durch den Entkalkungsprozeß herausgelöst wurde. Anstelle der Keramik erkennt man ein Netzwerk aus Plasma, welches den Mikroporen des Implantates entspricht.

Von der lateralen Attikwand wuchsen bei einigen Implantaten in geringem Umfang Knochenbälkchen in die Makroporen der Keramik. Bei zwei Präparaten fanden sich zarte

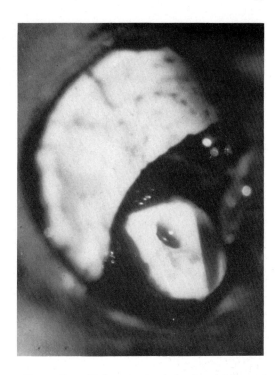

Abb. 3. Operationssitus eines rechten Ohres. Zum Teilersatz der lateralen Attikwand ist ein kleines Kegelstumpfsegment aus TCP-Keramik zurechtgeschliffen und eingepaßt. Zur Rekonstruktion der Gehörknöchelchenkette ist ein „Porp" aus Aluminiumoxid-keramik eingestellt

Knochenbälkchen auch auf der gehörgangsseitigen Fläche des Keramikimplantates unter der Gehörgangshaut. War der Attik zum Zeitpunkt der Nachoperation lufthaltig und mit Schleimhaut ausgekleidet, so war direkt über die paukenwärtige Fläche der Keramik zarte Paukenschleimhaut gewachsen.

Die histologischen Ergebnisse, sowohl vom Hypotympanon des Hausschweines als auch vom Mittelohr des Menschen machen deutlich, daß die von uns verwandte poröse, resorbierbare TCP-Keramik äußerst biokompatibel ist. Im Hypotympanon kommt es zu einem knöchernen Verbund zwischen der Keramikplatte und der Knochenschale. Die Flächen der Platte werden von Knochen überwachsen und die Makroporen von Knochen ausgefüllt. Die TCP-Keramik wird langsam aufgelöst und knöchern ersetzt (Zöllner et al. 1983).

An den TCP-Implantaten, die als Teilersatz der lateralen Attikwand gedient hatten, lassen sich in deutlich geringerem Ausmaß auch ein neues Knochenwachstum sowie ein Einwachsen von Knochen in die Makroporen erkennen. Eine Resorption der TCP-Keramik sowie ein knöcherner Umbau derselben sind nur andeutungsweise vorhanden.

Vergleicht man die tierexperimentellen Ergebnisse mit denen bei der Mittelohr-chirurgie, so ergibt sich qualitativ ein fast identisches Bild; quantitativ besteht aller-dings ein beträchtlicher Unterschied. Hieraus folgt, daß die osteogene Potenz des

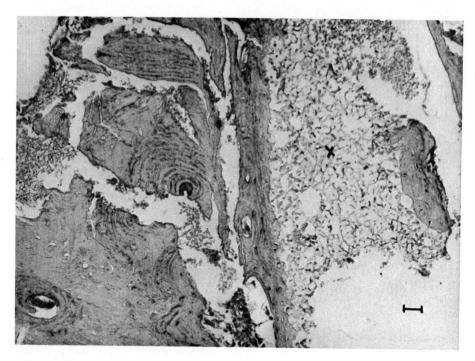

Abb. 4. Ausschnitt des Grenzbereichs zwischen TCP-Keramik und knöcherner lateraler Attikwand. Die TCP-Keramik ist durch den Entkalkungsprozeß herausgelöst, an ihrer Stelle erkennt man ein Netzwerk aus Plasma (x). Neugebildeter Knochen schließt direkt an die Keramik an. Verweildauer des Implantats im Mittelohr: 12 Monate. Formalin-fixiert, entkalkt, Paraffin, Masson Trichrom, — — — 60 µm

knöchernen Implantatlagers für das Knochenwachstum an der Keramik sowie für die knöcherne Umwandlung derselben verantwortlich sein dürfte. Somit stellt die osteogene Potenz des knöchernen Implantatlagers den limitierenden Faktor für die Anwendung der TCP-Implantate in der rekonstruktiven Mittelohrchirurgie dar.

Literatur

Bhaskar NS, Brady JM, Getter L, Frower MF, Driskell T (1971) Biodegradable ceramic implants in bone. Electron and light microscopy analysis. Oral Surg 32:336–346
De Groot K (1980) Bioceramics consisting of calcium phosphate salts. Biomaterials 1: 47–50
Köster K, Karbe E, Kramer H, Heide H, König R (1976) Experimenteller Knochenersatz durch resorbierbare Kalziumphosphat-Keramik. Langenbecks Arch Chir 341: 77–86
Zöllner C, Strutz J, Beck C, Büsing CM, Jahnke K, Heimke G (1983) Verödung des Warzenfortsatzes mit poröser Trikalziumphosphat-Keramik. Ergebnisse 12 und 18 Monate nach Keramik-Implantation in das Hypotympanon des Hausschweines. Laryngol Rhinol Otol (Stuttg) 62:106–111

II. Implantate aus Kohlenstoff

Kohlenstoff in der Medizintechnik

W. Hüttner

Schunk & Ebe GmbH, Postfach 6420, D-6300 Gießen

Einleitung

Die Entwicklung von Biomaterialien nahm zusammen mit der allgemeinen Werkstoffentwicklung einen rasanten Aufschwung. Neben leistungsfähigeren Metallegierungen und neuen Polymeren eroberte sich v.a. Keramik einen festen Platz in der Gruppe der Biomaterialien. Hier sind zu nennen Al_2O_3, Apatite, Kalziumphosphate, keramisierte Gläser und als Sonderkeramik Kohlenstoff.

Kohlenstoff ist allgemein in den Modifikationen Diamant und Graphit bekannt. Die als Biowerkstoff eingesetzten Kohlenstoffe leiten sich prinzipiell von der Graphitstruktur ab, wobei jedoch zur Erzielung spezieller physikalischer Eigenschaften die Kristallstruktur mehr oder minder in definierter Art gestört wird. Dies ist möglich durch Verwendung und Kombination spezieller Rohstoffe, Wahl der Prozeßparameter und Art der Nachbehandlung. Festigkeit und Elastizität sind so in weiten Bereichen variierbar, aber auch die thermophysikalischen und tribologischen Eigenschaften.

Kohlenstofftypen

Die als Biowerkstoff bekannten Kohlenstofftypen sowie deren Anwendungsgebiete sind in Tabelle 1 zusammengefaßt. Die unterschiedlichen Kohlenstoffarten können grob durch ihren makroskopischen Aufbau charakterisiert werden. Pyrokohlenstoff, Glaskohlenstoff und Kohlenstoffasern sind monolytische Kohlenstoffe, da sie aus einem einzigen organischen Ausgangsmaterial durch eine thermische Zersetzung in Kohlenstoff umgewandelt werden. Isotrope Feinkornkohlenstofftypen, siliciumcarbidlegierte Kohlenstoffe (C/SiC) und kohlenstoffaserverstärkte Kohlenstoffe (CFC) können in die Gruppe der heterogenen Materialien eingereiht werden. Hier verwendet man zur Herstellung eine Mischung von Kohlenstoffpartikeln, gebunden in einer organischen Matrix, die anschließend durch eine kontrollierte thermische Zersetzung in Kohlenstoff umgewandelt wird. Bei CFC handelt es sich um Faserverbundwerkstoffe, bei welchen anstatt Kohlenstoffpartikel Kohlenstoffasern in einer Kohlenstoffmatrix eingelagert sind.

Biomaterialien und Nahtmaterial
Herausgegeben von H. M. Rettig
© Springer-Verlag Berlin·Heidelberg 1984

Tabelle 1. Kohlenstoffarten

CVD-C (Pyrokohlenstoff, LTI, Si-LTI, Pyrolyte)	Herzklappen, Zahnimplantate, perkutane und transkutane Anwendungen
Glaskohlenstoff	perkutane und transkutane, Anwendungen, Elektroden, Herzschrittmacher
C-Fasern (Taue, Gewebe)	Band- und Sehnenersatz
C/SiC (Kohlenstoff/Siliciumcarbid)	Gleitkomponenten Hüftgelenk
CFC (Kohlenstoffaserverstärkter Kohlenstoff)	Hüftgelenkschaft, Knochenplatten, Zahnsockel, HNO
CFK (Kohlenstoffaserverstärkte Polymere, Epoxid, Triazin, Polysulfon)	Hüftgelenkschaft, Knochenplatten, Zahnsockel, HNO

Eine Zwitterstellung nehmen kohlenstoffaserverstärkte Polymere (CFK) ein. Die Kohlenstoffasern sind in diesen Fällen in einer organischen Matrix gebunden. Da die Matrix nicht thermisch zersetzt wird, handelt es sich um Kohlenstoff-Polymer-Hybridwerkstoffe mit ca. 40 Vol.-% Polymeranteil und 60 Vol.-% Kohlenstoffaseranteil. Bekannte CFK-Systeme sind kohlenstoffaserverstärktes Epoxidharz, Polysulfon und Triazinharz. CFK-Verbundwerkstoffe werden oft den Biomaterialien aus Kohlenstoff zugeordnet. Im eigentlichen Sinne müßten sie jedoch zu den Polymeren gezählt werden, da die Kompatibilität und chemische Alterungsbeständigkeit dieser Werkstoffe hauptsächlich von der Polymermatrix kontrolliert wird.

Alle in Tabelle 1 aufgeführten Kohlenstoffarten, einschließlich der kohlenstoffaserverstärkten Verbundkörper, sind hinsichtlich ihrer Kompatibilität eingehend untersucht. Bei dem als Herzklappen verwendeten Pyrokohlenstoff wurde spezielles Augenmerk auf die Blutverträglichkeit gelegt. Bei den Kohlenstoffasern, welche als Band- und Sehnenersatz eingesetzt werden, gilt das besondere Augenmerk der Größe der Faser-Bruchstücke sowie deren Transportmechanismus innerhalb des Körpers. Ebenfalls gründlich untersucht sind die C/SiC- und CFC-Werkstoffe.

Bei den kohlenstoffaserverstärkten Polymeren ist es hauptsächlich für die thermisch härtbaren Zwei- und Dreikomponenten-Harzsysteme wie Epoxidharz und Triazin notwendig, eventuell toxische Restmonomeranteile restlos zu entfernen. Polysulfon als thermoplastisches Polymer wurde als unverstärktes Harz gründlich untersucht. Bei kohlenstoffaserverstärkten Polysulfoncomposites dauert die Kompatibilitätsuntersuchung noch an.

Pyrokohlenstoff

Am weitesten fortgeschritten in der Entwicklung sind Herzklappen. Sie bestehen aus einem Graphitsubstrat, welches mit Pyrokohlenstoff beschichtet ist. Dem Pyrokohlenstoff sind ca. 10% SiC zulegiert, um Härte, Festigkeit und Abriebbeständigkeit zu erhöhen. Mittlerweile sind über 750 000 Herzklappen implantiert. In klinischer Anwendung sind ebenfalls Zahnsockel, transkutane Elemente sowie Implantate für Gelenke mit niedriger Belastung (Finger, Zehen).

Glaskohlenstoff

Glaskohlenstoff kann nur in bestimmten Maximaldimensionen hergestellt werden. Die Dicke ist auf ca. 3 mm limitiert. Hierdurch ist der Anwendungsbereich eingeschränkt auf kleinere Implantate, die im großen und ganzen den Anwendungsbereich von Pyrokohlenstoff abdecken. Als Herzklappenwerkstoff hat sich Glaskohlenstoff jedoch bis heute nicht durchgesetzt, v.a. da es zu Abriebproblemen mit dem Metallkäfig kommt. Der klinische Einsatz ist derzeit beschränkt auf Zahnsockelimplantate und transkutane Permanentdurchführungen. Weiterhin wird Glaskohlenstoff als Elektrode für Herzschrittmacher verwendet.

Kohlenstoffasern

Kohlenstoffasern sind die kommerziell verfügbaren Kohlenstoffe mit den höchsten Festigkeiten und Steifigkeiten. Der Faserdurchmesser liegt bei 6–8 μm, die Fasertaue haben 3 000, 6 000, 12 000 und mehr Einzelfilamente. Solche Taue werden in geflochtener Form als Band- und Sehnenersatz verwendet. Zum Schutz der scherempfindlichen Faser (geringe Querfestigkeit) werden die Fasern mit einer körperverträglichen Avivage (z.B. Kollagen) versehen. Zahlreiche Untersuchungen belegen die ausgezeichnete Wiederherstellbarkeit der Bewegungsfunktionen.

Siliciumcarbidlegierter Kohlenstoff (C/SiC)

Dieser Werkstoff wurde speziell für die Gleitkomponenten des Hüftgelenkes entwickelt. Der Werkstoff besteht aus einer SiC-Matrix mit einer Raumfüllung von ca. 50 Vol.-% und 50 Vol.-% eingelagertem Graphit. Die Zweiphasigkeit des Werkstoffes bewirkt exzellente Gleiteigenschaften und außerordentlich niedrigen Verschleiß. Hierbei gibt die harte SiC-Phase die erwünschte Festigkeit, die Härte und den Verschleißwiderstand. Der Graphit, industriell bekannt als Feststoffgleitmittel, bewirkt niedrige Reibungskoeffizienten und garantiert Notlaufeigenschaften. Die beste Reibpaarung ist C/SiC gegen C/SiC. Bei Verletzung der Oberfläche kann ein lawinenartiger Verschleiß ausgeschlossen werden. Grund hierfür ist ebenfalls die Zweiphasigkeit des Werkstoffes. Zum einen besteht die harte SiC-Matrix nicht aus Einzelkörnern, sondern aus einem durchgehenden Netz, zum anderen können harte Partikel in die weiche Graphitphase gedrückt werden, so daß eine punktförmige Pressung auf der Oberfläche vermieden wird.

Kohlenstoffaserverstärkter Kohlenstoff

Dieser Werkstoff wurde für den Einsatz als Schaftkomponente entwickelt. Hierbei nutzt man die hohe Festigkeit und Steifigkeit der Kohlenstoffasern durch deren definierte Einbettung in einer Kohlenstoffmatrix für das Bauteil aus. Die Orientierung der Fasern im Bauteil bestimmt die mechanischen Eigenschaften in der jeweiligen Richtung.

Die Ermüdungsfestigkeit von CFC-Schaftprototypen wurde in einem Hüftgelenksimulator getestet. Hierbei wurden die Schäfte in Ergänzung zur normalen Ablage um 10° nach dorsal zusätzlich um 5° nach medial gekippt, so daß hohe Schubkräfte auf dem Schaft lasteten. Die Testergebnisse sind in Tabelle 2 zusammengefaßt. Eine Verformung oder Brüche der geprüften Schäfte wurden selbst bei einer Lastbeaufschlagung von 5,1 ± 4,2 kN nicht beobachtet.

Neben CFC-Schäften werden CFC-Osteosyntheseplatten auf ihre Eignung untersucht. Von der Festigkeit her gibt es sicherlich keine Bedenken, jedoch ist das Einsatzgebiet derartiger Platten eingeschränkt. CFC-Platten können nach der Herstellung nicht mehr plastisch verformt werden, so daß eine Anbiegung an den Knochen oder die Verwendung als Kompressionsplatte ausgeschlossen werden muß.

Kohlenstoffaserverstärkte Polymere

Hauptentwicklungsrichtung dieser kohlenstoffaserverstärkten Verbundkörper sind ebenfalls Hüftgelenksschäfte. Bestimmte Epoxidharze, Triazinharz und Polysulfon sind

Tabelle 2. Ergebnisse von Hüftgelenksimulatorenprüfungen an CFC-Schaftprototypen

1. Statische Belastung bis zum Bruch (n = 10)	24 ± 0,3 kN		
	Last	**Zyklenzahl**	
2. Dynamische Belastung[a] (n = 1)	1,7 ± 1,4 kN	$3 \cdot 10^6$ plus	
	2,2 ± 1,8 kN	$1 \cdot 10^6$ plus	
	2,25 ± 2,1 kN	$1 \cdot 10^6$	kein Versagen und keine
	2,55 ± 1,8 kN	$4 \cdot 10^6$ plus	plastische
	3,4 ± 2,8 kN	$1 \cdot 10^6$ plus	Verformung
	4,24 ± 3,5 kN	$1 \cdot 10^6$ plus	
	5,1 ± 4,2 kN	$1 \cdot 10^6$	

[a] Die Ermüdungsfestigkeitstests wurden im Labor für Biomechanik der Universität München durchgeführt

als Matrix eingesetzt. Auch hier zeigen Ermüdungsprüfungen auf dem Hüftgelenk-simulator, daß derartige Werkstoffe mehr als die erforderlichen Festigkeiten aufweisen. Im Gegensatz zu den reinen Kohlenstoffmaterialien kann man bei den kohlenstoffaser-verstärkten Polymerwerkstoffen jedoch noch keine endgültige Aussage über die Lang-zeiteignung treffen. Nicht auszuschließende chemische Veränderungen der Matrix im Körpermilieu in Verbindung mit Kräften, die auf das Bauteil einwirken, könnten drastisch die Festigkeit reduzieren.

Neben CFK-Hüftgelenksschäften werden CFK-Osteosyntheseplatten auf ihre Eignung getestet. Bei thermisch härtbaren Harzsystemen ergibt sich ein vergleichbares Problem wie bei CFC-Platten, nämlich daß diese Materialien nach der Herstellung nicht mehr verformt werden können. Anders ist die Situation bei thermoplastischen Matrix-systemen wie Polysulfon. In Tierversuchen wurden bereits kohlenstoffaserverstärkte Polysulfonplatten als Kompressionsplatte implantiert. Die Verformung der Osteo-syntheseplatte erfolgte hierbei mit Hilfe einer Wärmequelle direkt bei der Operation.

Zusammenfassung

Die Entwicklung von Biomaterialien aus Kohlenstoff für verschiedene Anwendungs-bereiche zeigt einen stetigen Fortschritt. Die wichtigsten Vertreter der Kohlenstoff-biomaterialien und deren bereits realisierte oder geplante Anwendungsbereiche wurden beschrieben. Richtungsweisend sind in diesem Zusammenhang die pyrokohlenstoff-beschichteten Herzklappen, welche man bereits als Standardwerkstoffe für derartige Anwendungen bezeichnen kann. Ebenfalls auf dem Weg einer breiteren Einführung sind Kohlenstoffasern für Sehnen- und Bandersatz. Bei den Kohlenstoffwerkstoffen für die Anwendung von Totalhüftgelenkendoprothesen und von Osteosyntheseplatten bedarf es sicherlich einer weiteren Bauteiloptimierung und Prüfung vor einem klinischen Einsatz. Die Werkstoffe für solche Anwendungsgebiete können jedoch von der Ent-wicklungsseite her als ausgereift angesehen werden.

Neben den bisher angesprochenen Hauptanwendungsgebieten laufen Untersu-chungen, Kohlenstoffwerkstoffe auch als Zahnimplantate und Implantate im HNO-Bereich einzusetzen. Insgesamt kann nach den bisherigen Erfahrungen festgestellt werden, daß Kohlenstoffe ihren festen Platz in der Familie der Biomaterialien finden werden.

Biologische Wertigkeit von Kohlenstoffen bei Verwendung als Endoprothesenwerkstoff

U. Weber und H. Rettig

Orthopädische Universitätsklinik, Paul-Meimberg-Straße 3, D-6300 Gießen

Körperbeständigkeit und Körperverträglichkeit werden aus biologischer Sicht übereinstimmend und allgemein als die Voraussetzungen angesehen, die ein Werkstoff erfüllen muß, wenn er als Material zur Herstellung von Gelenkendoprothesen verwendet werden soll.

Es kann kein berechtigter Zweifel daran bestehen, daß unter allen derzeit in der Gelenkendoprothetik klinisch und experimentell eingeführten Endoprothesenwerkstoffen Kohlenstoffe hinsichtlich des Parameters Körperbeständigkeit am unproblematischsten erscheinen.

Diesbezügliche Probleme der Metalle, auch hochlegierter Stähle im Körpermilieu sind hinreichend bekannt.

Polymere Kunststoffe, insbesondere hochdichtes Polyäthylen, unterliegen unter chemischen und mechanischen Belastungen im Körper Alterungsvorgängen, die vorwiegend durch Nachkristallisation erklärt werden können.

Hinsichtlich der Körperbeständigkeit der Sintermasse von Aluminiumoxidkeramik besteht derzeit keine übereinstimmende Ansicht.

Reinkohlenstoffe ebenso wie Sliciumcarbid-Kohlenstoffverbundwerkstoffe müssen auch unter Extrembedingungen als absolut körperbeständig angesehen werden.

Hauptproblem im Bereich der sog. Biokompatibilität von Endoprothesenwerkstoffen ist nicht die Erbringung des scheinbaren Nachweises der Körperverträglichkeit in der einen oder anderen Form; Hauptproblem ist vielmehr der Mangel an geeigneten, allgemein anerkannten und eindeutig interpretierbaren Untersuchungsmethoden.

Es ist hinreichend bekannt, daß Implantationsmaterialien im Bereich der Endoprothetik, sofern sie als unlösbar anzusehen sind, im Organismus einerseits als Festkörper, andererseits als Abriebpartikel auftreten können.

Aussagekräftige Untersuchungen an physiologisch belasteten Festkörpern in vivo sind mangels geeigneter Testmethoden z.Z. generell nicht möglich. Die Überprüfung der Biokompatibilität der Verankerungsteile von Endoprothesen erfolgt daher z.Z. nahezu ausschließlich an Ersatzmodellen.

Die Implantation von Festkörpern in Weichgewebe ist zwar in der Gelenkendoprothetik grundsätzlich nicht vorgesehen, sie stellt aber ein relativ einfaches tierexperimentelles, reprodzierbares Modell dar, mit dem wesentliche Teilaspekte sog. biologischer Kompatibilität von Festkörpern überprüft werden können.

Es ist bekannt, daß sich um sog. inerte Festkörper bei Implantation in Weichgewebe eine Kapsel ausbildet, die morphologisch außerordentliche Ähnlichkeit mit einer Neosynovia nach Synovektomie besitzt.

Die morphologische Analyse derartiger Neokapseln nach Implantation unterschiedlicher Festkörper läßt im Vergleich verschiedener Werkstoffe erkennen, daß material-

Biomaterialien und Nahtmaterial
Herausgegeben von H. M. Rettig
© Springer-Verlag Berlin·Heidelberg 1984

spezifische Unterschiede hinsichtlich der Kapseldicke nachweisbar sind. Wenn man die Masse neugebildeten Gewebes als Maß für die Biokompatibilität eines Fremdkörpers ansieht, dann müssen die dargestellten Ergebnisse als Ausdruck einer besseren Verträglichkeit, beispielsweise von Kohlenstoffen gegenüber polymeren Kunststoffen, gelten. Wie stark allerdings rein morphologisch-histologische Untersuchungen zu relativieren sind, mag folgendes Beispiel verdeutlichen: Bei geeigneter tierexperimenteller Versuchsanordnung wird in der Umgebung solider Festkörper jedweden Materials praktisch zu 100% ein Weichteilsarkom — Fibrosarkom oder malignes fibröses Histiozytom — nachweisbar. Derartige Sarkome entstehen etwa 12—24 Monate nach Implantation im direkten Anschluß an eine sog. Ruhephase der Kapsel, d.h. aus einem Zeitraum heraus, in dem das morphologische Bild um das Implantat absolut unverändert ist.

Noch unübersichtlicher wird das Bild bei der Beurteilung der Biokompatibilität von Abriebpartikeln.

Zellkulturuntersuchungen sind nur dann aussagefähig, wenn Partikel in phagozytosefähiger Größe — wie bei Keramiken und Kohlenstoffen — vorliegen. Ein Vergleich mit größeren Abriebpartikeln, die z.B. bei Verwendung polymerer Kunststoffe entstehen, erscheint nicht möglich. Die histologische Reaktion nach Implantation pulverförmiger Implantate bereitet sowohl in der qualitativen wie in der quantitativen Auswertung große Schwierigkeiten, wenn auch der qualitative Vergleich hinsichtlich definierter Zellarten gewisse Hinweise zu geben vermag.

Aufgrund experimenteller Untersuchungen muß die Körperverträglichkeit verschiedener als Biomaterialien in der Gelenkendoprothetik vorgesehener Kohlenstoffe hoch eingeschätzt werden. Angesichts der aufgezeigten Schwierigkeiten gilt allerdings für Kohlenstoffe das, was für andere Werkstoffe in den letzten Jahren auch schon festgestellt worden ist — nämlich, daß trotz aller Testverfahren derzeit die Entscheidung darüber, ob ein Werkstoff als Implantatmaterial geeignet ist, erst dann fällt, wenn er sich ausreichend lange im klinischen Einsatz befindet.

Utilisation des Fibres de Carbon pour Remplacer les Ligaments Croises: Etude Esperimentales Chez le Mouton

(Bandersatz aus Kohlefasern, experimentelle Untersuchungen am Hammel)

M. Bercovy, B. Goutalier et J. Debeyre

Rue de Milau 1, F-75009 Paris

Le reconstruction du pivot central du genou dont le rôle semble indispensable dans un genou jeune et sportif, est difficile. Dans les lésions récentes, la dilacération et l'étirement du ligament rendent sa suture aléatoire, surtout dans les lésions du tiers moyen. Dans les lésions anciennes, seuls les transplants sont possibles, mais leur hypovascularisation ne laisse souvent persister qu'un reliquat fibreux dont les propriétés méchaniques sont insuffisantes. Aussi nous nous sommes orientés vers les prothèses ligamentaires. Dans ce domaine, deux conceptions s'opposent: les prothèses ligamentaires non réhabilitables et les prothèses ligamentaires réhabilitables sont constituées par des assemblages de biomatériaux (silicons, polyéthylène, nylon, dacron). Un tissu biologique peut apparaitre à leur contact et les ancapsular, mais il n'a aucun rôle mecanique. Ces prothèses doivent donc posséder des l'implantation les propriétés visco-élastiques du ligament normal et les conserver après les dizaines de millions de cycles que représentent des années d'utilisation. Ces impératifs sont difficiles à obtenir avec les matériaux biocompatibles dont nous disposons actuellement. Les prothèses rehabilitables sont constituées par des tresses ou des torsades de fibres. Les biomatériaux utilisables sont le carbone, le titane, l'acier, les polyesters. Après l'implantation, ces prothèses sont envahies par un granulome à corps étranges. Secondairemant ce granulome s'organise et il apparait un tissu conjonctif vascularisé dans les fibres de collagène s'orientent selon l'axe des fibres de la prothèse et des contraintes en traction que celle-ci subit. Ainsi se trouve réalisé un néo-ligament dans lequel sont intriquées les fibres synthétiques et les fibres collagène du receveur.

A la suite des travaux expérimentaux évoqués par Jenkins et par les équipes allemandes de Ulm (et de Hamburg), nous nous sommes orientés en 1978 vers les prothèses réhabilitables en fibres de Carbone.

De ces résultats expérimentaux nous avons déduit le possibilité de reconstruire un pivot central à l'aide d'un fiasceau de fibres de Carbone. Le néo-ligament obtenu n'a pas, et le loin, la structure histologique et les propriétés mécaniques d'un ligament normal, mais il possède une structure collagène dense et orientée ainsi qu'une résistance proche du ligament normal. Certaines modifications ont été nécessaires pour pallier aux principaux defauts de la prothèse en Carbone. Ces défauts sont au nombre de 3.

1. Risque de fragmentation et de préparation des fibres de Carbone pendant l'intervention et la période post-opératoire immédiate.

Biomaterialien und Nahtmaterial
Herausgegeben von H. M. Rettig

2. Faible densité du collagène lorsque des fibres de Carbone sont rapprochées. Densité plus importante lorsque les fibres sont espacées.
3. Faible réponse élastique du néo-ligament par rapport à un ligament normal.

Nous avons apportés les modifications suivantes:

1. Le filament de Carbone de base est recouvert d'une fine pellicule de polymer rapidement résorbable (AC lactique/glycollique).
2. Les fibres de Carbone sont tressées avec des fibres d'un copolymer d'Acide lactique-glycollique à résorption rapide ce qui augmente l'espace réhabitable du ligament.
3. Le ligament est recouvert par une tresse résorbable rapide (copolymer AC lactique glycollique) destinées à le protéger pendant le passage des canaux osseux. Les propriétés mécaniques de ce ligament ne sont pas modifiées par rapport à celles du ligament originel.

Implantation du Carbone Chez L'Homme

Bases Cliniques

Dans les ruptures fraiches de L.C.A. traité par B.W. et réopéré pour ablation des B.W. et examen macroscopique, nous avons constaté que les ruptures nettes et intermédiaires donnent 84% et 92% de cicatrisation, et respectivement 44% et 50% de L.C.A. considérés macroscopiquement normaux, alors que les ligaments dilacérés (dilaceration intra-ligamentaires) ne donnent que 41% de cicatrisation et 25% de L.C.A. dits normaux ($p < 0,01$). Nous en avons déduit que les ligaments dilacérés ne comportent pas une chance raisonnable de cicatrisation d'un tissu fonctionellement valable.

Dans cette indication nous avons choisi d'armer ligament dilacéré d'un implant en Carbone.

Dans les instabilites chroniques, nous poursuivons une étude prospective. Après avoir réalisé une série de 50 ligamentoplasties associant T.T.A./*Slocum*/Fascia sans reconstruire le pivot central, nous cherchons à comparer les résultats de cette intervention à une autre associant *Slocum,* plastie du fascia-lata et reconstruction du pivot central par prothèse en Carbone.

Enfin reconstruction de la coiffe des rotateurs de l'epaule.

Experimentation et Resultats Immediats

15 malades ont été opérés en 1983. Ce sont tous des hommes d'âge moyen 27 ans (22 a 48), tous sportifs licenciés mais non de compétition. Il y a eu:
— 11 instabilités chroniques antérieures ou antéro-postérieures;
— 4 entorses graves avec L.C.A. dilacéré (durant la même période, 23 ligaments croisés ont été suturés par Barb-wire).

Dans presque tous les cas (13/15), la prothèse a peut être enveloppées par la synoviale la graisse, ou les restants de ligament croisé.

Dans tous les cas on constante l'absence totale de dépots de Carbone en fin d'intervention.

Les suites opératoires sont marquées par:
— une douleur plus importante que dans l'intervention équivalente sans Carbon 8/15
— des adénopathies inguinales indolores retrouvées dans tous les cas, persistant entre 3 et 4 mois
— une élévation thermique équivalente à celle de la ligamentoplastie sans Carbone

Nous avons cependant observe 4 complications inflammatoires serieuses ayant necessite une reintervention:
— 2 fois il s'agissait d'hématomes sur des genoux multiopérés et multiarthrographiés. Nous les considérons comme des sepsis mérités. Le terrain et notre inexpérience y youaient un rôle prépondérant
— 2 fois un hématome s'est produit au 45ème jour sur l'une des zones d'ancrage de la prothèse. L'hématome s'est fistulisé et il y a eu issue de fils de vicryl.

Tierexperimentelle histopathologische Untersuchungen zur Gewebeverträglichkeit von Kohlenstoffasern mit Polymilchsäurebeschichtung

J. Heisel, M. Grabowski und H. Mittelmeier

Orthopädische Universitätsklinik, D-6650 Homburg/Saar

Vorbemerkungen

Die Verwendungsmöglichkeiten der Kohlefaser als implantierbares Biomaterial ist seit den 70er Jahren bekannt. Im Vordergrund steht hier die Verstärkung bzw. der Ersatz von Sehnen- und Bandstrukturen sowie die Konsolidierung von Verbundwerkstoffen.

Im Rahmen umfangreicher tierexperimenteller Studien (Jenkins et al. 1977; Forster et al. 1978; Tayton et al. 1982; u.v.a.) wurde die gute Verträglichkeit der Kohlefaser gesichert. Gleichzeitig konnte nachgewiesen werden, daß die Faser selbst bei temporärer Schienung und Platzhalterfunktion einen induktiven Effekt zur Bildung fibrös-sehniger Ersatzgewebe ausübt.

Wesentliche Fremdkörperreaktionen wurden nicht festgestellt. In Langzeitversuchen konnte eine Kanzerogenität ausgeschlossen werden.

Kramer u. King (1983) u.a. bestätigten diese Ergebnisse auch im Bereich der Humanmedizin.

Der Nachteil der hochreißfesten Kohlefaser liegt in ihrer ungenügenden Biegefestigkeit. Bei ihrer spröden Strukturierung mit Tendenz zum Bruch läßt sie sich sehr schlecht spinnen und neigt zum Aufsplittern, was ihre klinische Verwendbarkeit teilweise begrenzt. Zur Verbesserung der mechanischen Eigenschaften, v.a. zur Verhinde-

Biomaterialien und Nahtmaterial
Herausgegeben von H. M. Rettig
© Springer-Verlag Berlin·Heidelberg 1984

rung einer frühzeitigen Aufsplitterung bzw. eines Faserbruches wurden von Alexander et al. (1979) parallel gerichtete Kohlefasern eingeführt, bei denen der Zusammenhalt durch eine Polymilchsäure (PLA)-Beschichtung gewährleistet wurde. Diese Mantelsubstanz wird schichtweise abgebaut, so daß nach einiger Zeit die Kohlefaserfäden alleine als Dauerimplantat verbleiben. Alexander et al. (1979) konnten hier im Tierexperiment keinerlei Fremdkörperreaktion nachweisen, Aragona et al. (1981) sprachen nach Versuchen an 23 Kaninchen von einer „minimalen Gewebeantwort".

Methodik

Zur Überprüfung der biologischen Verträglichkeit der mit Polymilchsäure ummantelten Kohlefaser (Hexcil; Dublin, California) wurden zunächst bei 20 Ratten intraperitoneale Injektionen von Kurzfasersuspensionen (Faserlänge 10–100 μm) vorgenommen. Bei weiteren 10 Versuchstieren wurden Nahtdurchflechtungen der Achillessehne im Sinne von Achterwindungen durchgeführt, ohne daß hierbei die Sehne durchtrennt wurde.

In zuvor festgelegten Zeitabständen von 2, 5, 8, 11 und 40 Wochen erfolgte die feingewebliche Untersuchung (Paraffinschnitte) der inneren Organe (Leber, Milz, Lunge, Peritoneum, peritoneale Lymphknoten) sowie der Achillessehne (mit regionärem Kniekehlenlymphknoten).

Ergebnisse

Makroskopisch ließ sich im Bereich der inneren Organe keine wesentliche Auffälligkeit erheben. Histologisch war die Reaktion sehr spärlich, doppeltbrechende Substanzen oder Granulombildungen wurden nicht nachgewiesen. Teilweise fanden sich geringfügige Kapselfibrosen der Milz ohne auffällige Makrophagenaktivität (Abb. 1). Speicherphänomene konnten nicht gesichtet werden.

Histologisch zeigte sich im Bereich der Achillessehne eine ganz massive Granulombildung, die v.a. in den Randabschnitten der Sehne und im anliegenden Sehnengleitgewebe ausgebildet war (Abb. 2). Innerhalb dieser Fremdkörpergranulome fanden sich fragmentierte, schmale Fasern mit starker Lichtbrechung (keine Doppeltbrechung!). Um die Fasern selbst ließen sich doppeltbrechende Substanzen etwa gleichen Kalibers erkennen (Abb. 3). In unmittelbarer Nähe des Fasermaterials lagen die Makrophagen sehr dicht, während in den übrigen Abschnitten die Zellverteilung etwas lockerer imponierte. Gleichzeitig bestanden innerhalb der Sehne Abschnitte mit deutlicher Fibroblastaktivierung und entsprechend höherer Zelldichte (Abb. 4).

Das Ausmaß der durch die Implantation von Kohlefasern mit Polymilchsäurebeschichtung im Bereich der Achillessehne induzierten Veränderungen war bis zum Abschluß unserer tierexperimentellen Versuchsreihe unverändert stark ausgeprägt. So fanden sich nach 8 und 11 Wochen teilweise chondroide Metaplasien der Sehnenstrukturen. Die Anteile an nachweisbaren doppeltlichtbrechenden Substanzen nahm im Versuchsverlauf schrittweise ab. Speichervorgänge im Bereich der Kniekehlenlymphknoten waren zu keinem Zeitpunkt nachweisbar.

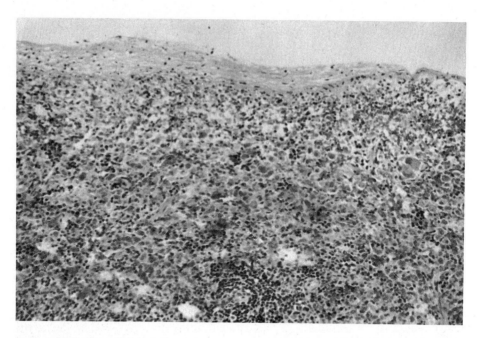

Abb. 1. Feingeweblicher Befund der Milz (Kaltlichtquelle; 5 Wochen nach intraperitonealer Applikation der Fasersuspension). Mäßiggradig ausgeprägte fibröse Verdickung der Milzkapsel. Eine Aktivierung oder Vermehrung ortsständiger Fibrozyten ist nicht nachweisbar, Kohlefasern selbst sind nicht zu erkennen (Vergr. 10 : 1)

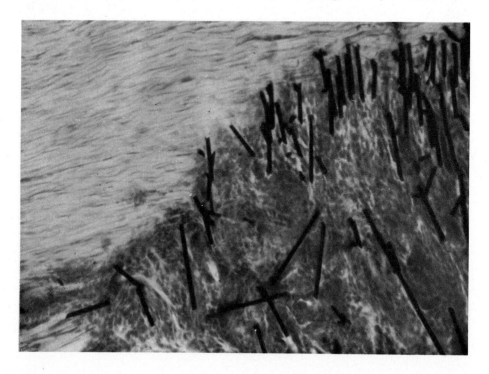

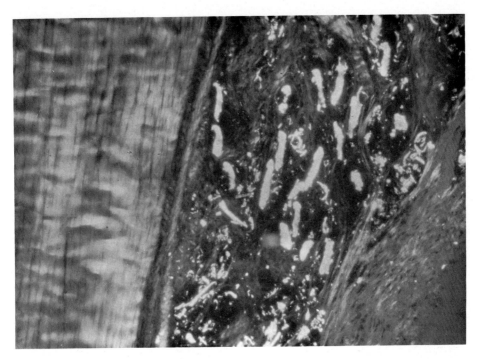

Abb. 3. Histologischer Befund der Achillessehne (Polarisiertes Licht; 11 Wochen nach Durchflechtung der Sehne mit Kohlefasern). Im Bereich des Fremdkörpergranuloms lassen sich neben den Kohlefasern doppeltlichtbrechende Substanzen nachweisen. Die kollagenen Strukturen der übrigen Sehne sind geordnet und unauffällig. (Vergr. 6 : 1)

Diskussion

Bei den im Rahmen unserer tierexperimentell-histopathologischen Studie vorgefundenen Gewebsveränderungen handelt es sich um eine ausgeprägte Fremdkörperreaktion. Die deutliche Granulombildung mit Makrophagenreaktion sowie nicht unerheblicher Fibroblastenaktivierung läßt sich durch das Operationstrauma alleine nicht erklären. Auffallend war, daß sich in der Nähe der Fasern im frühen und mittleren Versuchsstadium doppeltlichtbrechende Substanzen nachweisen ließen, welche später nur noch in vermindertem Umfang bestanden. Offensichtlich ist dieses Phänomen auf die Beschichtung mit Polymilchsäure zurückzuführen, die mit zunehmender Implantationsdauer der Faser schrittweise resorbiert wurde.

Es muß davon ausgegangen werden, daß bei gesicherter guter biologischer Verträglichkeit der Kohlefaser die hier vorgefundene Fremdkörperreaktion ganz überwiegend

Abb. 2. Feingeweblicher Befund der Achillessehne (Kaltlichtquelle; 11 Wochen nach Durchflechtung der Sehne mit der Kohlefaser). Ausgeprägte Fremdkörpergranulombildung mit Histiozyten- und Makrophagenreaktion um die einliegenden, stark lichtbrechenden Kohlefasern. Das übrige Sehnengewebe ist unauffällig. (Vergr. 10 : 1)

90

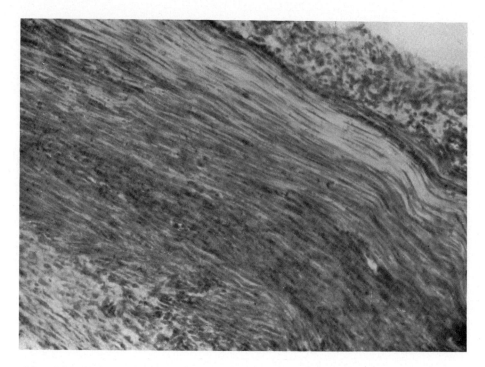

Abb. 4. Histologischer Befund der Achillessehne (Kaltlichtquelle; 2 Wochen nach Durchflechtung der Achillessehne mit Kohlefasern). Ausgeprägte Aktivierung von Fibroblasten im Bereich des Sehnengewebes. (Vergr. 10:1)

auf die Polymilchsäureummantelung zurückzuführen und von der Menge des implantierten Materials abhängig ist. Unsere Ergebnisse stehen in deutlicher Diskrepanz zu den tierexperimentellen Untersuchungen von Alexander et al. (1979) und Aragona et al. (1981).

Trotz verbesserter mechanischer Eigenschaften raten wir im Hinblick auf die biologische Verwendung dieser neuen, mit Polymilchsäure beschichteten Kohlefaser im Rahmen der Humanmedizin zur Zurückhaltung.

Literatur

Alexander H, Weiss AB, Parsons JR, Strauchler ID, Gona O (1979) Ligament and tendon replacement with absorbable polymerfilamentous carbon tissue scaffolds. Trans Orthop Res Soc 4:27

Aragona J, Parsons JR, Alexander H, Weiss AB (1981) Soft tissue attachment of a filamentous carbon-absorbable polymer tendon and ligament replacement. Clin Orthop 180:268

Forster IW, Ralis ZA, McKibbin B, Jenkins DHR (1978) Biologic reaction to carbon fibre implants. Clin Orthop 131:299

Jenkins DHR, Forster IW, McKibbin B, Ralis ZA (1977) Induction of tendon and ligament formation by carbon implants. J Bone Joint Surg (Br) 59:53

Kramer B, King RE (1983) The histological appearance of carbon fibre implants and neo-ligament in man. S Afr Med J 63:113

Tayton K, Philipps G, Ralis ZA (1982) Long-term effects of carbon fibre on soft tissues. J Bone Joint Surg (Br) 64:112

Kohlenfaserverstärkte Triazinharzprothesen

J. Harms und M. Stockmann

Rehabilitationskrankenhaus, D-7516 Karlsbad-Langensteinbach

Bei der Implantation der zementlosen Prothesen hat sich die von Mittelmeier entwickelte konische Schraubpfanne bewährt. Bei sachgemäßer Implantationstechnik liegt die Auslockerungsrate unter 0,5%. Ebenfalls kann bei richtiger Implantationstechnik mit an Sicherheit grenzender Wahrscheinlichkeit ein Pfannenbruch vermieden werden. Da die Implantationstechnik jedoch menschlichen Fehlern unterworfen ist, bemühen wir uns um einen Werkstoff, der bei gleich guten Eigenschaften wie die Al_2O_3-Keramik eine größere Toleranz gegenüber Implantationsfehlern aufweist.

Unsere Forderungen an einen neuen Werkstoff sind:

1. Festigkeit und Reibeigenschaften müssen der Al_2O_3-Keramik vergleichbar sein.
2. Die Elastizität des Werkstoffes soll dem Knochen angenähert sein, und
3. der Werkstoff muß eine gute Biokompatibilität aufweisen.

Wir hatten in den vergangenen 2 Jahren die Möglichkeit, das von Bosch entwickelte C-faserverstärkte Triazinharz zu testen.

Bei gleicher Biegefestigkeit wie bei metallischen Werkstoffen kann in Abhängigkeit von Faserlänge und Faserrichtung ein E-Modul zwischen 100 000 und 20 000 N/mm erreicht werden. Wir kommen somit in einen E-Modul-Bereich, der dem Knochen ähnelt.

Aus Simulatorversuchen kann angenommen werden, daß der Abrieb pro Jahr bei C-faserverstärkten Triazinharzpfannen zwischen 3 und 4 μ liegt, bei Polyäthylenpfannen kann ein Abrieb von 16–20 μ pro Jahr angenommen werden.

Aus Vorversuchen ist eine gute Gewebsverträglichkeit des Triazinharzes bekannt, insbesondere schien die Osteokompatibilität gegenüber vergleichbaren Probekörpern aus Polyäthylen besser.

Biomaterialien und Nahtmaterial
Herausgegeben von H. M. Rettig
© Springer-Verlag Berlin·Heidelberg 1984

Eigene Versuche

Vor 2 Jahren implantierten wir die ersten Prothesen bei Hunden. Dabei wird die Pfanne als verkleinerte konische Schraubpfanne nach Mittelmeier geformt. Sie wird nach Ausarbeitung des Acetabulums und Einschneiden eines Gewindes kippstabil in das Becken eingedreht. Der gegen die Pfanne artikulierende Hüftkopf besteht aus Aluminiumoxidkeramik der Firma Feldmühle, der durch konische Klemmung auf einem Metallstiel befestigt ist.

Ergebnisse

Im Röntgenbild zeigt sich eine gute Adaptation des Knochens an die Prothese, Saumbildungen sind nicht zu erkennen (Abb. 1).

Bei der Sektion findet sich die Pfanne stabil, ein Pumpphänomen war nicht zu erkennen.

In Sägeschnitten läßt sich der genaue Abdruck der Pfannenkonturen im *knöchernen Implantatlager* nachweisen.

Daß es sich hierbei um Knochen handelt, zeigen die histologischen Übersichtsaufnahmen: Nach 18 Monaten ist eine sehr gute Adaptation des lamellären Knochens an die Pfanne zu erkennen. Die Annäherung des Knochens an die Pfanne ist unterschiedlich stark ausgeprägt:

An der zugbelasteten kaudalen Verankerungsstelle ist ein mehr oder weniger breiter Bindegewebssaum zwischen Knochen und Implantatkörper zu erkennen.

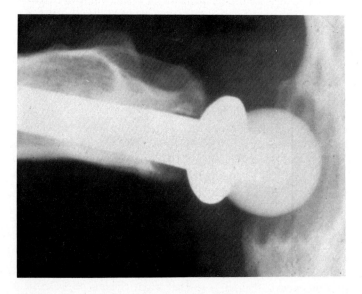

Abb. 1. Röntgenbild 1 Jahr nach Implantation: Gute Adaptation des Knochens an die Pfanne

Dahingegen findet sich im kranialen Bereich ein sehr inniger Kontakt des lamellären Knochens bis nahe an den Prothesenkörper. Die innere Kortikalis um das Schraubgewinde der Pfanne zeigt eine ideale Abstützung an der äußeren Kortikalis des Beckens (Abb. 2).

Vergrößerungsaufnahmen dieser Knochenzapfen bestätigen den sehr innigen Kontakt zu dem Prothesenkörper, wobei stellenweise eine direkte Anlagerung des Knochens an die Prothese zu vermuten ist. Aufgrund früherer Untersuchungen mit anderen Implantatkörpern glauben wir dennoch, daß auch an dieser sehr innigen Kontaktstelle eine ein- bis zweischichtige Zellage dazwischengeschaltet ist (Abb. 3).

Kapselregenerat

Die Kapselregenerate zeigen einen regelrechten Aufbau mit einer synoviaähnlichen Auskleidung, Granulombildung oder andere gewebetoxische Reaktionen sind bisher nicht gefunden worden.

In den Kapselregeneraten können Ablagerungen aus unterschiedlich großen Abriebpartikeln nachgewiesen werden: Die Abriebpartikel bestehen aus Kohlefaserstücken, reinen Kunststoffteilchen oder aus dem Verbundwerkstoff.

Kleine Partikel sind innerhalb von Makrophagen gespeichert, insgesamt steht die Makrophagenreaktion im Vordergrund.

Bei größeren Abriebpartikeln kommt es zur Ausbildung von Fremdkörperriesenzellen (Abb. 4).

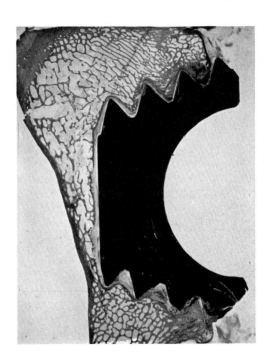

Abb. 2. Übersichtsbild, 1 Jahr nach Pfannenimplantation

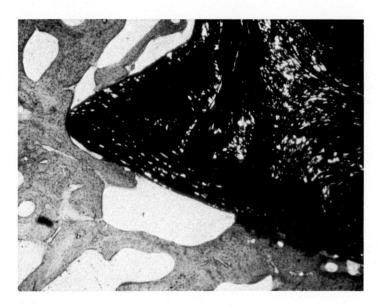

Abb. 3. Vergrößerungsaufnahme des gleichen Präparates: Sehr enger Kontakt von Knochen und Pfanne

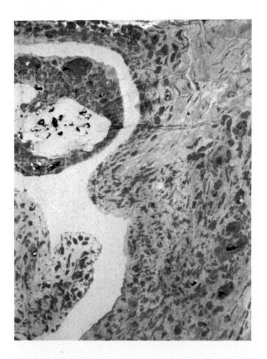

Abb. 4. Kapselregenerat 1 Jahr nach Implantation

Lymphknoten

In paraaortalen Lymphknoten sind vereinzelt Partikel nachzuweisen. Diese liegen reaktionslos innerhalb der Lymphknoten. Die kleinen Partikel sind innerhalb von Makrophagen gespeichert, wobei aufgrund der histologischen Untersuchungen eine Unterscheidung in Keramikpartikel oder Triazinharzpartikel nicht sicher möglich ist. Kohlefaserpartikel sind äußerst selten. Eine auffallende Umgebungsreaktion ist jedoch nicht vorhanden.

Zusammenfassung

Zusammenfassend läßt sich folgende Aussage treffen:
1. Der vorliegende Werkstoff der Firma Bosch C-faserverstärktes Triazinharz — zeigt biomechanische Eigenschaften, die ihn für die Knochenimplantation interessant machen.
2. Der Werkstoff besitzt eine gute Osteokompatibilität.
3. Die vorhandenen Abriebpartikel liegen auch nach 18 Monaten reaktionslos innerhalb der Bindegewebsmembran, bzw. in den Lymphknoten. Gewebetoxische Reaktionen sind bisher nicht zu finden.

   Die Gewebeantwort unterscheidet sich in keiner Weise von der auf entsprechend große Abriebpartikel aus Polyäthylen.

   Aufgrund dieser biomechanischen und biologischen Eigenschaften scheint sich dieser Werkstoff im Rahmen der Pfannenimplantation als Alternative zur Keramik und zum Polyäthylen anzubieten.

Endocarbon in der zementfreien Hüft- und Knieendoprothetik — tierexperimentelle Studien und erste klinische Ergebnisse

R. Heimel, K.-D. Richter und A. Schmidt

Chirurgische Abteilung, St. Elisabeth Krankenhaus, Kurler Straße 130, D-4600 Dortmund 13

Kohlefaser- und Kohlefaserverbundwerkstoffe nehmen in der Diskussion der letzten Jahre um geeignete, zementfreie implantierbare Biomaterialien einen breiten Raum ein (Heimel et al. 1980; Langenbruch u. Heimel 1981; Weber 1982; Weber u. Rettig 1979; Wolter et al. 1978, 1980). In der vorliegenden Arbeit soll über den erfolgreichen Versuch berichtet werden, Endocarbon, einen Werkstoff aus der Reihe der Kohlefaser-

Biomaterialien und Nahtmaterial
Herausgegeben von H. M. Rettig
© Springer-Verlag Berlin·Heidelberg 1984

verbundkörper, in der totalen Hüft- und Knieprothetik beim Tier und Menschen einzusetzen.

Material und Methode

Tierversuche

1. An 32 Foxhounds wurde nach histochemischen und histopathologischen Verträglichkeitsprüfungen und deren Auswertungen eine totale Endocarbonprothese des Hüftgelenkes getestet. Diese Prothese besitzt ein hydraulisches Stiftsystem zur Primärfixierung und gestattet Sofortbelastung. Als Kopfmaterial diente Keramik mit einer Polyäthylenpfanne als Gleitpartner. Die Laufzeit betrug 18 Monate.
2. Ein speziell auf die Anatomie des deutschen Schäferhundes abgestimmtes multizentrisches Kniegelenk wurde an 47 Tieren über eine Laufzeit von fast 4 Jahren getestet. Diese schaft- und zementfreie Prothese wird durch ein zentrales Dübelsystem fixiert und gestattet Sofortbelastung. Die tragenden Teile sind dabei endocarbonummantelt.

Zu 1: Probekörper aus Endocarbon heilten in der Diaphyse der Hundetibia unter Ausbildung einer nur einschichtigen monozytären Grenzschicht ein, gleichermaßen in Kompakta wie in Spongiosa. Identische Bilder fanden sich im Hüftendoprothesenlager des Femurs.

Zu 2: Nach Angleichen der Prothesenfunktion an die Biomechanik des Hundeknies zeigten Früh- und Spätergebnisse eine knöcherne Inkorporation der kohlefaserummantelten Prothesenteile, besonders auch im lockerungsgefährdeten Tibiakopf (Abb. 1). Wie schon beim Hüftgelenk war auch hier als Grenzschicht nur eine endothelartige einreihige Deckmembran nachzuweisen, der Struktur nach identisch mit der markwärts gerichteten originären Grenzlamelle.

Klinische Prüfung

1. Entsprechend den Ergebnissen im Tierversuch wurde eine humane Hüfttotalprothese in 2 geometrischen Varianten 2 Patientengruppen zu je 8 Fällen implantiert. Die Laufzeit beträgt z. Zt. zwischen 17 Monaten und 5 Jahren. Mit der ersten Generation waren 2 Fehlschläge (1 Kragenbruch und eine Lockerung), mit der 2. Generation 1 Lockerung (ungenügender primärer Formschluß) zu verzeichnen. Das Einwachsverhalten wurde röntgenologisch, insbesondere computertomographisch laufend überprüft. 1 Patientin gestattete anläßlich eines Prothesenwechsels eine Knochen-PE aus dem Schaft. Dabei bestätigte sich das Bild einer festen Inkorporation in Form eines intramedullären neokortikalen Knochenköchers in Übereinstimmung mit dem Röntgenbild (Abb. 3).
2. Nach erfolgreicher tierexperimenteller Testung wurde ein humanprothetischer Prototyp eines Kniegelenkes mit 5 Freiheitsgraden entwickelt und einem Patienten

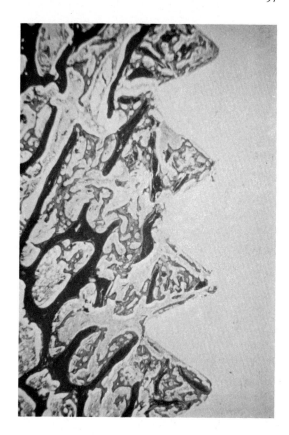

Abb. 1. Histologisches Bild des tibialen Prothesenlagers. Man erkennt die reine Knochenbildung in den Gewinderillen mit gleicher Spongiosastruktur prothesenwärts wie markwärts

implantiert. Aus Sicherheitsgründen erfolgte dabei wegen biotechnischer Vorbehalte noch eine Langschaftarmierung und sparsame Zementfixierung. Das Röntgenbild zeigt die Prothese nach 4 Jahren fest eingewachsen. Der ehemals berufsunfähige Patient ist voll rehabilitiert (Abb. 4).

Zusammenfassung

Mit Endocarbon hat sich ein Kohlefaserverbundmaterial als Ganzkörper- oder Teilwerkstoff in der Prothetik des Hüft- und Kniegelenkes bewährt. Auch nach mehrjähriger Laufzeit ist ein dauerhaftes knöchernes Einwachsverhalten dieser Kohlefaserprothesen nachzuweisen. Einzelne Fehlschläge in der Hüftprothetik sind auf Fertigungsprobleme wie Wickeltechnik und Geometrie zurückzuführen und fordern eine biotechnische Überarbeitung.

Für das Kniegelenk scheint eine Übertragung des erprobten Tiermodelles auf den Menschen gerechtfertigt, da beim Hund sowohl im Femorotibialgelenk als auch im Patellargelenk Spitzenlasten auftreten, wie sie beim Menschen im aufrechten Gang nie auftreten werden.

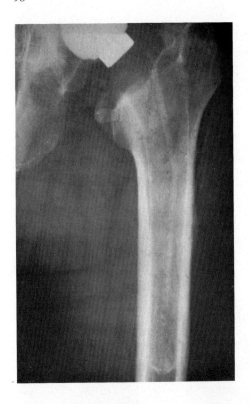

Abb. 2. Endocarbonprothese des menschlichen Hüftgelenks 5 Jahre nach der Implantation. Deutlich zu erkennen ist der intramedulläre die Prothese umgebende Knochen-köcher

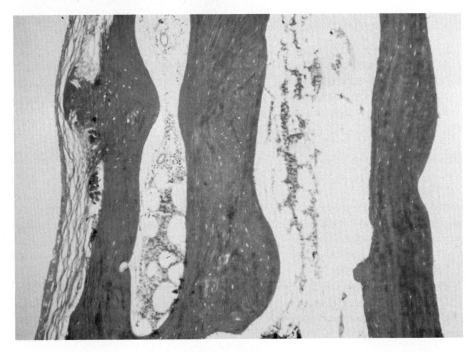

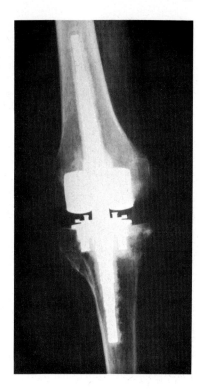

Abb. 4. Multizentrische Totalprothese mit Dübelfixierung 3 Jahre postoperativ

Diskussionsbemerkungen

Eine neue Kortikalishülle um den Kohlenstoffschaft läßt sich nach Auffassung von Herrn Heimel durch die Fixierung erklären. Kohlestiftchen treten 1–2 mm aus dem Prothesenschaft heraus und stützen sich in der Kortikalisspongiosa ab. Hierdurch entsteht sofortige Rotationsstabilität und Belastungsfähigkeit dieser zementfrei implantierten Prothese. Die Bindegewebsmembran betrug beim Humanpatienten unterschiedlich zwischen 20 und 80 μm.

Literatur

Heimel R, Richter KD, Taayedi M (1980) Zur Problematik von schaft- und zementfreien Totalprothesen des Kniegelenkes – eine tierexperimentelle Studie. Chir. Forum '80. Springer, Berlin Heidelberg New York

◀————————————————————————————

Abb. 3. Histologisches Einwachsverhalten einer humanen Endocarbonhüftprothese nach 4 Jahren. Einreihige Grenzschicht zur Prothese und lockere Faserlage mit sekundärer Kalzifizierung

Langenbruch K, Heimel R (1981) Der Computertomograph als Diagnostikum des Einwachsverhaltens von Kohlefaserprothesen. Chir. Forum '81. Springer, Berlin Heidelberg New York

Weber U (1982) Alternativlösungen konventioneller Endoprothesen des Hüftgelenkes. Diagnostik 15:759

Weber U, Rettig H (1979) Der Einsatz von Kohlenstoff als Herstellungsmaterial von Endoprothesen. Z Orthop 117:268

Wolter D, Claes L, Neugebauer R (1978) Alloplastic replacement of the medial and lateral ligament of the knee by layered carbon fibers. Unfallheilkunde 81:390

Wolter D, Burri C, Helbing G (1980) Tierexperimentelle Untersuchungen von Hüftprothesen aus kohlefaserverstärktem Kohlenstoff beim foxhound. Chir. Forum '80. Springer, Berlin Heidelberg New York

Kohlefaser als Bandersatz am ulnaren Seitenband des Daumengrundgelenks

M. Sparmann und H. Zilch

Orthopädische Klinik und Poliklinik der Freien Universität Berlin im Oskar-Helene-Heim, Clayallee 229, D-1000 Berlin 33

Die operative Behandlung von biomechanisch relevanten Bandverletzungen ist heute zur Pflicht geworden. Die Kohlefaser als alloplastischer Bandersatz hat einen festen Platz bei der sekundären Versorgung des Bandapparates. Hierbei dient die Kohlefaser als Leitschiene zur Bildung eines kollagenreichen Pseudobandes im Organismus. Hervorgehoben werden in den Publikationen die guten mechanischen, biomechanischen und biologischen Eigenschaften der Kohlefaser.

Gute Ergebnisse wurden 1981 von Neugebauer u. Burri publiziert bei einer Fallzahl von 150 Patienten. In dieser Gruppe waren Bandersatzoperationen am Schultergürtel, Kniegelenk und am oberen Sprunggelenk durchgeführt worden. Unsere eigenen Nachuntersuchungen in diesen anatomischen Bereichen erbrachten für die Kohlefaserplastik ähnliche Resultate. Deshalb fühlten wir uns ermutigt, die Indikation des alloplastischen Bandersatzes auf die Sekundärversorgung des ulnaren Seitenbandes am Daumengrundgelenk auszudehnen. Von 1982–1983 operierten wir ein definiertes Kollektiv von 10 Patienten mit diesen Verletzungen.

Pathomechanisch kommt es bei der Ruptur des ulnaren Kollateralbandes zu einer forcierten Radialabduktion im Daumengrundgelenk. Das Band schlüpft dann meist über den Rand der Aponeurose des M. adductor pollicis, so daß eine spontane Reinsertion des Bandes nicht mehr möglich ist. Die ulnare Bandruptur am Daumengrundgelenk wird deshalb in unserem Hause grundsätzlich operativ behandelt. Die Diagnose wird röntgenologisch mit gehaltenen Aufnahmen gesichert, die wir im Seitenvergleich

Biomaterialien und Nahtmaterial
Herausgegeben von H. M. Rettig

mit einem hängenden Gewicht von 0,5 kp bei horizontal gestelltem Daumen anfertigen. Die Aussagekraft dieser einfachen Untersuchung ist hoch. Halteapparate kommen bei uns nicht zur Anwendung.

Die wesentlichen operativen Verfahren sind von Jäger u. Wirth (1978) für die Sekundärmethoden des ulnaren Seitenbandersatzes beschrieben.

Um die Verankerung der Kohlefaser zu sichern, kam in unserem Hause eine eigens entwickelte Methode zur Anwendung, differenziert nach Pitzler. Hierbei wird die Kohlefaser von palmar nach dorsal im Grundgelenk geführt und anschließend von ulnar nach radial durch die Grundphalanx gezogen. Über eine Gegeninzision am radialen Rand des Grundgliedes wird eine 2,7 mm-Kortikalisschraube mit Plastikunterleg-scheibe eingebracht, die das distale Ende der Kohlefaser am Knochen fixiert (Abb. 1).

Diese Methode schaltet Unsicherheiten in der Stabilität aus, wie sie bei einer Aus-ziehnaht der dünnen und zopfartig geflochtenen Kohlefaser auftreten könnten.

Die operierte Hand wird für 3 Wochen im Gipsverband ruhiggestellt, anschließend Versorgung mit einer Handschiene nach Witt, aus der heraus krankengymnastische Bewegungsübungen für weitere 3 Wochen durchgeführt werden. Nach 6 Wochen post-operativ wird der Daumen dann freigegeben. Die Materialentfernung erfolgte in unseren Fällen 3–6 Monate postoperativ.

Die Nachuntersuchungen wurden frühestens nach 6 Monaten, bei einigen Patienten nach 1,5 Jahren durchgeführt. Hierbei ergab sich folgendes Ergebnis: Subjektiv fühlten sich 6 Patienten nach dem Eingriff mindestens gebessert oder gut, 2 Patienten klagten über dieselben Beschwerden und funktionelle Behinderung, in 2 Fällen wurde das

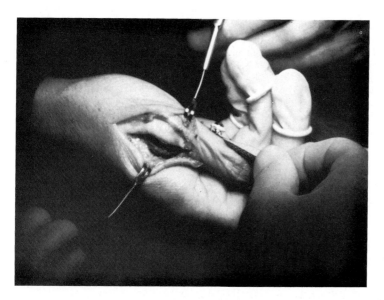

Abb. 1. Eigene Operationstechnik: Metacarpale I von palmar nach dorsal durchbohrt; Kohlefaser in den Bohrkanal eingebracht; Verankerung an der Grundphalanx von ulnar nach radial; Kortikalisschraube mit Unterlegscheibe aufgesetzt

Tabelle 1. 10 Fälle von alloplastischem Bandersatz mit Kohlefaser am ulnaren Kollateralband des Daumengrundgelenkes

n	Beschwerden	subjektives Ergebnis	objektives Ergebnis (Röntgen)	NU postoperativ in Monate
1	keine	gut	stabil	14
2	geringer	gut	subluxiert	12
3	keine	besser	subluxiert	18
4	gleich	gleich	luxiert	7
5	geringer	besser	subluxiert	9
6	gleich	gleich	luxiert	8
7	keine	gut	stabil	10
8	geringer	gut	stabil	12
9	schlechter	schlechter	luxiert	6
10	schlechter	schlechter	subluxiert	9

Ergebnis als schlechter gegenüber der präoperativen Symptomatik geschildert (Tabelle 1).

Objektiv waren lediglich 3 Fälle postoperativ stabil, 4mal lag eine Subluxation, 3mal eine komplette Luxation vor.

Diese Ergebnisse können nicht als befriedigend gewertet werden. Sie sind deutlich schlechter als die, welche in anderen anatomischen Regionen erzielt werden konnten. Wir sind deshalb den besonders schlechten Erfahrungen nachgegangen. Ich möchte Ihnen den Fall 9 ausführlich vorstellen.

Es handelt sich hierbei um einen 32jährigen Bauarbeiter, der im September 1982 mit gestrecktem Daumen gegen eine Gerüstbohle gefallen war und sich dabei eine ulnare Seitenbandruptur am Daumengrundgelenk zuzog. Die primäre Naht der intraligamentären Ruptur erfolgte 5 Tage nach dem Trauma. Im Februar 1983 führten wir bei persistierender Bandinstabilität eine Kohlefaserbandplastik wie oben beschrieben durch. Danach stellte sich der Patient mehrfach wegen diffuser Weichteilschwellungen und Bewegungsschmerzen im Grundgelenk hier vor. Für einen septischen Verlauf bestand kein Anhalt. Sechs Monate nach Implantation der Kohlefaser führten wir einen Korrektureingriff wegen weiterbestehender Instabilität durch. Intraoperativ zeigte sich zu diesem Zeitpunkt makroskopisch keinerlei Veränderung an der implantierten Kohlefaser. Ein Ersatzband hatte sich nicht entwickelt. Kohlefaserpartikel in der reizfreien Umgebung waren nicht nachweisbar. Die Kohlefaser zeigte keinen Riß, sie ließ sich jedoch deutlich elongieren. Als einzige Reaktion des Organismus ließ sich eine dünne bindegewebige Umhüllung der Faser nachweisen.

Diese Beobachtung steht im Gegensatz zu den von Jenkins et al. (1977) durchgeführten histologischen Untersuchungen an Kohlefasern in weichteilgedeckter Umgebung. Die Autoren hatten einen dreiphasigen Umbau der Kohlefaser im Tierversuch dokumentiert.

In der ersten Phase, der *Frühphase,* kommt es zur Umhüllung der Faser und der einzelnen Filamente mit Makrophagen und Fremdkörperriesenzellen, die epitheloid angeordnet sind. Nach 2 Wochen sind erste Fibroblasten zu beobachten.

In der zweiten Phase, der *Granulationsphase,* erscheint ein reiches Granulationsgewebe aus Fibroblasten; die Kollagenproduktion wird sichtbar, erste Kohlefaserpartikel werden phagozytiert.

Nach 4 Wochen bereits organisiert sich das Kollagen in Zugrichtung (sog. *fibro-tendinöse Phase*). Die Kohlefaser ist nach 6 Wochen weitgehend durch ein kollagen-reiches Gewebe ersetzt.

Der Granulationsreiz geht nach Jenkins hierbei von den umgebenden mesenchy-malen Gewebsstrukturen aus, deren biologischer Zustand die Granulationsfähigkeit und die Geschwindigkeit des Umbaus der Kohlefaser bestimmt. Zum Beispiel nach Denervierung der umgebenden Weichteile persistiert der Umbau der Faser in einem frühen Stadium.

Die von uns durchgeführte histologische Untersuchung des oben beschriebenen Falles erbrachte nun folgendes Ergebnis: 6 Monate nach Implantation der Kohlefaser war das Implantat vollständig erhalten. Es zeigte sich ein kapillarreiches, granulozyten-reiches Bindegewebe wie bei einem Fadengranulom. Das spärlich gebildete Kollagen zeigte nur vereinzelt geordnete Strukturen, überwiegend lag ungeordnetes Kollagen vor. Der histologische Befund entspricht hiermit in keiner Weise der postulierten guten Gewebeverträglichkeit der Kohlefaser (Abb. 2 u. 3).

Nach Auskunft des Herstellers scheidet eine Verunreinigung der Faser in einzelnen Chargen aus, da jede Charge in einem Veraschungsprozeß auf ihre Reinheit geprüft wird. Die Fremdspuren liegen unter 0,2%. Hierbei handelt es sich i. allg. um Mangan, Eisen und Nickelderivate, die bei der sog. Kollagenbeschichtung der Faser eingebracht

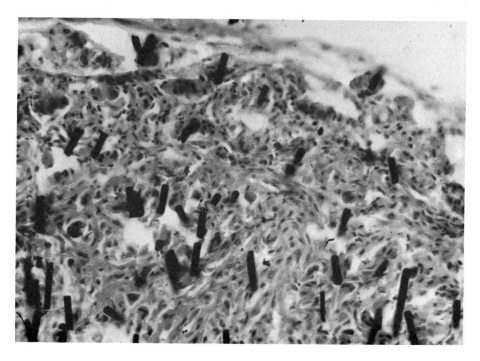

Abb. 2. Histologisches Präparat von Fall Nr. 9. Querschnitt: Kohlefaserpartikel nach 6 Monaten weitgehend erhalten; zellreiches Gewebe, zahlreiche Fremdkörperriesen-zellen; geordnete Kollagenstrukturen nicht nachweisbar, histologisch einem Fremd-körpergranulom entsprechend

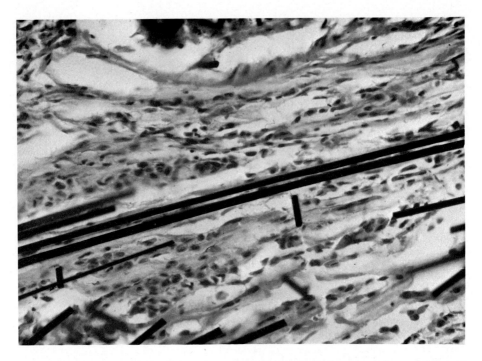

Abb. 3. Präparat wie Abb. 2, hier im Längsschnitt: Kohlefasern erhalten; epitheloid-artige Einkleidung; zellreiches Bindegewebe; kein Kollagen in der Zugrichtung nachweisbar

werden. Die Karbonfaser selbst ist inert, das Polyacrylnitril zeigt ebenfalls keine Fremdkörperreaktionen.

Möglicherweise ist der schmächtige Weichteilmantel am Daumengrundgelenk für einen potenten Granulationsreiz in die Kohlefaser nicht ausreichend. Weitere elektronenmikroskopische Untersuchungen werden von uns zur Abklärung der Beobachtung durchgeführt.

Diskussionsbemerkungen

Kohlefasern sind beschichtet, es bestehen jedoch nach Auskunft der Herstellerfirma keine Verunreinigungen der Charge. Die Prüfung hat gezeigt, daß nicht mehr als 0,2% des Fremdmaterials neben Kohle vorhanden sein darf. Die Ergebnisse mit Kohlefasern am Kniegelenk sind besser als die am Daumen. Wahrscheinlich ist dafür die anatomisch ungünstigere Positionierung verantwortlich.

Literatur

Burri C, Neugebauer R (1981) Technik des alloplastischen Bandersatzes mit Kohlefaser. Unfallchirurgie 7/6:289–297

Forster IW, Ralis ZA, McKibbin B et al. (1978) Biological reaction to carbon fiber implants. Clin Orthop 131:299–307

Jäger M, Wirth J (1978) Kapselbandläsionen. Thieme, Stuttgart

Jenkins DHR, Forster IW, McKibbin B et al. (1977) Induction of tendon and ligament formation by carbon implants. J Bone Joint Surg (Br) 59:53

Jenkins DHR, McKibbin B (1980) The role of flexible carbon-fibre-implants as tendon and ligament substitutes in clinical practice. J Bone Joint Surg (Br) 62:497–499

Neugebauer R, Burri C (1981) Ergebnisse nach alloplastischem Bandersatz mit Kohlefasern. Unfallchirurgie 7/6:298–304

III. Metallimplantate

Metallische Werkstoffe für Implantate

M. Semlitsch

Gebr. Sulzer AG, Abt. Forschung und Entwicklung, CH-8401 Winterthur

Metallimplantate in der Chirurgie

Implantate aus metallischen Werkstoffen werden klinisch in der Orthopädie-Traumatologie (Abb. 1 u. 2), in der Rekonstruktions- und Herzchirurgie seit Jahrzehnten mit Erfolg eingesetzt (Tabelle 1). Die heutige Auswahl an Implantatmetallen ist relativ groß und

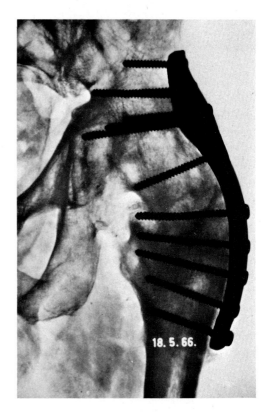

Abb. 1. Arthrodese eines Hüftgelenks mit verschraubter Kreuzplatte aus rostfreiem Stahl AISI–316L

Biomaterialien und Nahtmaterial
Herausgegeben von H. M. Rettig
© Springer-Verlag Berlin·Heidelberg 1984

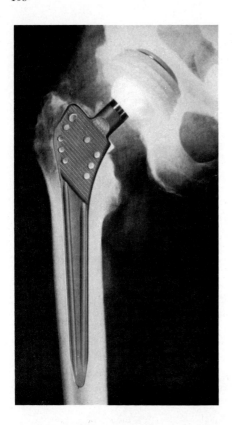

Abb. 2. Ersatz eines Hüftgelenks mit zementlos implantierter Hüftendoprothese mit Chirulen-Polyäthylenpfanne, Biolox-Keramikkugel und TiAlV-Protasul–65WF–Metallschaft

läßt sich in 5 Gruppen unterteilen (Tabelle 2). Für orthopädische Implantate beschränkte man sich in den 40er und 50er Jahren hauptsächlich auf die CoCrMo-Gußlegierung ISO 5832–4 und den rostfreien Stahl ISO 5832–1B(AISI–316L) sowie die beiden Titanschmiedelegierungen Reintitan ISO 5832–2 und TiAlV 5832–3. Ergänzt wurden diese 4 Legierungen auf Eisen-, Kobalt- und Titanbasis anfangs der 70er Jahre mit der CoNiCrMo-Schmiedelegierung ISO 5832–6. Diese hochfeste und äußerst korrosionsbeständige Legierung (MP35N, Protasul–10) erbrachte nach über 10jähriger klinischer Erfahrung mit über 500 000 Endoprothesen für Hüfte, Knie und Ellenbogen den Beweis für bruchsichere Verankerungsschäfte aus der Serienproduktion. Die Legierung MP35N wird außerdem erfolgreich bei Herzschrittmacherelektroden eingesetzt. Für orthopädische Implantate und auch Rekonstruktionen im Schädel- und Kieferbereich kommen außerdem noch 3 weitere Kobaltbasislegierungen ISO 5832–5 (Vitallium wrought), ISO 5832–7 (Phynox) und ASTM F 563 (Syntacoben) zum Einsatz. Gegen Ende der 70er Jahre erfolgte die nach dem Pulvermetallurgie- bzw. Schmiedeverfahren hergestellte CoCrMo-Legierung (Zimaloy Micro Grain, Vitallium FHS, Protasul–21WF, Endocast SL). Diese hochfeste und verschleißwiderstandsfeste Legierung ist bezüglich ihrer chemischen Zusammensetzung mit der CoCrMo-Gußlegierung ISO 5832–4 (Vitallium cast, Protasul, Endocast) identisch. Anfangs der 80er Jahre ließ man im Rahmen der ISO-Norm 5832–1 auch eine mit Stickstoff

Tabelle 1. Einsatz metallischer Werkstoffe für Implantate

Orthopädische Chirurgie	Osteosynthese Knochenfraktur Künstlicher Gelenkersatz 　　Hüfte 　　Knie 　　Fuß 　　Schulter 　　Ellbogen 　　Hand
Rekonstruktionschirurgie	Schädeldeckenersatz Kieferersatz Dentalimplantate Darmverschluß
Herzchirurgie	Herzschrittmacher 　　Gehäuse 　　Elektroden Künstliche Herzklappen

Tabelle 2. Metallische Werkstoffe für Implantate

Norm	Zustand			Zusammensetzung
ISO 5832–1A, B		SL		Fe–18Cr–14Ni–3Mo
ISO 5832–1C		SL		Fe–18Cr–14Ni–3Mo–N
SIO-Vorschlag		SL		Fe–21Cr–9Ni–4Mn–3Mo–Nb–N
ISO 5832–2		SL		Ti rein
ISO 5832–3		SL		
ASTM-Vorschlag	GL		PM	Ti–6AI-4V
	GL	SL		Ti–5AI–2,5Fe
		SL		Ti–AI–X
ISO 5832-4	GL			
ASTM-Vorschlag		SL	PM	Co–28Cr–6Mo
ISO 5832–5		SL		Co–20Cr–15W–10Ni
ISO 5832–6		SL		Co–35Ni–20Cr–10Mo
ISO 5832–7		SL		
ISO-Vorschlag	GL			Co–20Cr–17Ni–7Mo
ASTM F 563		SL		Co–22Ni–20Cr–5Fe–4Mo–4W
		SL		Ni–45Ti
ASTM F 560			PM	Ta rein
			PM	Nb rein

GL Gußlegierung; *SL* Schmiedelegierung; *PM* Pulvermetallurgische Legierung

legierte Stahlvariante ISO 5832–1C zu. Außerdem erfolgte ein ISO-Vorschlag zu einem mit Niob und Stickstoff legierten Schmiedestahl FeCrNiMnMoNbN (Ortron 90) mit hoher Korrosionsbeständigkeit und Festigkeit. Seit kurzem erprobt man für spezielle orthopädische Implantate mit Formgedächtnis die NiTi-Memorylegierung im Tierversuch. Die Reinmetalle Tantal und Niob werden in der Rekonstruktions-chirurgie, aber auch in der Orthopädie (z.B. intramedullärer Otte-Plansee-Markraum-nagel) eingesetzt.

Gegenwärtig sind als Ergänzung der langjährig bewährten TiAlV-Schmiedelegierung ISO 5832–3 (Tivanium, Protasul–64WF, Tioxium, Zitalloy, Isotan) weitere körper-verträgliche Titanlegierungen wie z.B. TiAlFe im Guß- und Schmiedezustand (Tikrutan LT 35) als Implantatmaterial im Gespräch.

Eigenschaften der Implantatmetalle

Auf welche Eigenschaften ist bei metallischen Werkstoffen für Implantate zu achten? Der Korrosionswiderstand eines Metallimplantates im Körper hängt einerseits von der chemischen Zusammensetzung des Materials und andererseits vom Herstellungsprozeß des Implantates und dessen Oberflächenbehandlung ab. Die gute Körperverträglichkeit der Implantatmetalle wird weitgehend vom Aufbau der passiven Oxidschutzschicht und deren rascher Ausheilung (Repassivierbarkeit) bei eventuellen Beschädigungen der Implantatoberfläche bedingt. Allgemein steigt der Korrosionswiderstand von Eisen-zu Kobaltbasis- und weiter zu Titanbasislegierungen sowie den Reinmetallen Titan, Niob, Tantal hin an.

Je nach Herstellungsprozeß können die mechanischen Eigenschaften der Metall-implantate in weiten Grenzen variiert werden. Dies betrifft speziell die plastische Verformbarkeit von Implantaten, die Knochenstrukturen im Körper intraoperativ optimal angepaßt werden müssen (z.B. Osteosyntheseplatten bei Knochenbrüchen). Bei hochbelasteten Verankerungsteilen von z.B. künstlichen Hüftgelenken ist man hingegen nicht an einer plastischen Verformbarkeit des Prothesenschaftes, sondern vielmehr an dessen hoher Ermüdungsfestigkeit interessiert, um das Bruchrisiko im Lockerungsfalle möglichst gering zu halten. Die Festigkeit von Implantatmetallen ist generell durch den Herstellungsprozeß (Guß-, Schmiede- oder pulvermetallurgisches Verfahren) beeinflußbar, hängt aber auch von der chemischen Zusammensetzung der Legierung ab (Eisen-, Titan-, Kobalt, Nickelbasislegierungen oder Reinmetalle).

Sobald sich Implantatkomponenten im Körper gegeneinander bewegen, z.B. bei der Weber-Rotationstotalhüftprothese (Kugel gegen Zylinderbolzen), so kommt dem Ver-schleißwiderstand der Metall/Metall-Paarung große Bedeutung zu. Diesbezüglich hat sich die CoCrMo-Legierung in allen Verarbeitungszuständen (Tabelle 2) als optimal erwiesen. Da man ein Implantat aufgrund der Beanspruchungsbedingungen im Körper jedoch nicht immer nur aus einem Metall herstellen kann, kommt den möglichen Metallkombinationen große Bedeutung zu. So können aufgrund langjähriger Erfah-rungen Kobalt- und Titanbasislegierungen untereinander in Kontakt gebracht werden, ohne galvanische Korrosionsprobleme befürchten zu müssen. Die Kombination mit Eisenbasislegierungen muß für jeden Einzelfall in Laborversuchen abgeklärt werden. Außerdem können Implantatmetalle noch mit Polymerkunststoffen (Gleitpaarung

Polyäthylen/Metall bei Gelenkprothesen), Aluminiumoxidkeramik (Steckverbindung Keramik/Metall bei Hüftprothesen) und auch Kohlenstoff kombiniert werden.

Verhalten von Metallimplantaten im Körper

Metallische Implantate können im Körper dank optimalen Designs und der passiven Metalloberfläche reizlos einheilen (z.B. Dentalimplantate oder Herzschrittmachergehäuse aus Reintitan). Es kann aber auch infolge mechanischer Unruhe des Implantats sowie Abgabe von Korrosions- oder Verschleißprodukten zu Gewebereaktionen kommen. Die Lockerung eines Implantates kann bei dessen mechanischer Überbeanspruchung in Einzelfällen sogar zum Ermüdungsbruch führen, wenn die Konstruktion und der Werkstoff für derartige Fälle nicht bruchsicher ausgelegt sind.

Wovon ist die Funktionstüchtigkeit von Metallimplantaten im Körper eigentlich abhängig? Es zeigt sich immer wieder, daß der Zuverlässigkeit der Operationstechnik eine ganz große Bedeutung zukommt. Außerdem spielt auch das vom Autor in Zusammenarbeit mit dem Konstrukteur entwickelte Design des Implantates eine nicht zu unterschätzende Rolle. Es versteht sich von selbst, daß zur Herstellung von Implantaten nur speziell ausgewählte und optimal aufeinander abgestimmte Werkstoffe verwendet werden sollen. Bei der Produktion der Implantate nach dem neuesten Stand der Technik soll v.a. auf Qualitätskontrolle und lückenlose Sicherstellung der Qualität großer Wert gelegt werden. Formfestigkeitsprüfungen unter möglichst körpernahen Versuchsbedingungen sind ein wesentlicher Bestandteil der Abnahmeprüfungen von Implantaten. Erst die konsequente, jahrzehntelange Nachuntersuchung klinischer Fälle garantiert einen Langzeiterfolg von Implantaten für Patient und Mediziner.

Diskussionsbemerkungen

Die Verwendung von Metallschlingen oder Metallschrauben zur Fixation von Kohle ist ohne Gefährdung möglich, da Kohle der neutralste Werkstoff im Körper überhaupt ist, also keinerlei elektrolytische Vorgänge erwarten läßt.

Literatur

Willert HG, Semlitsch M (1981) Biomaterialien und orthopädische Implantate. In: Orthopädie in Praxis und Klinik. Thieme, Stuttgart New York
Semlitsch M, Willert HG (1981) Biomaterialien für Implantate in der orthopädischen Chirurgie. Medizintechnik 3:66–72
Semlitsch M (1983) Metallische Implantate für Endoprothesen. Biomed Tech (Berlin) 28:34.1–34.4
Williams DF, Roaf R (1973) Implants in surgery. Saunders, London Philadelphia Toronto

Zur Erhöhung der Dauerfestigkeit von Osteosyntheseimplantaten

M. Ungethüm und W. Winkler-Gniewek

AESCULAP-Werke AG, Postfach 40, D-7200 Tuttlingen

Einführung

Zu den langjährigen klinischen Erfahrungen mit Osteosyntheseimplantaten gehört auch das Versagen durch frühzeitige Brüche. Es gilt heute als abgesichert, daß die Ursache in den meisten Fällen in einer Materialermüdung aufgrund einer zu hohen, wechselnden Beanspruchung liegt, auch wenn die Beteiligung lokaler Korrosionsvorgänge für möglich gehalten wird. Diese Brüche treten nach unterschiedlicher Implantationszeit auf und werden vorwiegend im Bereich der Bohrungen beobachtet (Ungethüm 1978).

Der Bruchwiderstand gegen Ermüdung, d.h. die Dauerfestigkeit beträgt nur ein Bruchteil der Festigkeit, die ein metallischer Werkstoff dem Gewaltbruch entgegensetzt, v.a. dann, wenn kritische Spannungszustände wie Biegung und Torsion herrschen, und wird in hohem Maße vom Werkstofftyp bestimmt. Der Ermüdungswiderstand wird ebenfalls durch die Konstruktion wesentlich beeinflußt. So bewirken Kerben oder schroffe Querschnittübergänge ungünstige Spannungszustände, die die Dauerfestigkeit herabsetzen.

Nicht zuletzt geht ein erheblicher Beitrag zum Ermüdungsverhalten auf die Oberflächenbearbeitung zurück. So ist bekannt, daß Riefen oder Kratzer einen Ermüdungsriß einleiten können (Abb. 1a). In dieser Arbeit wird geprüft, welche Auswirkungen auf die Dauerfestigkeit und die Korrosionsbeständigkeit von Osteosyntheseimplantaten durch eine Oberflächenbehandlung wie das Kugelstrahlen, d.h. Beschuß mit Stahl- oder Keramikkugeln, zu erzielen sind.

Lebensdauer- und Dauerfestigkeitsuntersuchungen

Die Lebensdauer bzw. die Dauerfestigkeit wurden durch eine Prüfung mittels Umlaufbiegeversuch ermittelt. Die Proben wurden aus kaltgezogenem Implantatstahl entnommen, dessen Zusammensetzung und Festigkeit der Norm ISO 5832/I entsprach. Nach dem Polieren wurde ein Teil mit Edelstahlkugeln gestrahlt und anschließend mit kleineren Kugeln nachbehandelt. Der andere Teil wurde mit Keramikkugeln bzw. -perlen behandelt (Abb. 1b).

Aus dem Vergleich der Wöhler-Kurven für den üblichen polierten und den kugelgestrahlten Zustand (Abb. 2) läßt sich eindeutig ableiten, daß die Lebenserwartung eines Implantats je nach Belastungsverhältnissen durch Kugelstrahlen enorm verbessert werden kann. Zum Beispiel ist die Lebensdauererwartung bei einer Spannung von 475 N/mm^2 ca. 100mal größer als nach dem Polieren. Vor allem die Dauerfestigkeit wird um ca. 50% erhöht.

Biomaterialien und Nahtmaterial
Herausgegeben von H. M. Rettig
© Springer-Verlag Berlin·Heidelberg 1984

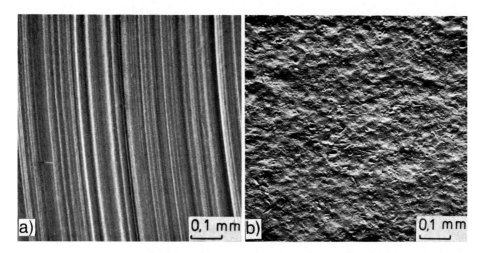

Abb. 1a, b. Oberfläche einer Knochenplatte **a** im gebohrten und elektropolierten Zustand (Bohrloch) und **b** nach einer Strahlbehandlung mit Keramikperlen

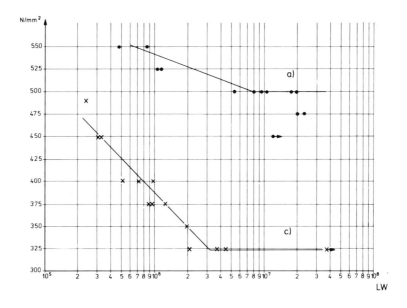

Abb. 2. Wöhler-Kurve a) für den gestrahlten Zustand mit Stahlkugeln und c) im Vergleich zum geschliffenen und polierten Zustand

Die Ergebnisse wurden in tabellarischer Form zusammengefaßt (Tabelle 1), wobei Angaben über Oberflächenhärte und Oberflächenrauhigkeit wiedergegeben werden. Es ist ersichtlich, daß der kugelgestrahlte Oberflächenzustand sich deutlich vom unbehandelten Zustand abhebt.

Tabelle 1. Zusammenfassung der Dauerfestigkeitsuntersuchungen

Oberflächen-zustand	Oberflächen-härte HV 5	Rauhigkeit Ra (μm)	Rauhtiefe RT (μm)	Dauerfestigkeit σ_D (N/mm^2)
Geschliffen + elektropoliert	328	0,10	0,48	325
Gestrahlt mit Keramikkugeln	381	1,3	8,6	490
Gestrahlt mit Edelstahlkugeln	391	2,6	17,4	500

Korrosionsuntersuchungen

Ein Nachteil dieses Verfahrens mit der Verwendung von Stahlkugeln ist die Kontamination der Oberfläche durch Fremdwerkstoff, wodurch ein Verlust der Korrosionsbeständigkeit von passiven Werkstoffen eintreten kann. Beide Behandlungsvarianten mit Stahl und Keramikkugeln werden daher im folgenden unter dem Aspekt der Korrosionsbeeinflussung von Implantatstahl näher untersucht und verglichen. Zur Messung des Korrosionsverhaltens wurden elektrochemische Untersuchungen durchgeführt.

Die Auswertung wird in tabellarischer Form zusammengefaßt (Tabelle 2). Aus der Größe definierter Potentiale wird deutlich, daß im Vergleich zum polierten Zustand eine Oberflächenbehandlung mit Stahlkugeln zu einer Minderung der Korrosionsbeständigkeit führt. Das Durchbruchs- und das Lochfraßpotential sind um mehr als den Faktor 2 niedriger als im unbehandelten Zustand. Auch das Ruhepotential stellt sich im aktiven Bereich ein.

Dagegen läßt sich bei einer Behandlung mit Keramikkugeln kaum eine Veränderung der Korrosionseigenschaften nachweisen. Das Ruhepotential stellt sich im passiven Bereich ein, und das Lochkorrosions- sowie das Durchbruchspotential liegen beide in der gleichen Größenordnung wie bei poliertem Oberflächenzustand. Dies gibt einer Strahlbehandlung mit Keramikkugeln den Vorrang.

Um zu überprüfen, ob das Verhalten des Implantatmaterials dadurch auch unter ungünstigen Bedingungen wie im Bereich von Spalten nicht negativ beeinflußt wird,

Tabelle 2. Zusammenfassung der Korrosionsuntersuchungen

Oberflächenzustand	Ruhepotential mV$_{SCE}$	Durchbruchs-potential mV$_{SCE}$	Lochkorrosions-potential mV$_{SCE}$
Geschliffen + poliert	+190	+500	+245
Gestrahlt mit Keramikkugeln	+170	+465	+270
Gestrahlt mit Edelstahlkugeln	−100	+180	+120

wurde das Spaltkorrosionspotential nach ASTM F 4 im Vergleich zum unbehandelten Zustand ermittelt (Abb. 3). In beiden Fällen ergab sich ein Spaltkorrosionspotential von +250 mV. Der Werkstoff ist somit im polierten sowie im keramikkugelgestrahlten Zustand als ausreichend loch- und spaltkorrosionsunempfindlich unter simulierten physiologischen Bedingungen zu betrachten.

Zusammenfassung und Diskussion

Die vorherigen Ausführungen zeigen, daß mit einer Oberflächenbehandlung durch Kugelstrahlen eine erhebliche Verbesserung der Ermüdungseigenschaften zu erzielen ist. Durch die geeignete Wahl des Strahlmittels sind auch keine nachteiligen Auswirkungen auf die allgemeine und lokale Korrosionsbeständigkeit zu befürchten.

Andere Formen der Korrosion, wie die Spannungsrißkorrosion oder die Schwingungsrißkorrosion, wurden hier nicht untersucht. Implantatstähle wurden in der Tat als nicht empfindlich gegenüber Spannungsrißkorrosion erkannt.

Dagegen wird verschiedentlich vermutet, daß das Auftreten der Schwingungsrißkorrosion mit einer Empfindlichkeit gegenüber Spaltkorrosion verbunden ist. Da dieses

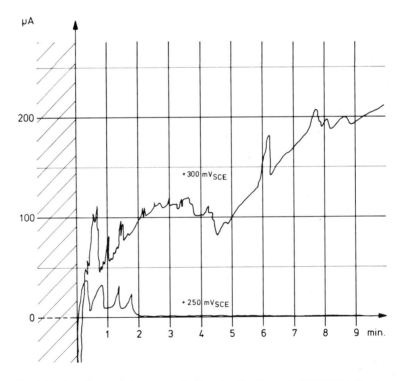

Abb. 3. Potentiostatisches Repassivierungsverhalten im Spalt nach ASTM F4 für den mit Keramikkugeln gestrahlten Zustand

Korrosionsverhalten in dem Falle unkritisch war und durch eine geeignete Strahlbehandlung nicht wesentlich verändert wurde, ist anzunehmen, daß die Verbesserung der Ermüdungseigenschaften auch unter reellen Bedingungen erhalten bleibt (Speidel 1981).

Diskussionsbemerkungen

Die Erhöhung der Dauerfestigkeit der Implantate ist im Sinne einer Kaltverfestigung zu sehen. Der Haupteffekt liegt jedoch in der Erhöhung der Druckspannungen über die Zugspannungen. Bei Biegebeanspruchungen muß also die erhöhte Druckspannung bis zum Riß erst überwunden werden.

Literatur

Speidel MO (1981) Effect of shot peening on stress corrosion cracking and corrosion fatigue. 1st Intern Conf of Shot Peening, Paris. Pergamon, Oxford London, pp 625–635

Ungethüm M (1978) Technologische und biomechanische Aspekte der Hüft- und Kniealloarthroplastik. In: Burri C, Herforth C, Jäger M (Hrsg) Aktuelle Probleme in Chirurgie und Orthopädie, Bd 9. Huber, Bern Stuttgart Wien, S 88–89

Die Brückenplatte — Beispiel zur Optimierung von Implantaten

K.H. Müller, U. Witzel und H. Strosche

Chirurgische Universitätsklinik der Berufsgenossenschaftlichen Klinik ,,Bergmannsheil'' Bochum, Hunscheidtstraße 1, D-4630 Bochum

Zeitlich beinahe zusammenfallend, aber unabhängig voneinander hatten wir mit Weber bereits 1981 vorgeschlagen, bei Diaphysendefekten den autoplastisch aufzubauenden Bezirk statt mit einer planaufliegenden Platte mit einer Brückenplatte frei zu überspannen (Brunner u. Weber 1981; Müller u. Witzel 1982). Besonders bei osteomyelitisch entstandenen Femurdefekten stört das planliegende herdnahe Plattenimplantat, so daß bei der Spongiosaplastik nach medial und streckwärts ausgewichen wird. Es resultiert eine knöcherne Ausbauchung aus der axialen Flucht. Direkt unterhalb der geraden Platten angelagerte Spongiosa geht aus Mangel an vaskularisierender Potenz zugrunde. Nicht diskutiert werden kann hier die Tatsache, daß es gerade bei Osteomyelitiden — selbst bei stabiler Osteosynthese — direkt unterhalb der Platte nicht selten

Biomaterialien und Nahtmaterial
Herausgegeben von H. M. Rettig
© Springer-Verlag Berlin·Heidelberg 1984

zu Kortikalissequestrierungen kommt (Müller 1981). Die ossäre Ausbauchung bedeutet eine lokale Fehlstellung, die in diesem ohnehin geschwächten Schaftanteil speziell nach Plattenentfernung zu unphysiologischer Belastung führt. Die Gefahr einer Refraktur ist erhöht. Der operative Umweg, die Platte noch vor sicherer Belastbarkeit zu entfernen und die Kraftübertragung über einen Klammerfixateur zu leiten, führt über fixateurbedingte Störungen der Gleitschichten zu Bewegungseinschränkungen angrenzender Gelenke. Im Gegensatz zu Brunner u. Weber (1981) erscheint es uns nicht optimal eine Gleitlochplatte im obigen Sinn einfach aufzubiegen. Abgesehen von der Schwächung des Implantates durch die Kerbung finden sich dann am Ort der höchsten Biegespannung die Plattenbohrungen. Sinnvoll erscheint es vielmehr, eine entsprechend dimensionierte Brückenplatte mit lochfreiem Mittelanteil variabler Länge vorzuschlagen (Abb. 1a, b). Die Brückenhöhe stößt – sofern sie als internes Implantat benutzt wird – an anatomische Grenzen. Sie ist zunächst den individuellen Gegebenheiten anzupassen, andererseits so auszulegen, daß die Revaskularisation des autologen Transplantates in anatomischer Verlaufsrichtung der Schaftfragmente komplikationsfrei in der kürzest möglichen Zeit stattfindet.

Ausgehend von den Standardmaßen der breiten Spanngleitlochplatte hat die Brückenplatte eine unveränderte Auflagenbreite von 16 mm mit Querschnittsflächen in Abhängigkeit zur Brückenhöhe. Unterschiedliche Querschnittsformen haben naturgemäß unterschiedlich hohe und dem Zweck angepaßte Widerstandsmomente zur Folge. Als biokompatible Materialien bieten sich die eingeführten Implantatsstähle oder Verbundmaterialien an (Abb. 1b). Während der Zeit der Herstellung eines Prototyps aus Stahl haben wir simultan Versuche mit Brückenplatten aus faserverstärktem Kunststoff durchgeführt. Bei der Auswahl der Faserwerkstoffe aus Glas, Aramid oder Kohle haben wir zunächst ein Versuchsmodell mit Glasfasern in einer Epoxidmatrix ausgewählt (Abb. 1c). Die als Prototyp festgelegte Brückenplattengeometrie hat statischen Erprobungen standgehalten. Spannungsoptische Analysen ergaben ausgeglichene, unkritische Spannungsverläufe (Abb. 1c, f). Gleichzeitig führte auch die rechnerische Analyse der Brückenplatte mit der Methode der Finiten Elemente zu tolerablen Spannungsverteilungen über den gesamten Plattenverlauf (Abb. 1d).

Bei den Versuchen mit der Brückenplatte und in Kenntnis klinischer und biomechanischer Störanfälligkeiten des herkömmlichen Fixateur externe und seiner Montageweisen verfielen wir auf das zunächst naheliegende Konzept, interne und externe Osteosyntheseelemente in ein einziges Osteosynthesemittel zu integrieren: Die Brückenplatte so zu verändern, daß im Herd-, Infekt- oder Defektbereich das Implantat außerhalb der Weichteile, also auch außerhalb der Haut ähnlich einem Fixateur zu liegen kommt, während die Plattenschenkel im sicher vitalen diaphysären Knochen mit Schrauben verankert werden. Die außerhalb der Weichteile liegende Brückenplatte wollen wir im nachfolgenden als externe Fixationsplatte bezeichnen. Abgesehen von biologischen Problemen stellt dieses Konzept hohe Anforderungen an die Beherrschung der durch das erhöhte Biegemoment auftretenden Spannungen. Dabei ist einmal die Steifigkeit des gesamten Osteosyntheseverbundes relevant, zum anderen die Dauerfestigkeit des gewählten Materials. Biologisch glauben wir insofern an eine Praktikabilität, weil bei diesen unfallchirurgischen Problemfällen ohnehin sowohl am Schienbein als auch am Oberschenkel die Weichteile in Herdnähe offen gelassen werden müssen. Während an der Tibia mit der externen Fixationsplatte die muskelfreie

118

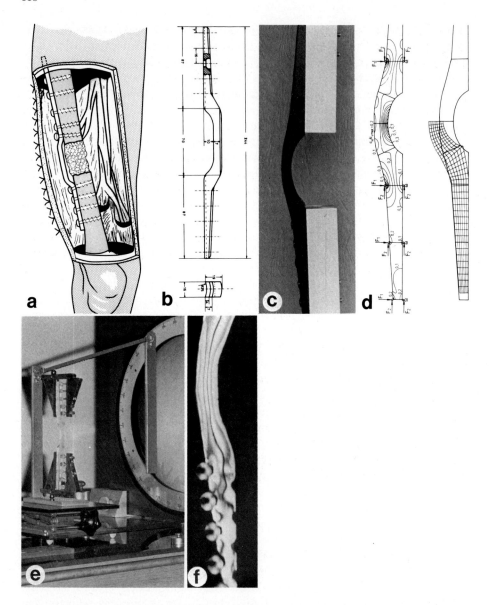

Abb. 1a–f. Entwurf und Optimierung einer Brückenplatte. **a** Schematische Darstellung einer Distanzosteosynthese am Femur mit Brückenplatte. **b** Konstruktiver Entwurf einer Brückenplatte aus Stahl. **c** Brückenplatte aus glasfaserverstärktem Kunststoff Einbettung in Epoxidharz in einer Modellmontage für die Belastungsprüfungen. **d** Vergleichsspannungsfeld und Verformungsbild einer belasteten Brückenplatte. **e** Spannungsoptischer Versuchsaufbau. **f** Beispiel einer Brückenplattenvariante mit verschiedenen Isochromaten, die optisch die Spannungsverteilungen darstellen

vordere Schienbeinfläche ohne Irritationen der vulnerablen Weichteile der Wade genutzt werden kann, ergibt sich für die seltenere Anwendung am Oberschenkel der Vorteil, daß nach knöcherner Heilung der irritable, eben zur Ruhe gekommene Infektbereich chirurgisch nicht mehr angegangen wird. Speziell am Femur wird es bei größeren Defekten erforderlich sein, entsprechend unserer früher angegebenen Kombinations-osteosynthese die Brückenplatte mit einem Klammerfixateur zu kombinieren, der biomechanisch wie eine Zuggurtung wirkt (Müller et al. 1982). Vor der Herstellung eines Prototyps sind wir wieder rechnerisch vorgegangen, um die auftretenden Deformationen und Spannungen der externen Fixationsplatte sichtbar zu machen. Bliebe der Plattenquerschnitt entlang des externen Brückenbogens konstant, resultierten daraus nicht tolerable Materialbelastungen, wie sie optisch durch die Größe der einzelnen, aufgezeichneten Spannungsfelder dokumentiert sind. Eine Optimierung des Querschnittsverlaufs und damit der Formgebung der externen Fixationsplatte führt – wie in derAbbildung sichtbar – zu einer Angleichung der Spannungsfelder. Über entsprechende Dauerfestigkeitsversuche mit der externen Fixationsplatte an Modellen werden wir zu gegebener Zeit erneut berichten.

Literatur

Brunner CF, Weber BG (1981) Besondere Osteosynthesetechniken. Springer, Berlin Heidelberg New York

Müller KH (1981) Exogene Osteomyelitis von Becken und unteren Gliedmaßen. Springer, Berlin Heidelberg New York

Müller KH, Witzel U (1982) Theoretische ingenieurwissenschaftliche Überprüfung der Implantate herkömmlicher Osteosyntheseverfahren und ihr Bezug zur klinischen Praktikabilität. Unfallheilkunde 85:403–412

Müller KH, Witzel U, Bowe KH (1982) Experimentelle Untersuchungen und klinische Erfahrungen mit der Defektosteosynthese am Oberschenkel durch Platte und neutralisierendem Klammerfixateur. Unfallheilkunde 85:95–110

120

Das Verhalten dünner Mittelgesichtsstrukturen bei der Verwendung von Vitalliumminiplatten nach Luhr

R. Drommer

Universitätsklinikum Göttingen, Abteilung für Kieferchirurgie (Vorsteher: Prof. Dr. Dr. H.G. Luhr), Robert-Koch-Straße 40, D-3400 Göttingen

Die Fixierung von Knochenweichteilsegmenten im Bereich des Mittelgesichts wird heute noch mit Hilfe von 3 völlig unterschiedlichen Techniken vorgenommen. Die Knochenfragmente können sowohl mit direkten Drahtnähten adaptiert werden, es ist aber auch eine Stabilisation über externe Apparaturen – mit der Schädelkalotte als Fixpunkt – möglich (Schmoker u. Spiesl 1979; Schmoker u. Gebauer 1980). Diese beiden Methoden finden in der Traumatologie und in der skelettverlagernden Chirurgie des Gesichts Anwendung. Zu dem letzteren Weg haben wir eine völlig ablehnende Haltung.

Mit der dritten Möglichkeit, der Miniplattenstabilisation, glauben wir, ein geeignetes Instrumentarium gefunden zu haben, Knochenfragmente hinreichend miteinander zu stabilisieren, ohne den Patienten einer zusätzlichen Belastung auszusetzen (Drommer 1981a, 1982; Drommer u. Luhr 1981).

Wir verwenden das Miniplattensystem nach Luhr. Die Platten haben spezielle Gleitlöcher und können somit nach dem Prinzip der Druckplattenosteosynthese genutzt werden. Sie bestehen aus dem hoch korrosionsbeständigen Material Vitallium. Die Minischrauben sind selbstschneidend, so daß nach Anlegen der Bohrlöcher in die dünnen Knochenstrukturen kein Gewinde vorgeschnitten werden muß.

Hier soll über dieses Miniplattenstabilisationsverfahren berichtet werden, wie wir es in der Mißbildungschirurgie des Gesichts anwenden. Die schweren Gesichtsfehlentwicklungen können mit Hilfe der sog. Le Fort-I-Osteotomien, Le Fort-II- und Le Fort-III-Osteotomien korrigiert werden. Für die Le Fort-III-Osteotomien wurde ein spezielles Stabilisationsverfahren mit 3 Miniplatten entwickelt und hierfür eine T-förmige Platte für den Stirn-Nasenbereich strukturiert (Drommer 1981b) (Abb. 1). Nach der Osteotomie und der Verlagerung der Osteotomiesegmente in die gewünschte neue Position werden diese Segmente mit Hilfe der Miniplattenstabilisationstechnik in dieser neuen Lage fixiert (Abb. 2). Die Knochendiastasen im Osteotomiebereich werden mit Knochentransplantaten überbrückt. Die stabilisierten Knochensegmente sind bei allen Osteotomieformen übungsstabil verankert.

Uns haben im Zusammenhang mit diesem Stabilisationsverfahren folgende Fragen interessiert:

Wir wollten wissen, in welcher Größenordnung über die selbstschneidenden Minischrauben Drehmomente von den dünnen Mittelgesichtsknochenstrukturen aufgenommen werden können. Hierzu haben wir Drehmomentmessungen an den Mittelgesichtsknochenstrukturen von 20 Verstorbenen mit einem Durchschnittsalter von 57 Jahren zum Todeszeitpunkt vorgenommen.

Biomaterialien und Nahtmaterial
Herausgegeben von H.M. Rettig
© Springer-Verlag Berlin·Heidelberg 1984

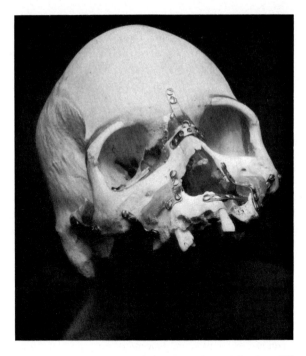

Abb. 1. Plattenstabilisationsmöglichkeiten nach Le Fort-I-Osteotomie und Le Fort-III-Osteotomie. Für die Stirnbein-Nasen-Region wurde eine T-förmige Platte strukturiert

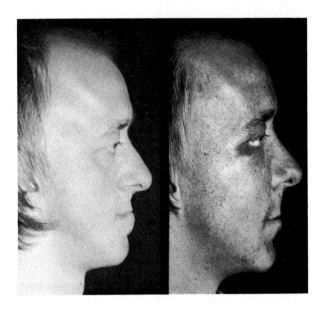

Abb. 2. Le Fort-II-Osteotomie bei einem 25jährigen Patienten (*links* präoperativ, *rechts* postoperativ). Die Fixation des Mittelgesichtsosteotomiesegments erfolgte mit Luhr-Miniplatten ohne äußere Schnittführungen

Ermittelt man den Drehmomentwert, bei welchem die Schraube gerade im Knochen überdreht wird, so erhält man mit diesem sog. Durchdrehmomentwert eine wesentliche Information über das gesamte kräfteübertragende System Schraube – Platte – Knochen. Wir haben in den 3 unterschiedlichen Osteotomieebenen diesen Grenzwert ermittelt und somit die für die Osteosynthese günstigsten Knochenareale herausfinden können.

Es zeigte sich, daß die Paranasalregion und die Wangenleistenregion besonders für die Schraubenpositionierung geeignet sind. Die Stirnbeinregion, die knöcherne Nasenwurzel und die Jochbein-, Jochbogenregion bieten ein ausreichendes Widerlager für die Miniplattenosteosynthese.

Weiterhin wollten wir das Verhalten dieser Schrauben-, Platten-Knochenverbindungen im Tierexperiment verfolgen. Hierfür wurde ein tierexperimentelles Modell entwickelt – als Versuchstier diente das Göttinger Minischwein – an welchem am Menschen vergleichbare Osteotomien ausgeführt werden konnten. Für unsere Tierexperimente haben wir 22 mindestens 2 Jahre alte Göttinger Minischweine operiert, die Knochendiastasen mit autologem Beckenknochen überbrückt und das osteotomierte Oberkiefersegment mit Luhr-Miniplatten stabilisiert (Abb. 3). Die Tiere wurden zwischen der 4. postoperativen Woche und einem Jahr getötet und die Ergebnisse histologisch aufgearbeitet.

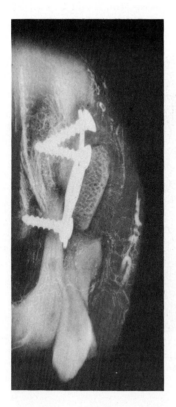

Abb. 3. Röntgenbild eines linken Minischweinoberkieferhälftenareals nach Osteotomie, autologem Knochentransplantat und Miniplattenstabilisation. Die Gefäße wurden mit Pantopaque dargestellt

Bis auf 3 Tiere waren die Oberkieferosteotomiesegmente fest mit ihrer Umgebung verbunden. Die Platten hatten den enormen Kaukräften der Schweine standgehalten. Infolge von sekundären Knochenbildungen wurden sie im Verlauf der Monate mit Knochen überschichtet, wobei zwischen Platte und diesem Knochen ein Areal mit straffem Bindgewebe ausgebildet sein konnte. Wir konnten auch sehen, daß es aufgrund des Kaudruckes zu Durchwanderungen der Schrauben im Oberkiefer gekommen ist (Drommer u. Donath 1983).

Letztendlich haben wir 38 Patienten mit skelettverlagernden Operationen und Miniplattenstabilisationen in einem Zeitraum von bis zu 3,5 Jahren nachkontrolliert und klinisch ausgewertet. Mit wenigen Ausnahmen konnten die Schrauben fest im Knochen verankert werden. In der postoperativen Beurteilungsphase waren alle verlagerten Osteotomiesegmente klinisch fest mit ihrer Umgebung verbunden. Die Schleimhäute im Bereich der Platten waren reizlos.

Zusammenfassend kommen wir jetzt nach 4jähriger Erfahrungszeit mit der Miniplattenosteosynthese speziell in der skelettverlagernden Chirurgie des Mittelgesichts zu der Feststellung, daß die dünnen Mittelgesichtsknochenstrukturen ein ausreichendes Widerlager für die Schraubenverankerungen darstellen. Gegenüber den Drahtosteosynthesen können wir die Indikationsstellungen auf die Korrektur von extremen Fehlentwicklungen des Gesichtsskelettes erweitern. Spezielle Probleme, wie Affektionen der Nasennebenhöhlenbereiche aufgrund der in sie hineinragenden Schraubenspitzen haben wir nicht als Komplikation sehen können.

Zusammenfassung

Es wird über die klinischen und experimentellen Erfahrungen berichtet, knöcherne Strukturen des Gesichtsschädels nach skelettverlagernden Operationen mit Vitalliumminiplatten zu stabilisieren.

Drehmomentmessungen am Gesichtsskelett von Leichen gaben uns Aufschluß über Festigkeitswerte dieser Knochen. Osteotomien am Göttinger Minischwein erlaubten die Reaktionen des Knochens auf die Schrauben-Platten-Verbindungen zu beurteilen.

Dieses Stabilisationsverfahren läßt die Indikationsstellungen für derartige Operationen erweitern. Dem Patienten selbst ermöglicht es eine unmittelbare postoperativ verbesserte Lebensqualität, da keine intermaxillären Fixationen mehr erforderlich sind.

Diskussionsbemerkungen

Eine exakte Aussage über die unterschiedliche Kaukraft von Minipigs und der menschlichen Kaukraft ist meßbar nicht darzustellen. Untersuchungen darüber laufen noch. Herr Drommer verwendet gewalzte Vitalliumplatten und beläßt die Platten. Bei seinen Patienten mußten nur zweimal wegen allergischer Reaktionen die Platten entfernt werden.

124

Literatur

Drommer R (1981a) Malformations of the face with cleft lip and palate and other extensive surgical care in early infancy — possibilities of their surgical correction. Joseph Society Papers, London

Drommer R (1981b) Erfahrungen mit dem Miniplattensystem nach Luhr bei der stabilen Fixation von Osteotomiesegmenten im Mittelgesichtsbereich. Zahnärztl Prax 32:6

Dommer R (1982) The use of the Luhr mini-plate-system in the region of the skeleton face. In: Jacobs JR (ed) Maxillofacial trauma. Praeger, Detroit

Drommer R, Donath K (1983) Die Einheilungsvorgänge von autologen Beckenknochentransplantaten im Bereich der dünnen facialen Oberfkieferknochenstrukturen — eine tierexperimentelle Studie. Fortschr Kiefer-Gesichtschir 28:5−7

Drommer R, Luhr H-G (1981) Chirurgische Maßnahmen bei erwachsenen Spaltpatienten mit extremen Gesichtsdeformierungen und nach Resektion des Zwischenkiefers im Säuglingsalter. Dtsch Zahnärztl Z 36:191

Schmoker R, Gebauer U (1980) Präoperative Planung und funktionsstabile Fixation mittels Osteosynthese und Craniofixateur externe bei der Behandlung der Progenie, des offenen Bisses sowie des Distalbisses. Schweiz Monatsschr Zahnheilkd 90:286

Schmoker R, Spiessl B (1979) Umstellungsosteotomie des Oberkiefers und Ruhigstellung mittels Craniofixateurs. Acta Orthodontica 35:287

Untersuchungen einer neuen Defektosteosyntheseplatte zur Unterkieferrekonstruktion

D. Körner

Klinik für Kiefer- und Gesichtschirurgie, Plastische Operationen, Katharinenhospital (Ärztl. Direktor: Prof. Dr. H. Schüle), Kriegsbergstraße 60, D-7000 Stuttgart

Einleitung

Bei Radikaloperationen von malignen Tumoren der Mundhöhle ist häufig eine Unterkieferkontinuitätsresektion erforderlich. Meist ist eine sofortige Rekonstruktion des Unterkiefers durch Knochentransplantation nicht empfehlenswert. Zur Stabilisierung der Kieferstümpfe und zur Stützung der Weichteile wird in der Regel eine temporäre alloplastische Defektüberbrückung durch funktionsstabile, außen auf den Kiefer aufgeschraubte Osteosyntheseplatten durchgeführt (Conley 1951; Spiessl u. Tschopp 1974; Becker 1975; Branemark et al. 1975; Luhr 1976, 1978; Hausamen et al. 1977; Reuther u. Hausamen 1977; Schmelzle u. Schwenzer 1977; Schmoker et al. 1977; Bitter 1979; Sonnenburg u. Sonnenburg 1982).

Biomaterialien und Nahtmaterial
Herausgegeben von H.M.Rettig
© Springer-Verlag Berlin·Heidelberg 1984

Durch Spannungskräfte auf der Außenseite der Platte sowie Retraktionskräfte auf der Innenseite kann es nach Wundverschluß zur Ablösung der Weichteile innen mit oralen Wunddehiszenzen bzw. bei starkem Narbenzug zur Perforation nach außen kommen. Dadurch geht das Implantat häufig vorzeitig verloren (Conley 1951; Bowermann u. Conroy 1969; Austermann et al. 1977; Luhr 1978; Bitter 1979; Sonnenburg u. Sonnenburg 1982; Schmoker 1983).

Problemstellung

Zur Lösung dieses biomechanischen Problems kann das Überbrückungselement auf der Innenseite des Unterkiefers angebracht werden, so daß die Überspannung außen und die Retraktionskräfte innen vermindert werden. Bisherige Plattensysteme (Bowermann u. Conroy 1969; Bitter 1979; Schmoker 1983), die auf der Innenseite des Unterkiefers angeschraubt werden, sind nicht voll befriedigend, da sie technisch, mit Zielgerät und Fixierungsapparaturen, aufwendig und schwierig anzubringen und zu entfernen sind.

Ziel unserer Untersuchungen ist es daher gewesen, eine Unterkieferrekonstruktionsplatte zu entwickelt, die, wie üblich, auf der Außenseite leicht anzuschrauben ist, den Defekt jedoch auf der Innenseite des Unterkiefers überbrückt.

Eigene Untersuchungen

Wir haben gedanklich eine solche Osteosyntheseplatte in ihre beiden Befestigungselemente sowie das Innenbogenüberbrückungselement zerlegt. Die Verbindung zwischen beiden Elementen kann entweder durch doppelte Kröpfung einer herkömmlichen Platte oder durch ein U-förmiges Verbindungselement hergestellt werden (Abb. 1).

In Zusammenarbeit mit der Firma Osteo AG, Selzach/Schweiz haben wir eine solche Innenbogenrekonstruktionsplatte entwickelt (Abb. 2). In Anlehnung an das von Reuther u. Hausamen (1977) angegebene Plattensystem weist sie folgende Konstruktionsmerkmale auf:

Der aus implantationsfähigem Stahl bestehende Plattenkörper ist bis 8 mm breit und 2,5 mm hoch. Zur Erhöhung der Stabilität ist er als Achtelrohrkrümmung gestaltet. Je nach Länge weist das Plattenmittelteil 2, 3, 4 oder mehr Löcher von 3,5 mm Durchmesser für Kortikalisschrauben auf. Die Befestigungselemente an den beiden Seiten sind nach den von Mittelmeier (1974) angegebenen Konstruktionsprinzipien mit je einem 27°- und zwei 45°-Drucklöchern versehen. Die Befestigungs- und Überbrückungselemente werden durch zwei 10 · 10 mm große U-förmige Bügel verbunden. Die Platte ist dreidimensional mit den bekannten Biegeinstrumenten verformbar und individuell zu adaptieren.

Da vor der Resektion die Innenbogenrekonstruktionsplatte nicht angepaßt werden kann, wird eine vorher angeformte Leichtmetallbiegeschablone zur korrekten Reproduktion der Kieferstumpfstellung nach der Resektion verwendet.

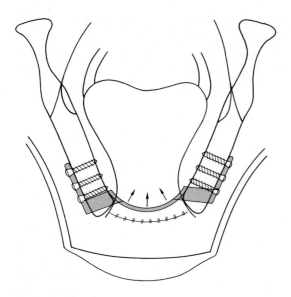

Abb. 1. Innenliegende Überbrückung des Mittelstückes durch eine außen aufschraubbare Innenbogenrekonstruktionsplatte: Optimale Reduktion der Gewebsspannung

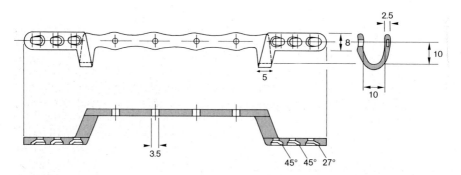

Abb. 2. Vereinfachte Konstruktionszeichnung einer Innenbogenrekonstruktionsplatte

Ergebnisse

Bei 10 Plattenepithelkarzinomen des Mundbodens, überwiegend der Gruppe T$_3$, haben wir nach der radikalen Tumorentfernung die Unterkieferdefekte primär mit Innenbogenplatten rekonstruiert. In allen Fällen war eine Mittelstückresektion, meist verbunden mit einer Seitenstückresektion zwischen 5,6 und 11,5 cm Länge, vorgenommen worden (Mittelwert 7,9 cm). Der primäre, mehrschichtige Wundverschluß gelang in allen Fällen ohne Fernlappenplastik. Die Liegedauer der Implantate betrug bei gutem

funktionellen und kosmetischen Ergebnis zwischen 1 und 13 Monaten. Wunddehiszenzen, Erosionen oder Plattenlockerungen traten nicht auf (Abb. 3).

In 2 Fällen verwendeten wir die Innenbogenplatte zur funktionsstabilen, sekundären Osteoplastik nach Mittelstückresektion, in 1 Fall zur primären Osteoplastik
nach Kontinuitätsresektion wegen eines Ameloblastoms, jeweils mit autologer Beckenkammspongiosa (Abb. 4).

15mal nahmen wir eine Defektüberbrückung mit einer doppelt eingekröpften
konventionellen Osteosyntheseplatte vor. Zwei Platten mußten vorzeitig entfernt
werden: nach 3 Monaten wegen eines Plattenbruches, nach 8 Monaten wegen Schrau-
benlockerung. Die Liegedauer der übrigen Implantate betrug zwischen 9 und 18
Monaten.

Diskussion

Der vorzeitige Verlust von Defektosteosyntheseplatten nach Unterkieferresektion ist
ein biomechanisches Problem, hervorgerufen durch Spannungskräfte auf der Außenseite
der Platte und Retraktionskräfte auf der Innenseite (Luhr 1978; Bitter 1979). Besonders schwierig ist der Ersatz des Mittelstückes (Austermann et al. 1977). Die hier
angegebene Rekonstruktionsplatte vermeidet diese ungünstige Situation durch eine
Innenbogenrekonstruktion. Vorteilhaft gegenüber den innen befestigten Systemen
(Bowermann u. Conroy 1969; Bitter 1979; Schmoker 1983) ist, daß die Befestigung
am Kieferstumpf in üblicher Osteosynthesetechnik auf der Außenseite erfolgen kann.

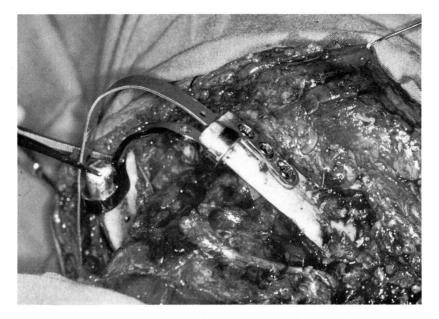

Abb. 3. Operationssitus einer Mittelstückrekonstruktion mit einer Innenbogenplatte.
Die Biegeschablone zeigt den ehemaligen Verlauf des Unterkieferbogens

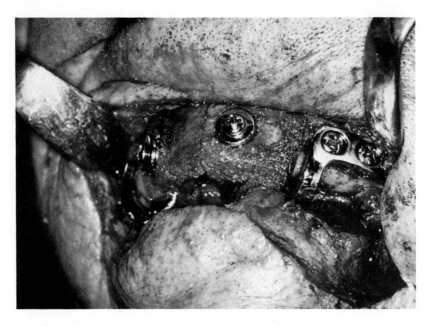

Abb. 4. Operationssitus einer funktionsstabilen Beckenkammtransplantation mit einer Innenbogenplatte zur Rekonstruktion eines Mittelstücks

Die Platte ist systemkompatibel mit den von Becker u. Machtens und Reuther u. Hausamen (1977) angegebenen Osteosynthesebestecken. Sie kann mit den dort gebräuchlichen Instrumenten ohne besondere Übung bearbeitet und angebracht werden. Mit Hilfe einer Biegeschablone ist es möglich, die anatomisch korrekte Stellung der Kieferstümpfe beizubehalten.

Grundsätzlich ist auch eine Reduktion der Gewebsspannung durch Innenbogenrekonstruktion mit einer doppelt gekröpften Platte möglich, ähnlich wie dies u.a. von Luhr (1978) und Sonnenburg u. Sonnenburg (1982) angegeben wurde. Die dreidimensional korrekte Adaptierung ist jedoch besonders bei asymmetrischen Defekten schwierig. Die Platte ist durch Biegefehler bruchgefährdet. Als Transplantatträger für eine sekundäre Osteoplastik ist diese Plattenform nicht verwendbar.

Die anzustrebende sekundäre Osteoplastik ist dagegen mit der Innenbogenplatte möglich. Die ernährenden Weichteile werden nicht durch die Platte vom Transplantat abgehalten; die Kinnweichteile werden vielmehr durch den natürlichen Auflagedruck an dieses herangezogen. Damit sind optimale Bedingungen für eine funktionsstabile Transplantation gegeben (Spiessl 1976; Luhr 1978). Die Innenbogenplatte kann nach Durchbauung des Transplantates ohne besonderen Aufwand wieder entfernt werden.

Eine endgültige Beurteilung der ersten klinischen Erfahrungen mit der Innenbogenplatte ist zur Zeit noch nicht möglich. Sie sind jedoch im Vergleich zu den von Austermann et al. (1977) gefundenen Ergebnissen ermutigend, so daß dieser therapeutische Ansatz weiter verfolgt werden sollte.

Zusammenfassung

Die temporäre Defektüberbrückung nach Unterkieferresektion ist ein biomechanisches Problem, wobei außen aufgeschraubte Osteosyntheseplatten oft erodieren und vorzeitig entfernt werden müssen. Eine neu entwickelte Defektosteosyntheseplatte vermeidet die ursächlichen Gewebsüberdehnungen außen und Retraktionskräfte auf die Unterkieferinnenseite durch eine Innenbogenrekonstruktion. Es wird vergleichend mit anderen Systemen über erste klinische Erfahrungen berichtet.

Diskussionsbemerkungen

Herr Körner verwendet Platten als innenliegende Überbrückungselemente, die ihm so einen spannungsfreien Wundschluß ermöglichen. Nachbestrahlungen, die bei Tumorresektionen erforderlich wurden, hat er nicht ausgeführt.

Literatur

Austermann KH, Becker R, Büning K, Machtens E (1977) Titanium implants as a temporary replacement of mandible. A report of 30 cases. J Maxillofac Surg 5:167

Becker R (1975) Rekonstruktion von Unterkieferdefekten nach Tumorresektion. Therapiewoche 25:6624

Becker R, Machtens E: Druckplattenosteosynthese zur Frakturbehandlung und bei orthopädisch-chirurgischen Maßnahmen am Gesichtsschädel. Osteo News, Nr. 19, Osteo, Selzach

Bitter K (1979) Die „Innenbogenrekonstruktion". Eine Modifikation der temporären Wiederherstellung des resezierten Unterkiefers mit Überbrückungsplatten. Dtsch Z Mund Kiefer Gesichtschir 3:82

Bowermann JE, Conroy B (1969) A universal kit in titanium for immediate replacement of resected mandible. Br J Oral Surg 6:223

Branemark PJ, Lindström J, Hallen O, Breine U, Heppson PH, Öhmann A (1975) Reconstruction of the defective mandible. Scand J Plast Reconstr Surg 9:116

Conley JJ (1951) The use of vitallium protheses and implants in the reconstruction of the mandibular arch. Plast Reconstr Surg 8:150

Hausamen JE, Scheunemann H, Reuther J (1977) Temporärer Unterkieferersatz mittels funktionsstabiler Platte in Kombination mit einem Silastikinterponat. In: Schmid E (Hrsg) Vortrag 13. Jahrestagung der Deutschen Gesellschaft für Plastische und Wiederherstellungschirurgie, Sept 1975. Thieme, Stuttgart

Luhr HG (1976) Ein Plattensystem zur Unterkieferrekonstruktion einschließlich des Gelenkersatzes. Dtsch Zahnärztl Z 31:747

Luhr HG (1978) Der freie Unterkieferersatz – Berücksichtigung des Transplantatlagers bei der Rekonstruktion. Fortschr Kiefer Gesichtschir 23:48

Mittelmeier H (1974) Prinzipien der Osteosynthese mit selbstspannenden Platten. Med Orthop Tech 94:90

Reuther J, Hausamen JE (1977) System zur alloplastischen Überbrückung von Unterkieferdefekten. Dtsch Zahnärztl Z 32:334

Schmelzle R, Schwenzer N (1977) Die Überbrückung von Unterkieferdefekten mit Metallimplantaten. Dtsch Zahnärztl Z 32:329

Schmoker R (1983) Mandibular reconstruction using a special plate. J Maxillofac Surg 11:99

Schmoker R, Spiessl B, Mathys R (1977) Eine Rekonstruktionsplatte zur Überbrückung größerer Knochendefekte im Unterkiefer. Aktuel Traumatol 7:199

Sonnenburg M, Sonnenburg I (1982) Möglichkeiten der Rekonstruktion von Unterkieferdefekten mit Kontinuitätsdurchtrennung. Dtsch Zahn Mund Kieferheilkd 70:24

Spiessl B (1976) Grundsätzliches zur Knochentransplantation. Fortschr Kiefer Gesichtschir 20:14

Spiessl B, Tschopp HM (1974) Chirurgie der malignen Tumoren des Unterkiefers. In: Naumann HH (Hrsg) Kopf- und Hals-Chirurgie, Bd 2, Teil 2. Thieme, Stuttgart, S 683

Indikationen der Miniplattenosteosynthese in der plastischen und wiederherstellenden Gesichtschirurgie. Behandlungsergebnisse

H.G. Rudelt und G. Pfeifer

Nordwestdeutsche Kieferklinik, Martinistraße 52, D-2000 Hamburg 20

Angeregt durch die Arbeiten von Härle u. Duker (1976), Champy et al. (1978) und Luhr (1979) werden an der Nordwestdeutschen Kieferklinik Hamburg seit 1979 Miniplattenosteosynthesen zur Frakturversorgung und bei Osteotomien des Kiefer-Gesichtsbereiches routinemäßig verwendet.

Da es bisher nur wenige Berichte über die Erfahrungen mit diesem Osteosynthesematerial gibt, berichten wir in der vorliegenden Arbeit über die Behandlungsergebnisse der mit Luhr-Miniplatten versorgten Patienten in den Jahren 1979–1982. Dazu konnten 40 Patienten nachkontrolliert werden.

Zur Indikation: Zur Frakturversorgung im Unterkiefer haben wir Miniplatten im wesentlichen bei Mehrfachtrümmerfrakturen oder beim zahnlosen atrophierten Unterkiefer anstelle von früher verwendeten Drahtosteosynthesen eingesetzt. Bei den Mittelgesichtsfrakturen lag der Anwendungsbereich bei den Jochbeinfrakturen, aber auch zur Stabilisierung von Le Fort-I- bis Le Fort-III-Frakturen werden Miniplatten verwendet.

Ein weiteres Anwendungsgebiet waren die korrektiven Osteotomien, wobei Miniplatten bei Segmentosteotomien des Ober- und Unterkiefers wie auch bei Le Fort-I bis III-Osteotomien eingesetzt wurden (Abb. 1).

Die Indikation zur Miniplattenosteosynthese stellten wir daneben häufig bei Jochbeinosteotomien nach disloziert verheilten Jochbeinfrakturen, außerdem kamen Miniplatten bei kranio-fazialen Eingriffen zum Einsatz (Tabelle 1).

Biomaterialien und Nahtmaterial
Herausgegeben von H.M. Rettig
© Springer-Verlag Berlin·Heidelberg 1984

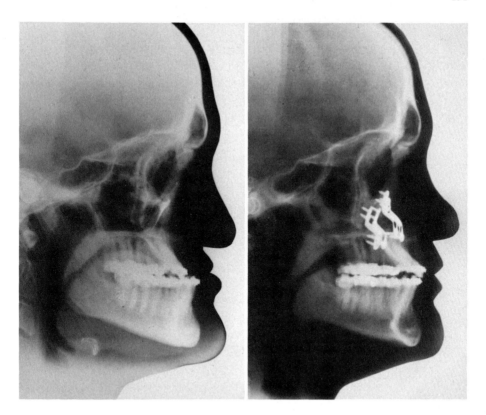

Abb. 1. Miniplattenosteosynthese zur Korrektur einer Retromaxillie durch Le Fort-I-Osteotomie

Behandlungsergebnisse

Da sich bei der Auswertung unterschiedliche Behandlungsergebnisse nach Platten-anwendung bei Unterkieferfrakturen und den übrigen Anwendungsgruppen ergaben, haben wir eine getrennte Auswertung vorgenommen.

Nach Miniplattenosteosynthese am *Unterkiefer* mußte die Miniplatte wegen Pseud-arthrosebildung in 3 Fällen entfernt und in 2 Fällen durch eine Kompressionsosteo-syntheseplatte (Luhr 1968) ersetzt werden, um eine stabile Frakturheilung zu erzielen.

Bei einem Patienten erfolgte die Plattenentfernung wegen postoperativer Abszeß-bildung.

In 2 weiteren Fällen erfolgte die Plattenentfernung auf Wunsch der Patienten, weil sie durch die Haut tastbar waren: Platten- und Schraubensitz waren hier jedoch fest und reizlos (Tabelle 2).

In der Gruppe der *Mittelgesichtsfrakturen* mußte lediglich eine Platte wegen sub-muköser Abszeßbildung im Bereich der durch die Fraktur zertrümmerten Fossa canina postoperativ entfernt werden, in 4 weiteren Fällen erfolgte die Plattenentfernung bei Sekundäreingriffen, hier lag das Osteosynthesematerial reizlos in situ.

Tabelle 1. Indikationen zur Miniplattenosteosynthese

Mittelgesichtsfrakturen	Le Fort I–III-Frakturen
	Jochbeinfrakturen
Osteotomien	Le Fort I–III-Osteotomien
	Jochbeinreosteotomien
	UK/OK Segmentosteotomien
	Kraniofaziale Osteotomien
Unterkieferfrakturen	Mehrfache Unterkieferfrakturen
	Frakturen des zahnlosen atrophierten Unterkiefers

Tabelle 2. Miniplattenosteosynthese bei Unterkieferfrakturen (n = 17)

Indikation zur Plattenentfernung:

Platte gelockert, Pseudarthrosebildung	n = 3
Platte gelockert, Abszeßbildung	n = 1
Platte durchtastbar	n = 2

Tabelle 3. Miniplattenoesteosynthese bei Mittelgesichtsfrakturen und Osteotomien (n = 23)

Indikation zur Plattenentfernung:

Abszeßbildung	n = 1
Platte durchtastbar	n = 1
Narbenschmerzen	n = 1
Plattenentfernung bei Narbenkorrekturen, Konturkorrekturen, Orbitabodenrevisionen	n = 4

In der Gruppe der Osteotomien fanden sich sowohl im Unterkiefer als auch im Mittelgesichtsbereich keine entzündlichen Komplikationen, hier erfolgte bislang nur in 2 Fällen die Plattenentfernung wegen Narbenschmerzen der Patienten oder subjektiven Beschwerden, bei je fest liegendem Osteosynthesematerial.

Diskussion

Nach unseren bisherigen Erfahrungen ist die Miniplattenosteosynthese eine geeignete Methode zur Stabilisierung von Mittelgesichtstraumen, wobei die geringe Komplikationsrate, gute Stabilität bei Verzicht auf eine intermaxilläre Fixation, die Kombinierbarkeit mit anderen Osteosyntheseformen, z.B. Drahtnähten sowie die einfache Entfernbarkeit wesentliche Vorzüge sind.

Vorbehaltlos empfehlen können wir die Anwendung der Miniplatten auch bei korrektiven Osteotomien des Kiefergesichtsbereiches sowie auch bei kranio-fazialen Eingriffen.

Fehlende entzündliche Komplikationen, gute Stabilität auch mit der Möglichkeit der Knocheninterposition und Fixation in entstandenen Knochenlücken sind hier als Vorteile dieser Osteosyntheseform zu nennen. Ähnliche Ergebnisse haben Paulus u. Hardt (1983) vorgelegt.

Nach Frakturversorgung im *Unterkieferbereich* mit Miniplatten ergab sich allerdings eine größere Komplikationsrate, wie sie auch in Arbeiten von Freytag u. Gaebel (1983) angegeben wird. Wir sehen deshalb eingeschränkte Anwendungen im Unterkiefer v.a. bei Mehrfachtrümmerfrakturen, in Ausnahmefällen beim jugendlichen Patienten und bei Frakturen des atrophierten Kiefers, wobei hier möglichst eine zusätzliche Fixation durch circomandibulär eingebundene Prothesenschienen erfolgen sollte.

Zusammenfassung

An der Nordwestdeutschen Kieferklinik Hamburg werden Miniplattenosteosynthesen seit 1979 routinemäßig zur Frakturversorgung und bei Osteotomien des Kiefer-Gesichtsbereiches angewendet. Eine Nachuntersuchung von 40 Patienten zeigt, daß die Miniplattenosteosynthese bei Traumen des Mittelgesichtes und Osteotomien im Kiefer-Gesichtsbereich bei geringster Komplikationsrate, guter Stabilität mit Verzicht auf eine intermaxilläre Fixation, Kombinierbarkeit mit anderen Osteosyntheseformen und einfacher Entfernbarkeit wesentliche Vorteile gegenüber anderen Osteosyntheseformen hat. Im Unterkieferbereich sehen wir eine eingeschränkte Indikation zur Frakturversorgung mit Miniplatten bei Mehrfachtrümmerfrakturen und Frakturen des atrophierten Kiefers, wobei hier zusätzliche Fixierungen erfolgen sollten.

Diskussionsbemerkungen

Frau Ganz, Marburg, empfiehlt Miniplatten im Bereich der Schädelbasis zu entfernen, um später notwendige Computertomogramme nicht im Sinne von Artefaktbildungen zu verändern.

Herr Rudelt gibt zu, daß zwar Verwischungen im CT entstehen können, von Seiten der Radiologie habe es jedoch noch keinerlei Schwierigkeiten gegeben.

Literatur

Champy M, Lodde JP, Schmitt R, Jaeger JH, Schuster D (1978) Mandibular osteosynthesis by miniature screwed plates via a buccal approach. Maxillofac Surg 6:14
Freytag V, Gaebel M (1983) Erfahrungsberichte über Miniaturplattenosteosynthese im Unterkiefer. Dtsch Zahnärztl Z 38:370–372
Härle F, Duker J (1976) Miniplattenosteosynthese am Jochbein. Dtsch Zahnärztl Z 31:97

134

Luhr HG (1968) Zur stabilen Osteosynthese bei Unterkieferfrakturen. Dtsch Zahnärztl Z 23:754
Luhr HG (1979) Stabile Fixatur von Oberkiefer-Mittelgesichtsfrakturen durch Mini-Kompressionsplatten. Dtsch Zahnärztl Z 34:851
Paulus GW, Hardt N (1983) Miniplattenosteosynthesen bei traumatologischen sowie korrektiven Operationen im Kiefer-Gesichtsbereich. Schweiz Monatsschr Zahnheilkd 93:705–713

Tantal als Stirnbeinersatz – Erfahrung und Langzeitergebnis

S. Zehm und T. Heipcke

HNO-Klinik, Allgem. Krankenhaus Heidberg, D-2000 Hamburg 62

Ausgedehnte Knochendefekte im Stirnbereich gaben vor etwa 20 Jahren Anlaß zur Suche nach einem geeigneten Material, welches sowohl mechanisch wie kosmetisch die Bedingungen einer großen Defektversorgung erfüllt. Tantal, welches bereits in Netzform seit 1942 (Fulcher, 1943) in der Bauchchirurgie verwendet wurde, erwies sich in einer dickeren Beschaffenheit als perforiertes Blech von 0,5 mm Dicke als geeignet, aber in diesem Zustand nicht mehr leicht formbar. Damit die Implantation der Platte wegen der unterschiedlichen Kontur des Stirnbeines ohne große Erschwernis und ohne zeitlichen Aufschub vonstatten gehen kann, ist es unerläßlich, daß bei großen Defektüberbrückungen präoperativ das Implantat fertig geformt ist. Zu diesem Zweck hat sich in enger Zusammenarbeit mit unserer zahnärztlichen Abteilung ein Verfahren bewährt, wonach bei entsprechender Abformung der Stirn die Platte geprägt und den individuellen Verhältnissen angepaßt wird. Das hat den großen Vorteil, daß nur noch vereinzelt und in engen Grenzen die Ränder des Implantates an den Knochen genau angepaßt werden müssen und daß zweitens das metallische Gefüge der Platte selbst durch einen mehrfachen Prägevorgang zusätzlich an Härte gewinnt, wodurch sich die mechanische Widerstandsfähigkeit trotz der perforierten Beschaffenheit noch weiter erhöht. Der anfängliche Einwand, daß sich wegen der subkutanen Lage des Implantates lokale Wärmestauungen mit Kopfschmerzen u.ä. Belästigungen ergeben könnten, hat sich uns in keinem Fall bestätigt. Thermoelektrische Messungen haben übrigens belegt, daß die unter dem Hohlraum der Platte einwachsende Bindegewebsmasse gefäßreich durchwächst und somit der Blutstrom einen lokalen Hitzestau nicht aufkommen läßt.

Biomaterialien und Nahtmaterial
Herausgegeben von H. M. Rettig
© Springer-Verlag Berlin·Heidelberg 1984

Implantationstechnik

Natürlich ist es wichtig, daß die Implantation unter ein gleichmäßig dickes Stirnhautareal erfolgt, weshalb wir den koronaren Schläfenschnitt benutzen, der die Abhebung der Galea lappenartig ermöglicht, auch von der Dura selbst im Bereich des Knochendefektes. Ein besonderes Problem stellt der fehlende Supraorbitalbogen und fehlende Teile des Orbitadaches dar. Starke Vernarbungen und Einziehungen erschweren sehr die Entfaltung der oft stark geschrumpften Weichteildecke und bergen die Gefahr in sich, all zu leicht in orbitales Gebiet zu gelangen. In einem Fall war eine Lidheberschwäche eingetreten, weshalb wir auf die vollständige Entfaltung der augenbrauennahen Weichteile verzichten und stattdessen das Implantat in diesem Bereich mit seinem Rand stumpf einrollen mußten.

Für die Zeit der vollständigen bindegewebigen Umwachsung wird das Implantat durch 2–3 kurze Tantalschrauben vor dem Verrutschen gesichert. Keinesfalls darf die Schraube dazu dienen, einen ungenauen Sitz des Implantates zu korrigieren. Das führt nämlich sehr bald zum Abspringen des Plattenrandes, besonders dann, wenn der Knochen um die Schraube herum infolge Zugspannung sich abbaut und der abstehende Plattenrand die Gewebsirritation unterhält. Uns wurde ein einziger Fall bekannt, wo es allerdings 4 Jahre nach der Implantation zu einer Fistelbildung in der Stirnhaut gekommen war. Ob hier zusätzlich ein Trauma mitgewirkt hatte, ließ sich nicht eindeutig eruieren. Das entzündete Gewebe wurde exzidiert, der Plattenrand gekürzt und der Hautdefekt durch eine lokale Hautlappenverpflanzung gedeckt. (Für diese Mitteilung danke ich Herrn Professor Kley und seinen Mitarbeitern.)

Ergebnisse

In den Jahren 1964–1982 wurden 26 Patienten mit einer Tantalplatte versorgt (Zehm 1968). 19 Patienten konnten im Laufe der Jahre brieflich befragt, durch Röntgenaufnahmen kontrolliert und z.T. bis in jüngste Zeit photographisch dokumentiert werden. 5 Patienten waren unbekannt verzogen, 2 aus anderen Gründen verstorben. Das Alter der Patienten zum Zeitpunkt der Implantation lag zwischen dem 21. und 56. Lebensjahr, durchschnittlich betrug es 34,2 Jahre. Es handelte sich um 21 Männer und 6 Frauen. Alle Tantalimplantate wurden nie einzeitig, sondern erst nach einer Wartezeit von 1–6,5 Jahren, durchschnittlich nach 2,8 Jahren, eingesetzt. In allen Fällen waren Voroperationen vorausgegangen (11mal davon andernorts), so wegen Traumata 16mal, ausgedehnter Stirnhöhlenoperationen 6mal und gutartiger Knochentumoren (4mal). In allen Fällen war das Implantat primär reizlos eingeheilt.

Unter den subjektiv beklagten Beschwerden standen an erster Stelle Sensibilitätseinbußen im Bereich der Tantalplatte, die allerdings schon zuvor bestanden hatten und ursächlich auf die Primäroperation zurückzuführen waren. In einigen wenigen Fällen wurden die Beschwerden auch im Zusammenhang mit rezidivierenden Infekten des Nasen- und Rachenraums gesehen. In 3 Fällen war es wegen rezidivierender Entzündungen zu einer Pyozele des Siebbeins und der Keilbeinhöhle gekommen. Die operative Revision erfolgte hier zwischen 2,1–3,8 Jahren. Im ersten derartigen Fall wurde die Tantalplatte wegen einer diffusen Schwellung im Stirnbereich entfernt. Es zeigte sich aber, daß die Tantalplatte selbst reizlos eingeheilt war, das Implantatbett und der darunterliegende ehemalige Hohlraum vollständig bindegewebig aufgefüllt waren, so daß die Platte selbst nicht hätte entfernt werden müssen. In beiden Fällen wurde an der Platte nichts verändert. Hier war es nach operativer Revision zu einer Ausheilung und weiter beobachteten Beschwerdefreiheit gekommen.

Unter den befragten Patienten wurde übereinstimmend ihre nochmalige Bereitschaft zu einer solchen Implantation bestätigt. Der Vorteil vonseiten des Patienten wird vor allen Dingen in dem guten kosmetischen Ergebnis gesehen, wie auch in dem Gefühl, daß das Schädelinnere gegen ein erneutes Trauma sicher geschützt ist.

In einem Fall (eine Ärztin) wurde durch die Implantation einer Tantalplatte im Schläfenbeinbereich sogar Tropentauglichkeit erreicht. Hier erhielten wir die Antwort auf die Anfrage zugleich mit einem 10jährigen chirurgischen Erfahrungsbericht aus Borneo. Auch ist es gelungen, den ersten mit Tantal versorgten Patienten nachzuuntersuchen, wofür ich wiederum Herrn Professor Kley ganz herzlich danken möchte (Abb. 1). Durch ihn wurde bestätigt, daß der Patient seit nunmehr 19 Jahren diese Platte beschwerdefrei trägt. Schließlich hatte ich 1974 anläßlich der 12. Jahrestagung dieser Gesellschaft schon einmal über Stirnbeinersatzplastiken berichtet und damals einen Patienten vorgestellt mit erfolgreich durchgeführter Tantalimplantation (Zehm 1976).

Fassen wir zusammen, so haben die Langzeitbeobachtungen bestätigt, daß große Knochendefekte im Stirnbein- und Schläfenbereich schutzbringend durch die individuell vorgeformte Tantalplatte erfolgreich gedeckt werden können. Tantal erweist sich im Gewebe völlig indifferent, die Implantation ist für jeden in der plastischen und Unfallchirurgie des Kopfes erfahrenen Chirurgen mühelos durchführbar und garantiert, gerade wegen der individuellen Formgebung ein gutes kosmetisches Ergebnis.

An dieser Stelle möchte ich auch meinem zahnärztlichen Kollegen, Herrn Dr. Rieger, herzlich für diese erfolgreiche Zusammenarbeit in unserem Hause danken.

Zusammenfassung

Es wird über 26 Patienten mit Tantalplatten berichtet, die in den Jahren 1963–1982 eingesetzt wurden. Die Verlaufsbeobachtung erstreckt sich bis über 19 Jahre. In 3 Fällen war es zu rezidivierender Pyozelenbildung im Bereich des Siebbeins und der Keilbeinhöhle mit operativen Revisionen 2,1–3,8 Jahre nach Implantation der Tantalplatte gekommen. In einem Fall wurde die Platte entfernt, ohne daß vom Implantatbett her eine Notwendigkeit bestanden hätte. Ein weiterer Fall entwickelte 4 Jahre nach der Implantation eine Fistelbildung im Bereich der Stirnhaut. Hier wurde die Wunde lokal revidiert, der Plattenrand gekürzt und der Defekt durch Hautlappenplastik erfolgreich gedeckt. Diese letztgenannte Komplikation ist vermutlich auf einen ungenauen Randsitz der Platte bei der Implantation zurückzuführen, obwohl auch ein Trauma nicht einwandfrei auszuschließen war.

137

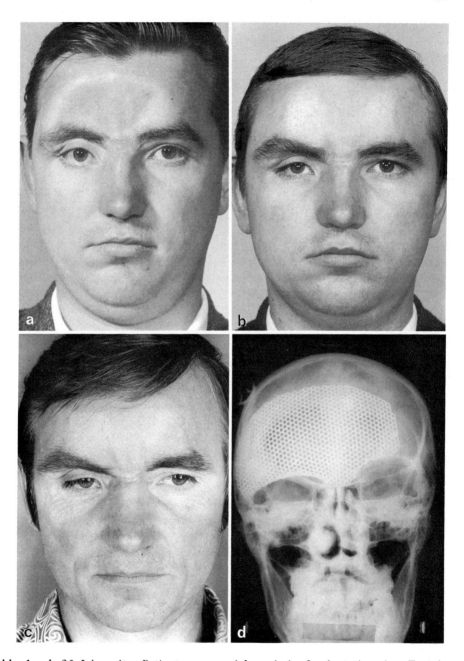

Abb. 1a–d. 25 Jahre alter Patient **a** vor und **b** nach der Implantation einer Tantalplatte. **c** Der gleiche Patient 19 Jahre später beschwerdefrei mit reizlos sitzender
Tantalplatte (**d**)

138

Literatur

Fulcher OH (1943) Tantalum as a metallic implant to repair cranial defects. J Am Med Assoc 121:931

Zehm S (1968) Die plastische Korrektur von Defekten im Stirn-Orbita Bereich. Aesth Med 17:139−142

Zehm S (1972) The rehabilitation of defects of the skull by the use of tantalum. In: Conley J, Dickinson JT (eds) Plastic and reconstructive surgery of the face and neck, Bd 2. Thieme Stuttgart

Zehm S (1973) Der Stirnbeindefekt und seine plastische Versorgung unter besonderer Berücksichtigung von Tantal. HNO 21:79

Zehm S (1974) The rehabilitation of the skull defects by the use of tantalum. Jpn Plast Reconstr Surg 17:414−419

Zehm S (1976) Plastische Maßnahmen bei Stirnbeindefekten. In: Hollwich F, Walter C (Hrsg) Plastisch-chirurgische Maßnahmen bei Spätfolgen nach Unfällen. Thieme, Stuttgart

Unterkieferrekonstruktion mit Titangitter und Beckenkammspongiosa − Klinische und histologische Befunde

J. Dumbach und H.-J. Pesch

Klinik und Poliklinik für Kieferchirurgie der Universität Erlangen-Nürnberg, Glückstraße 11, D-8520 Erlangen

Die Unterkieferrekonstruktion mittels freier Knochentransplantate wird als Standardmethode seit langem klinisch angewendet. Hierbei hat sich frischer autogener Knochen allen anderen Transplantatmaterialien als deutlich überlegen erwiesen (Reuther 1977). Die besondere Überlegenheit autogener Spongiosa erklärt sich durch die hohe Anzahl überlebender Zellen mit osteogenetischer Potenz. Erst durch die Verwendung des Titanium-Mesh-Systems (Boyne u. Zarem 1976) konnten diese Vorteile der Spongiosa optimal für die Unterkieferrekonstruktion genutzt werden.

Material

In den Jahren 1976−1983 wurde das Titanium-Mesh-System in der Universitäts-Kieferklinik Erlangen bei bisher 32 Patienten beiderlei Geschlechts im Alter von 22 bis 57 Jahren zur Wiederherstellung der Kontinuität des Unterkiefers bei ätiologisch verschiedenartigen Defekten verwandt (Tabelle 1). 22mal waren bei 17 dieser Patienten (Tabelle 2) unterschiedliche operative Eingriffe zur Wiederherstellung der Kontinuität

Biomaterialien und Nahtmaterial
Herausgegeben von H. M. Rettig
© Springer-Verlag Berlin·Heidelberg 1984

Tabelle 1. Diagnosen vor Rekonstruktion der Unterkieferdefekte (n = 32)

Osteomyelitische Pseudarthrose	
nach Fraktur	8
nach Osteotomie	2
Osteomyelitits	3
Schußbruch	3
Osteoradionekrose	5
Tumorresektion	
maligne	5
benigne	5
Ankylose mit Mikrogenie	1

Tabelle 2. Art der Eingriffe (n = 22)

	Anzahl
Drahtosteosynthese	7
Kompressionsosteosynthese	5
Extraorale Pinfixation	1
Solides Beckenkammtransplantat	3
Dekortikation	2
Titan-Mesh-System	3
Arthroplastik	1

Zunächst wegen interkurrenter Infekte bzw. Rezidive fehlgeschlagene operative Eingriffe bei 17 von 32 Patienten

des Unterkiefers zunächst wegen interkurrenter Infekte bzw. Rezidive fehlgeschlagen (Dumbach u. Steinhäuser, im Druck).

Methode

Die konturgerechte Anpassung der vorgeformten Titangitter an die Resektionsstümpfe und die Verschraubung mittels selbstschneidender Titaniumschrauben ist relativ einfach. Durch seine Korbform ist das Gitter sehr gut für die Aufnahme frischer autogener Beckenkammspongiosa geeignet (Steinhäuser 1982). Da das Gitter bereits an sich eine ausreichend stabile Fixation der Fragmente gewährleistet, empfiehlt sich eine zusätzliche ca. 3–4wöchige intermaxilläre Fixation zur Ruhigstellung nur, wenn ausreichend Zähne dafür vorhanden sind. In der Regel werden die relativ großen Metallgitter etwa 1 Jahr postoperativ vorsorglich wieder entfernt, um etwaige enorale Schleimhautläsionen mit Freiliegen des Gitters nach Zahnverlust und Alveolaratrophie zu vermeiden. In 12 Fällen wurden die Gitter daher inzwischen wieder entfernt. Davon wurden 7 samt umgebendem Gewebe histologisch untersucht (Henschke u. Pesch 1978).

140

Ergebnisse

Bisher konnte die Kontinuität des Unterkiefers bei 30 der 32 Patienten erfolgreich rekonstruiert werden (Abb. 1). Lediglich 3mal kam es nach Vorbestrahlung bzw. Rekonstruktion in einem subakut osteomyelitischen Gebiet zu Mißerfolgen mit Verlust der Transplantate. Einer dieser Fälle konnte inzwischen durch nochmalige Anwendung des Titanium-Mesh-Systems ebenfalls erfolgreich rekonstruiert werden. Bei der Entfernung der Gitter war eine reizlose Einheilung der Transplantate mit knöcherner Überbrückung der Defekte festzustellen. Die Titaniumschrauben und die Gitter waren fest an den ursprünglichen Kieferstümpfen verankert, die Metallgitter zumeist in einer schwieligen Bindegewebsschicht eingescheidet. Teilweise stand der neugebildete Knochen jedoch in engem Kontakt mit dem Gitter und war durch die Maschen des Gitternetzes hindurchgewachsen (Abb. 2). Daneben hatte sich Knochen

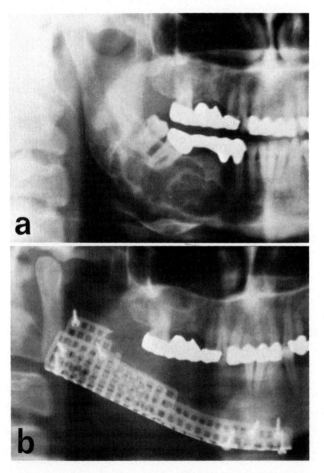

Abb. 1. a Ossifizierendes Fibrom des rechten Unterkiefers einer 30jährigen Patientin. **b** Zustand nach Resektion und Rekonstruktion

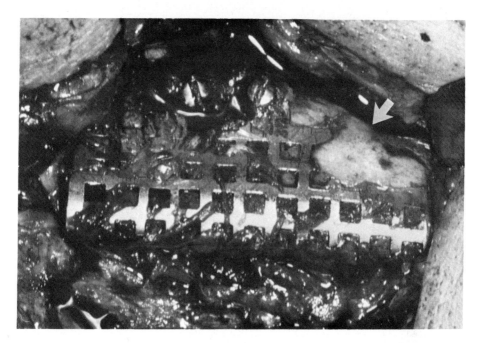

Abb. 2. Operativ freigelegtes Gitter 1 Jahr nach der Rekonstruktion bei einem 54-jährigen Patienten; teilweise über das Gitter gewachsener Transplantatknochen (↗)

auch unmittelbar auf den Metallimplantaten und ohne Bindegewebsmantel ausgebildet. Entsprechend dem klinischen Bild konnte auch histologisch reizloser Kontakt zwischen Metall und Knochen festgestellt werden (Abb. 3 u. 4).

Diskussion

Die makroskopische Form der verfügbaren Titangitter berücksichtigt die anatomischen Verhältnisse am Unterkiefer, so daß die Anpassung des leicht verformbaren Gitters an die Resektionsstümpfe und die Defektform keine Schwierigkeiten bereitet. Durch die Verwendung von Titanium, sowohl für das Gitter als auch für die Schrauben, ist eine hervorragende Biokompatibilität gewährleistet. Neben der Makroverankerung durch die Verschraubung und die Perforation des Gitters wird eine zusätzliche Mikroverankerung durch die rauhe Oberfläche im Bereich der Perforationen erreicht (Dumbach et al. 1983). Diese ermöglicht eine zusätzliche Stabilisation zwischen den Unterkieferstümpfen, dem transplantierten Knochen und dem Gitter. Von Nachteil ist zweifellos, daß autogene Spongiosa nur in begrenztem Umfang zur Verfügung steht und die Entfernung des Gitters nur durch einen extraoralen Zugang möglich ist. Hervorzuheben sind jedoch die letztlich guten klinischen Erfahrungen an unserem mit einer hohen Komplikationsrate bei Voroperationen behafteten Patientengut. Diese sprechen ebenso

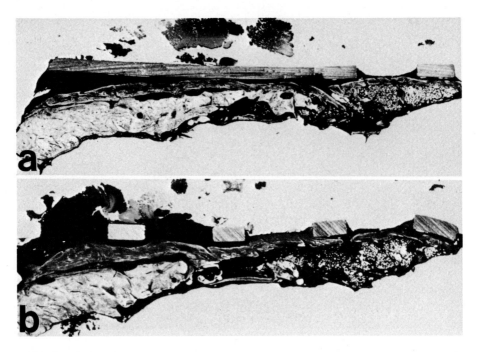

Abb. 3. Operativ entferntes Gitter mit umgebenden Weichteilen und Knochen (Mikrophotogramme, Kunstharzeinbettung, Stückfärbung mit Fuchsin, Schliffpräparat, Vergr. 5 : 1), Schnitt **a** durch den Rahmen, **b** durch die Perforation des Gitters

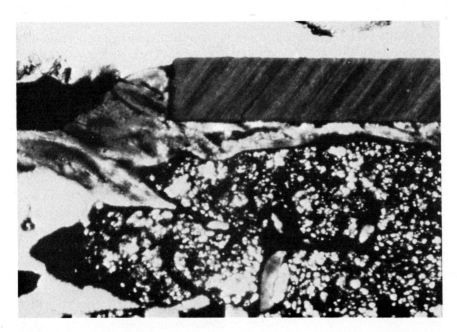

Abb. 4. Impaktiertes Titangitter (Vergr. 30 : 1) mit auf das Metall aufgewachsenem Knochen

wie die Ergebnisse der histologischen Untersuchungen bei vorliegender Indikation für die weitere Anwendung des Titanium-Mesh-Systems zur Unterkieferrekonstruktion.

Diskussionsbemerkungen

Auf die Frage nach der Defektgröße, die mit Titan-Mesh überbrückt wurde, berichtet der Redner, daß er bereits über eine halbe Unterkieferhälfte damit rekonstruiert habe. Den Vorteil der Verwendung des Titan-Meshs sieht er in der Sicherheit der Methode besonders bei Voroperationen, Infektionen und Fehlschlägen mit anderen Konstruktionsmethoden. Da sich im Krankengut von Herrn Dumbach eine größere Zahl jugendlicher Patienten befindet, hat er das Implantat entfernt. Besonders auch dann, wenn Zahnverlust bestand und ein evtl. Durchtreten des Gitters durch die Schleimhaut erwartet werden mußte. Die Fixation des Titangitters erfolgte primär mit Schrauben, mit zunehmender Erfahrung konnte darauf jedoch verzichtet werden.

Literatur

Boyne PJ, Zarem H (1976) Oseous reconstruction of the resected mandible. Am J Surg 132:49
Dumbach J, Steinhäuser EW (im Druck) Wiederherstellung der Kontinuität des Unterkiefers mit dem Titanium-Mesh-System nach Knochen- und Weichteilinfektionen. Fortschr Kiefer Gesichtschir 29
Dumbach J, Spitzer W, Pesch HJ (1983) Klinische und histologische Befunde nach Unterkieferrekonstruktion mit Beckenkammspongiosa und einem Titangitter. Dtsch Zahnärztl Z 38:152
Henschke F, Pesch HJ (1978) Kunststoffeinbettung im Knochenlabor. Präoperative Voraussetzung zur Schnitt- und Schlifftechnik. MTA 5:211
Reuther J (1977) Druckplattenosteosynthese und freie Knochentransplantation zur Unterkieferrekonstruktion. Experimentelle und klinische Untersuchungen. Habilitationsschrift, Med Fachbereich, Universität Mainz
Steinhäuser EW (1982) Die Anwendung des Titanium-Mesh-Systems bei der Unterkieferrekonstruktion. In: Scheunemann H, Schmidseder R (Hrsg) Plastische und Wiederherstellungschirurgie bei bösartigen Tumoren. Springer, Berlin Heidelberg New York, S 128

Die Anwendung des Titaniumgitters in der Mund-, Kiefer- und Gesichtschirurgie

F. Barsekow

Klinik und Poliklinik für Mund-, Kiefer- und Gesichtschirurgie am Zentrum Zahn-, Mund- und Kieferheilkunde der Medizinischen Hochschule Hannover, Konstanty-Gutschow-Str. 8, D-3000 Hannover 61

Schon bei den ersten Untersuchungen über die Knochenregeneration erkannte Ollier (1867) die große Bedeutung der Spongiosa für die Knochenneubildung. Die experimentelle Beweisführung gelang jedoch erst Axhausen (1908) rund 40 Jahre später. Seine grundlegenden experimentellen und klinischen Beobachtungen stellen auch heute noch das Fundament aller Überlegungen zur Knochentransplantation und -regeneration dar. Die hervorragende Bedeutung der vitalen autologen Spongiosa wurde durch zahlreiche nachfolgende Untersuchungen unterstrichen, so daß Spongiosatransplantate heute als Optimum für den Knochenersatz angesehen werden müssen. Gerade im transpantatschwachen Lager läßt diese Transplantatform bei sonst ungünstigen Bedigungen aufgrund der guten osteogenetischen Potenz dennoch eine komplikationslose Heilung erwarten.

Die Anwendung der Spongiosatransplantate ist jedoch an funktionsstabile – mindestens an übungsstabile – Systeme gebunden, die es ermöglichen, das Transplantatlager ruhigzustellen. Um auch die Behandlung von Unterkieferdefekten in der Mund-, Kiefer- und Gesichtschirurgie zu ermöglichen, wurden schon frühzeitig Gitterimplantate zur Aufnahme der autologen Spongiosa verwendet. Konsequent wurden diese Techniken insbesondere von Boyne (1969) erprobt und weiterentwickelt. Er standardisierte das heute von uns angewendete Mesh-System, das von Steinhäuser (1982) in Deutschland eingeführt wurde. Aufgrund der guten Gewebeverträglichkeit und Korrosionsbeständigkeit des Titaniumgitters sowie der leichten Handhabung des gesamten Systems ist eine Weiterverbreitung und Anwendung auf unserem Fachgebiet zu erwarten.

In der Klinik für Mund-, Kiefer- und Gesichtschirurgie der Medizinischen Hochschule wenden wir seit 18 Monaten vermehrt das Titanium-Mesh zur Behandlung von Pseudarthrosen an. Mit gutem Erfolg wurden sowohl posttraumatische sowie Pseudarthrosen nach Unterkieferosteomyelitiden behandelt. Die autologe Spongiosatransplantation erfolgte sowohl als primäres Behandlungskonzept wie auch nach Versagen anderer Therapiemöglichkeiten. Besonders im zweiten Falle erfolgte die Transplantation regelmäßig in ein vorgeschädigtes, insuffizientes Transplantatlager.

Gute Ergebnisse auch bei Problemfällen ermutigten uns, auch große Defekte mittels des Mandibular-Mesh-Systems durch autologe Spongiosaplastik zu ersetzen. Nach einer ausgedehnten Tumorresektion im Bereich des Mundbodens und Unterkiefers wurde nach 3,5jähriger Rezidivfreiheit der Unterkiefer durch die Spongiosaplastik ersetzt (Abb. 1). Dabei erfolgte die Regeneration des gesamten Unterkiefers vom linken Kieferwinkel bis nach paramedian aus locker aneinander gefügten Spongiosapartikeln, die mit dem scharfen Löffel aus dem Beckenkamm entnommen worden waren. Nach

Biomaterialien und Nahtmaterial
Herausgegeben von H. M. Rettig
© Springer-Verlag Berlin·Heidelberg 1984

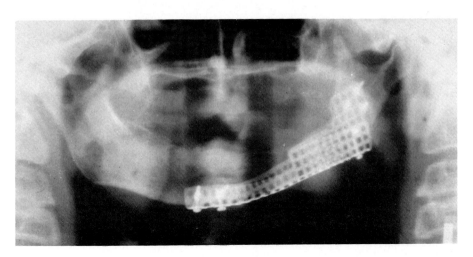

Abb. 1. Röntgenkontrolle (Orthopantomogramm) nach Unterkieferrekonstruktion und Mandibular Mesh

der Metallentfernung zeigte sich sowohl klinisch (Abb. 2) wie auch röntgenologisch (Abb. 3) ein belastungsfähiger Unterkieferkörper.

Die leichte Handhabung sowie die Möglichkeit, plattenähnliche Halteelemente aus vorgegebenem Titaniumblech zu fertigen, die individuell den operativ angetroffenen

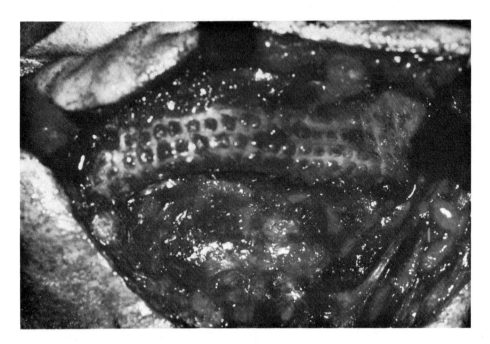

Abb. 2. Operationssitus nach Entfernung des Titaniumgitters

146

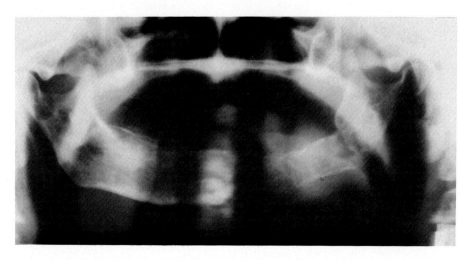

Abb. 3. Röntgenologischer Befund nach Entfernung des Titaniumgitters 6 Monate nach Spongiosaplastik

Verhältnissen angepaßt sind, machen eine Anwendung des Systems auch bei der Stabilisierung des Oberkiefers möglich. So ist der Einsatz des Titanium-Mesh-Systems auch bei Pseudarthrosenbildung im Bereich der fazialen Kieferhöhlenwand sowie im Rahmen kieferorthopädischer Operationen des Oberkiefers möglich. Die leichte Bearbeitung und situsgerechte Verformbarkeit erlauben selbst die Anwendung zur Rekonstruktion des Orbitabodens, wobei sich das 0,5 mm dicke Gitterblech besonders dann eignet, wenn die Höhe des Bulbus nicht verändert werden soll.

Nach unserer Erfahrung zeigt das Titanium-Mesh-System folgende Vorteile:

1. Die leichte Handhabung des Systems und individuelle Formbarkeit machen eine Anwendung sowohl im Unterkiefer wie im Oberkiefer möglich.
2. Als Trägersystem für autologe, osteogenetisch hochpotente Spongiosa eignet es sich zur Wiederherstellung von Unterkieferdefekten verschiedener Größe auch im implantatschwachen Lager.
3. Bei der Überbrückung größerer Unterkieferdefekte kann auf die Osteotomie umfangreicherer Beckenkammanteile zugunsten von Spongiosaentnahme aus der Beckenschaufel verzichtet werden. Die Funktionsbeeinträchtigung im Bereich des Beckenkammes kann dadurch extrem gemindert werden.

Zusammenfassung

Das Titanium-Mesh-System ist sowohl als konfektioniertes wie auch individuell formbares Implantatsystem zur Aufnahme von Spongiosa geeignet und erlaubt dadurch die Wiederherstellung von Knochendefekten verschiedener Genese. Die hohe osteogenetische Potenz des autologen Spongiosatransplantates ermöglicht nicht nur die Überbrückung von Pseudarthrosen, sondern eignet sich auch zur Rekonstruktion von großen Defekten im transplantatschwachen Lager.

Die leichte Handhabung des Systems erlaubt die Anfertigung individueller und situationsgerechter Halteelemente, wodurch auch die Anwendbarkeit im Oberkiefer gegeben ist.

Diskussionsbemerkungen

Das Titan-Mesh im Mittelgesicht wird bei einer großen Defektfraktur der Orbita notwendig, gegenüber der Lyodura ist eine bessere Auflagefläche vorhanden zur Implantation von Spongiosa. Letztere würde sich bei Lyodura in die Kieferhöhle hinein aussacken. Die Spongiosa wird auf die Platte aufgelegt und durch die Weichteile gehalten. Das Gitter ist mechanisch günstiger. Die Spongiosa wird dabei als Einzelpartikel aufgelegt und nicht komprimiert, wobei das Mesh-System gegenüber der Einpflanzung eines kortikospongiösen Spans den Vorteil günstigerer Adaptation an ein schlechtes Implantatlager hat.

Literatur

Axhausen G (1908) Die pathologisch-anatomischen Grundlagen der Lehre der freien Knochentransplantation beim Menschen und Tier. Med Klin (Suppl) 23

Boyne PJ (1969) Restoration of osseous defects in maxillofacial casualities. J Am Dent Assoc 78:767

Ollier L (1867) Traite experimentale et clinique de la regeneration des os et de la production artificielec du tissue osseux. Masson, Paris

Steinhäuser EW (1982) Die Anwendung des Titanium-Mesh-Systems bei der Unterkieferrekonstruktion. In: Scheunemann H, Schmidseder R (Hrsg) Plastische und Wiederherstellungschirurgie bei bösartigen Tumoren. Springer, Berlin Heidelberg New York

Vergleichende tierexperimentelle Untersuchungen zur Knochenreaktion nach Implantation von titanplasmaflamebeschichteten Titanimplantaten und Implantaten aus einer Glaskeramik (Osteoceram) mit einer oberflächen porösen und einer silanisierten Keramikform

W. Wagner, A. Engelhard und G. Zöphel

Klinik für Mund-, Kiefer- u. Gesichtschirurgie der Universität, Augustusplatz 2, D-6500 Mainz

Die Entwicklung zementlos fixierbarer Endoprothesen in der Orthopädie und die Verbesserung der Langzeitprognose dentaler Implantate hat zu einer Vielzahl neuer Implantatwerkstoffe geführt. In einer parallelen tierxperimentellen Untersuchung konnte an einer durch Plasmaflamebeschichtung oberflächenrauhen Titanmodifikation ebenso wie an einer Glaskeramik mit poröser Oberflächenstruktur nach 8 Wochen im Kaninchenfemur inniger Knochenkontakt nachgewiesen werden. An Explantaten belasteter IMZ-Implantate aus gleichem Titan wegen gingivaler Entzündung haben wir auch beim Menschen einen innigen Implantat-Knochen-Kontakt ohne bindegewebige Trennschicht nachweisen können (Abb. 1).

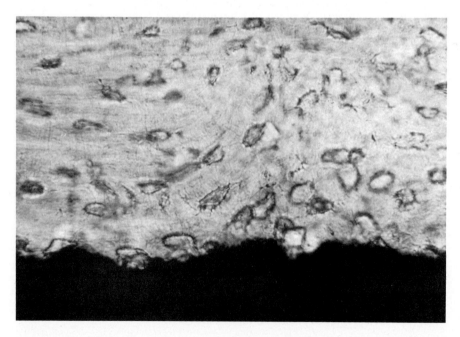

Abb. 1. Osteozyten in unmittelbarem Kontakt zum **IMZ**-Implantat (Titan) 6 Monate nach Implantation im menschlichen UK. (Giemsa, Vergr. 350 : 1)

Biomaterialien und Nahtmaterial
Herausgegeben von H. M. Rettig
© Springer-Verlag Berlin·Heidelberg 1984

Über diesen engen Kontakt hinaus sind zur Verbesserung der Langzeit- und Frühstabilität Werkstoffe erstrebenswert, die eine echte, d.h. chemische Verbindung zum Knochen auf molekularer Ebene im Sinne eines stoffschlüssigen Verbundes eingehen (Zöphel u. Engelhardt 1983). Seit der Entwicklung der bioaktiven Gläser durch Hench (1971) wird die Möglichkeit der echten Bindung diskutiert, ohne jedoch chemisch bisher bewiesen zu sein.

Das Konzept der hier vorgestellten sicher noch in den Anfängen stehenden Materialweiterentwicklung ist es, an einem beschichteten Metallträger mit unlöslicher silikathaltiger Glaskeramikoberfläche durch chemische Oberflächenveränderung als Silanisierung mit Mischpolymeren aus Polysiloxan (Schmidt et al. 1982) chemisch reaktive Gruppen an der Oberfläche zu schaffen, die durch echte chemische kovalente Bindung mit Seitenketten des Knochenkollagens einen stoffschlüssigen Verbund eingehen. Diese Silanisierung ermöglicht über diesen Verbund hinaus die schonende Ankoppelung biologisch wirksamer Proteine oder auch von Hydroxylapatit. Vor allem die angestrebte Anheftung eines isolierten osteoinduktiven Proteins etwa als Bone morphogenetic protein (Urist et al. 1983) ermöglicht Werkstoffe mit Vorteilen gerade im ersatzschwachen Lager nach Tumorresektionen und entzündlichen Vorgängen.

In einer ersten orientierenden tierexperimentellen Untersuchung wurde zur Erprobung des Beschichtungskonzeptes auf die silanisierte Keramikoberfläche heterologes Typ-I-Kollagen chemisch gebunden, das nach Joos u. Ochs (1983) die Knochenregeneration beschleunigen soll. Bei 10 Kaninchen wurden je zwei 1 cm^2 große 1 mm dicke Proben mit zwei unterschiedlichen als Blindversuch lediglich kodierten Kollagenkoppelungen unter Preßsitz im Femur und Unterkieferrand eingebracht. Nach wöchentlicher Fluoreszenzmarkierung wurden bei erwarteten Frühreaktionen nach 1, 2, 4, 6 und 8 Wochen die Präparate entnommen, nach Methacrylateinbettung nach Giemsa und Kossa gefärbt und im Durch- sowie Fluoreszenzauflicht mikroskopiert und dokumentiert. Nach der Auswertung wurden die Befunde mit den beiden kodierten Beschichtungsarten — Peptid- und Glutaraldehydkopplung — in Beziehung gesetzt.

Nach einer Woche zeigte sich eine diskrete Knochenbildung am Defektrand und auf der Implantatgegenseite, die nach 2 Wochen deutlich zugenommen hatte und bereits quantitative Unterschiede zu Gunsten der Peptidkoppelung des Kollagens erkennen ließ. Um die 4. Woche bildete sich eine Knochenlamelle nahezu um das gesamte Implantat, wobei meist ein deutlicher Abstand zum Implantat auffiel (Abb. 2). Unmittelbar an der Keramikoberfläche fanden sich stark basophile z.T. mehrkernige mesenchymale Zellen, darauffolgend eine etwas mehr fibrozytäre Zwischenschicht zur Knochenneubildung. Diese geschichtete Zwischenzone fehlte bei der Kontrollserie mit unbehandelter Keramik. Vor allem bei der Peptidkoppelung war ab der 4. Woche unmittelbar an der Oberfläche eine einzellige Lage von Riesenzellen (Abb. 3) mit oft mehr als 100 Zellkernen ähnlich den Fremdkörperriesenzellen auffällig, die nach Knese (1979) auch als Kollagenoklasten mit besonderer Affinität zur elektropositiveren Oberfläche der peptidgekoppelten Kollagene gedeutet werden können. Elektronenoptische Untersuchungen zur näheren Differenzierung dieser auffälligen Zellreaktion sind angestrebt. Nach 8 Wochen war an den Femurpräparaten und etwas großflächiger an den UK-Präparaten ein Implantatknochenkontakt im Durchlicht und fluoreszenzoptisch zu erkennen, der bei deutlichen osteoplastischen Aktivitäten in den Randzonen noch zunahm.

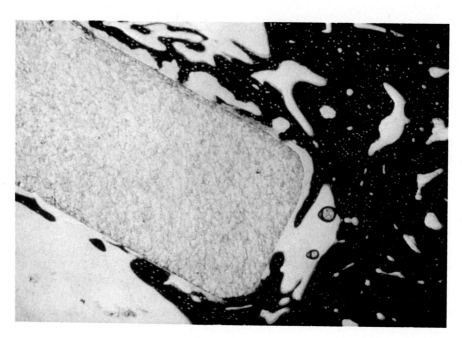

Abb. 2. Neugebildete Knochenlamelle am Glaskeramikimplantat (Kollagenpeptidbindung) 4 Wochen nach Implantation im Femur (Kossa, Vergr. 16 : 1)

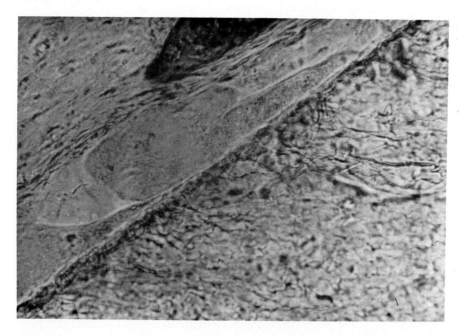

Abb. 3. Riesenzelle mit einer Vielzahl von Zellkernen an der Implantatoberfläche (Peptidkollagenbindung, 6 Wochen Femur; Giemsa, Vergr. 350 : 1)

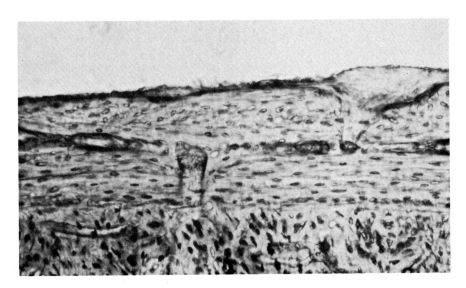

Abb. 4. Implantat-Knochen-Kontakt nach 8 Wochen Implantation im Femur (Peptid-kollagenbindung, Giemsa, Vergr. 160:1)

Die Klärung, ob es sich bei dem beobachteten Knochenkontakt um einen echten Verbund durch Einbau der angebotenen Kollagene in den neugebildeten Knochen handelt oder um den wahrscheinlicheren einfachen Kontakt nach vorherigem Ab-räumen des Kollagens durch die Riesenzellen, soll durch chemische Analysen und Untersuchungen mit markiertem Kollagen versucht werden. Nach vorsichtiger Inter-pretation der bisher vorliegenden Ergebnisse scheint mit der chemisch-biologischen Beschichtung glaskeramischer oder anderer Werkstoffe eine neue Möglichkeit der gezielten biologischen Oberflächenveränderung realisierbar, die einerseits einen echten chemischen Verbund mit den kollagenen Knochenstrukturen auch unter Einbeziehung von Hydroxylapatit ermöglichen könnte. Andererseits werden durch die angestrebte Koppelung von osteoinduktiv wirksamer nicht kollagener Knochenproteine Hoffnungen für den alloplastischen Ersatz im ersatzschwachen Lagergewebe geweckt. Einschränkend muß jedoch betont werden, daß durch zusätzliche Faktoren und Unsicherheiten im Zusammenhang mit der chemisch-biologischen Beschichtung noch vielfältige Probleme bestehen, so daß diese Untersuchung nur als erster, jedoch ermutigender Ansatz zu dieser Entwicklung verstanden sein soll.

Literatur

Hench LL (1971) Bonding mechanisms at the interface of ceramic prothestic mate-rials. J Biomed Mater Res 2:117–141

Joos U, Ochs G (1983) Experimentelle Untersuchungen zur Knochenregeneration im Kieferbereich. Fortschr Kiefer Gesichtschir 28:3–5

152

Knese KH (1979) Stützgewebe und Skelettsystem. In: Möllendorf WU, Bargmann W (Hrsg) Stützgewebe und Skelettsystem (Handbuch der mikroskopischen Anatomie des Menschen, Bd 2, Teil 5). Springer, Berlin Heidelberg New York
Schmidt H, V Stetten U, Kellermann G et al. (1982) Radioimmunoassay and related procedures in medicine. Int Atomic Energy Agency, pp 111–121
Urist WR, De Lange RJ, Finerman GAM et al. (1983) Bone cell differentiation and growth factors. Science 220:680–686
Zöphel GP, Engelhardt A (1983) Biochemie der Implantation: Bindung von lebendem Knochengewebe an belasteten Endoprothesen – Eine Übersicht. In: Morscher E (Hrsg) Die zementlose Fixation von Hüftendoprothesen. Springer, Berlin Heidelberg New York, S 41–44

Die Porometallprothese der Hüfte nach Judet
– Ergebnisse nach 5 Jahren

H. Kehr und K.D. Wahle

Chirurgische Klinik am Evangelischen Krankenhaus Lutherhaus GmbH, Hellweg 100, D-4300 Essen-Steele

Zu den ungelösten Problemen des künstlichen Gelenkersatzes an der Hüfte gehört die dauerhafte Verankerung der Prothesenteile im Knochen. Die zementfixierten Implantate wiesen in der Langzeitbeobachtung beträchtliche Lockerungsraten auf, so daß in den letzten Jahren vielerorts Bestrebungen für eine zementfreie Implantation in den Vordergrund traten.

Voraussetzung für die Dauerhaftigkeit der zementlosen Arthroplastik ist, daß sich zwischen Implantat und Knochen ein biologischer und mechanischer Gleichgewichtszustand einstellt. Es kommt in diesem Zusammenhang an der Grenzfläche zum lebenden Knochen vor allem auf die Oberfläche des Implantates an. Um optimal dem Knochen angepaßt zu werden, spielt daneben die Form der Prothese eine wesentliche Rolle.

Die von uns seit 1977 in ausgewählten Fällen verwendete Judet-Prothese erreicht die Vergrößerung der Oberfläche durch Porometall, das Design des Schaftes ist durch einen breitgefensterten Flügel gekennzeichnet, der in der Lage ist, die kritischen Rotationskräfte zu neutralisieren (Abb. 1). Durch Formgebung und Oberflächengestaltung kann eine ausgeprägte Verzapfung in der Grenzzone erreicht werden, die den am Interface auftretenden Druck- und Zugkräften standhält.

Wir überblicken seit 1977 51 implantierte Judet-Prothesen, von denen wir kürzlich 42 nachuntersuchen konnten (Tabelle 1). Mehr als ein Drittel des Gesamtkollektivs war an der Hüfte bereits voroperiert, wodurch die Ausgangsbedingungen teilweise erschwert waren. Dieser relativ hohe Anteil von Sekundäroperationen erklärt sich aus

Biomaterialien und Nahtmaterial
Herausgegeben von H.M.Rettig
© Springer-Verlag Berlin·Heidelberg 1984

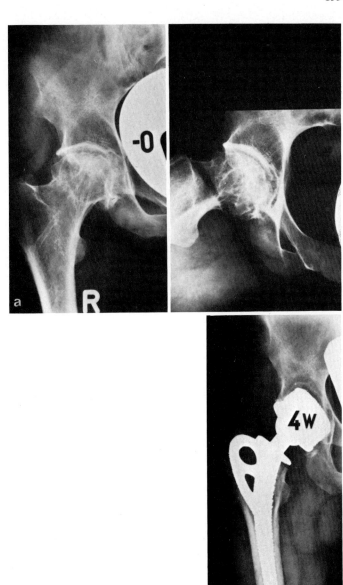

Abb. 1a, b. 48jährige Patientin: **a** posttraumatische Femurkopfnekrose rechts; **b** 4 Wochen nach Implantation einer zementfreien Judet-Prothese

154

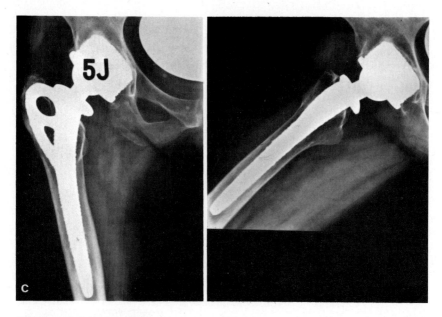

Abb. 1. c 5 Jahresresultat, ausgeprägter Knochenumbau, Osteolyse des Calcar femorale, klinisch sehr gutes Ergebnis

der speziellen Indikationsstellung bei überwiegend jüngeren Patienten mit Dysplasiearthrosen, Kopfnekrosen und posttraumatischen Zuständen, bei denen in vielen Fällen gelenkerhaltende Eingriffe vorausgegangen waren.

Die klinischen Ergebnisse wurden nach dem Schema von Merle d'Aubigne analysiert, welches Gehvermögen und Schmerzen zueinander in Beziehung setzt. Danach zeigten 18 Patienten ein sehr gutes, 17 Patienten ein gutes und 7 Patienten ein unbefriedigendes Resultat. An Komplikationen fanden sich intraoperativ am häufigsten Femurschaftsprengungen, die teils durch Drahtcerclagen, teils durch Zugschraubenosteosynthesen stabilisiert wurden und jeweils problemlos heilten, ohne den klinischen Verlauf in wesentlicher Weise zu beeinträchtigen. An tiefen Infektionen fanden sich insgesamt 4 Fälle, 2mal trat der Infekt als Frühkomplikation auf, die Revisionsoperation und stabile Reimplantation war hierbei erfolgreich (Tabelle 2). In 2 Fällen eines Spätinfektes mußten wir uns auf einen Resektionszustand (Girdlestone) zurückziehen.

Als weitere wesentliche Komplikationen ergaben sich 4mal aseptische Prothesenlockerungen, die alle frühzeitig innerhalb der ersten 8 Monate auftraten.

In allen diesen Fällen haben wir die Prothese ausgetauscht und eine Zementfixation vorgenommen. Spätere Prothesenauslockerungen wurden in unserem Patientengut nicht beobachtet (Tabelle 3).

Als Resümee ergibt sich, daß die klinischen Ergebnisse unserer zementlosen Prothesen denen mit Zementfixation durchaus ebenbürtig sind. Eine Tendenz scheint sich dahingehend abzuzeichnen, daß man – entsprechend einer relativ hohen Frühlockerungsrate unserer zementfreien Prothesen – gelegentlich weniger exzellente Frühresultate erzielt. Dagegen besteht Grund zu der Annahme, daß mit der Judet-

Tabelle 1. Implantierte und nachkontrollierte Judet-Prothesen

Jahre postoperativ	Anzahl	kontrolliert
1	17	15
2	9	7
3	2	2
4	2	1
5	19	16
6	2	1
	51	42

Tabelle 2. Postoperative Frühkomplikationen (n = 51)

Wundheilungsstörung	5
Infektion	2
Prothesenlockerung	4

Tabelle 3. Postoperative Spätkomplikationen (n = 51)

Spätinfektion	2
Prothesenlockerung	–
Prothesenschaftbruch	–
Femurfraktur	–
Ektopische Ossifikationen (Grad I–IV nach Brocker)	11

Prothese längerfristig die hohen Lockerungsraten zementierter Prothesen vermieden werden können.

Diskussionsbemerkungen

Die Entlastung nach Implantation der Judet-Prothese beträgt 10 Wochen. Das Risiko eines Prothesenstielbruches steigt mit der Länge, in der eine gelockerte Prothese liegt. Daher sollte die Prothese entfernt werden, sobald Zeichen einer Lockerung erkennbar sind.

IV. Homologe und heterologe Implantatmaterialien

Dura-mater-Transplantate – Eine Bestandsaufnahme tierexperimenteller Untersuchungen

H.-J. Pesch

Pathologisches Institut der Universitäts Erlangen-Nürnberg, D-8520 Erlangen

Seit Ende des vorigen Jahrhunderts wurde versucht, größere Gewebsdefekte mit Bindegewebstransplantaten zu decken. Seit 30 Jahren steht die Dura mater dafür zur Verfügung, zuerst als lyophilisiertes und seit 10 Jahren auch als lösungsmittelgetrocknetes Material.

Wir haben diese beiden Transplantate im Tierversuch überprüft und histologisch verglichen. In gefensterte Bauchmuskulatur von Ratten wurden etwa 7 · 5 mm große Transplantate eingenäht, eine Naht mit Catgut auf der anderen Seite mit zweifarbigen, nicht resorbierbaren Fäden, die gleichzeitig als Markierung zur späteren Entnahme dienten. Die Untersuchungen erfolgten unmittelbar postoperativ, 1 Tag, 14 Tage, 6 Wochen und 1 Jahr später. Zum Teil wurden mehrere Transplantate gleichzeitig mehrzeitig und inkorporiert. Letztere jeweils im Abstand von 4 Wochen. Makroskopisch können wir sehen, daß überall ein gleichartiger Befund besteht. Die Transplantate liegen entzündungsfrei in der Muskulatur.

Histologisch sieht man nach 3–6 h schüttere Leukozyteninfiltrate, die sich operationsbedingt von der Nekrose in das Transplantat ausbreiten. Elektronenmikroskopisch findet sich eine zellreiche Population aus neutrophil granulierten Leukozyten, die aus Gefäßen der Muskulatur einwandert. Nach 2–3 Tagen gesellt sich ein zell- und gefäßreiches Granulationsgewebe hinzu, in das das kernfreie Transplantat langsam einbricht. Es wird von reichlichen Makrophagen begleitet. Nach 2–3 Wochen schreitet der Abbau des Transplantates weiter fort. Zugleich erfolgt der Aufbau von körpereigenem neugebildeten kollagenem Bindegewebe. Dünne Fibrozyten finden sich neben reichlicher Bindegewebsneubildung. Der Befund kippt also von der zellreichen Anfangsphase in die bindegewebsreiche Mittelphase um. Schließlich wird der Endzustand erreicht, ein zellfreies Transplantat ist durch körpereigenes zell- und gefäßhaltiges Bindegewebe ersetzt. Die elektronenmikroskopische Untersuchung hat jedoch einen Unterschied zwischen diesen Transplantaten ergeben. Im lyophilisierten Transplantat sind große Hohlräume aufgetreten, die offensichtlich durch Eiskristallbildung bei dieser Methode hervorgerufen werden und das Gewebe zerstören. Sie bilden filigranartige Netze mit Unterbrechung der Kollagenfibrillen. Dagegen kommt es bei der lösungsmittelkonservierten Dura mater durch schonenden Wasserentzug mit organischen Lösungsmitteln lediglich zu einer dichteren Lagerung bei erhaltenem Gewebe. Dieser Befund erklärt die Ergebnisse der Dickenmessungen, im Gegensatz zur Nativ-Dura-mater. Durch Wasserentzug bei der Konservierung wird die lösungsmittelgetrocknete Dura etwa um die Hälfte kleiner. Aufgrund dieses Befundes haben wir mechanische Untersuchungen angestellt, um festzustellen, ob diese beiden geweblich veränderten Dura-mater-Transplantate sich unterschiedlich verhalten. Die lösungsmittelgetrocknete Dura mater weist etwa gleich hohe Elastizitätswerte auf wie die Nativ-Dura, die gefriergetrocknete ist jedoch deutlich weniger elastisch. Bei einem Kilopond ist die Elastizität aufgehoben, und in diesem Bereich wird es bei solchen Drucken zur Hernienbildung kommen.

Seit kurzem wird eine lyophilisierte, mit Glyzerin imprägnierte Dura mater angeboten. Diese wurde nach der gleichen Methode im vergleichenden Tierexperiment in der Bauchmuskulatur untersucht. Glyzerin ist offensichtlich verwendet worden, um durch seine hygroskopische Eigenschaft Wasser zu binden und Eiskristallbildungen zu verhindern. Auch hier kommt es jedoch zu Lückenbildungen und am Rande zu einer dichten leukozytären Infiltration mit erheblichem Zelldetritus.

Nach 6 Wochen und 6 Monaten sind ganze Abschnitte des Transplantates noch nicht ersetzt. Kerne fehlen. In den Lückenbildungen finden wir gelegentlich neugebildetes Kollagen. Das Bindegewebe ist offensichtlich durch diesen Vorgang wie auch das Transplantat so verändert, daß der Organismus Schwierigkeiten hat es abzubauen.

Nach 6 Monaten liegen noch reichlich Reste des Transplantates vor.

Zusammenfassung

Die Dura-mater-Transplantate sind avital. Sie können von einem Individuum zum anderen der gleichen Spezis übertragen werden. Sie können orthotop an der Stelle, wo Gewebe entnommen wird, also als Duraplastik, oder heterotop verwandt werden. Sie besitzen eine Leitschienenfunktion und werden im Laufe der Zeit durch körpereigenes Gewebe ersetzt. Anfangs wird dieser Vorgang eingeleitet durch neutrophil granulierte Leukozyten und durch Makrophagen. Später folgen Fibroblasten und Fibrozyten. Plasmazellen und Lymphozyten als Zeichen einer immunzelligen Reaktion finden wir nur gelegentlich, eine Abstoßungsreaktion wurde nie beobachtet. Kollagene Transplantate, in diesem Fall also Dura-mater-Transplantate, eignen sich deshalb sehr gut auch zur Mehrfachanwendung.

Mit Glyzerin imprägnierte Transplantate zeigen ein etwas anderes Verhalten. Glyzerin in inkorporiertem Gewebe wirkt wie ein Vampir, es entzieht den ankommenden Zellen, Neutrophilen und Makrophagen das Wasser und führt zu einer unnötigen Zell- und Gewebsnekrose. Außerdem kommt es zum verzögerten und verlangsamten Abbau des Transplantates. Die glyzerinimprägnierten Transplantate sollten deshalb möglichst bald wieder verschwinden.

Diskussionsbemerkungen

Die Verwendung der Dura-mater zeigt, daß zwischen der lyophilisierten und lösungsmittelgetrockneten Dura eklatante histologische und elektronenmikroskopische

Unterschiede bestehen. Auch wenn die Verfahren schonender geworden sind, wird doch eine mikroskopische Substanz ins Gewebe verlegt, die Wasser bindet um die Kristallbildung zu verhindern oder Wasser aus dem Gewebe herauszieht. Letzteres bedeutet, daß Zellen wie z.B. Leukozyten und Makrophagen dehydriert werden und absterben.

Vergleichende Untersuchungen über auto-, homo- und xenogene Implantate bei der Nasen- und Kinnprolifierung

G. Pfeifer

NW- Deutsche Kieferklinik, Univ.-Kliniken Eppendorf, Martinistraße 52, D-2000 Hamburg 20

Die Formen von Nase und Kinn bestimmen das Profil. Sie sind deshalb bei der Beurteilung ihrer Harmoniebeziehung und ästhetischen Wirkung sowie bei der Planung von chirurgischen Korrekturen gemeinsam zu berücksichtigen. Das gilt für die mit einer Gewebereduktion verbundenen Verkleinerung, ebenso wie für die Profilierung mit Hilfe von Füll- und Stützmaterial.

Nasen- und Kinnimplantate liegen in einer Ruhezone, die nicht muskulär beansprucht wird. Der wesentliche Unterschied besteht jedoch in der Basis der Auflage. Kinnimplantate ruhen auf dem kompakten Knochen der Unterkiefermitte. Nasenimplantate haben Schleimhaut, günstigenfalls Knorpel, im wesentlichen jedoch Luft unter und neben sich. Daraus ergeben sich unterschiedliche Anforderungen an Implantate.

Kinnimplantate

Als feste subperiostale Kinnauflage eignet sich nahezu jedes formbare und formbeständige, nicht resorbierbare autogene, homogene und xenogene Material. Die Planung erfolgt mit Hilfe von Fernröntgenbildern und Fotomontagen. Der Zugang vom unteren Mundvorhof aus mit einem Querschnitt zwischen den Prämolaren unter Schonung beider Nn. mentales ergibt einen guten Überblick über den freigelegten Kinnknochen.

Als Implantate wurden autologer Rippenknorpel, homologer lyophilisierter Knorpel und als xenogene Materialien Acrylate und Silastik verwendet. Sie wurden nach präoperativ angefertigten Kunststoffmodellen geformt bzw. geschnitzt. Diese individuelle Planung ist für ein optimales Ergebnis wesentlich, denn außer Höhe, Breite und Dicke ist die innere und äußere Implantatrundung zu bedenken. Mit Konfektionsware oder freihändigem Schnitzen nach Augenmaß und ohne korrigierbares Modell läßt nach

Biomaterialien und Nahtmaterial
Herausgegeben von H. M. Rettig
© Springer-Verlag Berlin·Heidelberg 1984

Erfahrungen bei Patienten mit anderenorts eingesetzten Implantaten die Form des Füllmaterials manchen Wunsch offen.

Die oft praktizierte Implantation von außen führen wir nicht durch. Nachteile sind außer der Unterkinnarbe die Unsicherheit in der Paßgenauigkeit, die Verrutschungsgefahr und die mangelhafte Fixationsmöglichkeit. Oft sind diese Implantate von einem kleinen Schnitt eingeschoben und supraperiostal mit unterschiedlichem Abstand zum Knochen eingelagert worden. Die Folge ist eine ästhetisch störende Asymmetrie. Bei intraoralem Zugang bestehen diese Nachteile nicht, da die gesamte Knochenauflagefläche zu übersehen ist.

Die Fixierung des Kinnimplantates erfolgt mit schwer resorbierbarem Nahtmaterial, das durch Bohrlöcher am Unterkieferrand geführt wird. Bis zur Resorption der Nähte ist das Implantat narbig straff fixiert. Ein weiterer Vorteil für Patienten ist das Gefühl einer Einheit von Knochen und Implantat.

Unser Implantat der Wahl ist lyophilisierter homogener Knorpel. Er heilt ebenso zuverlässig und formbeständig ein wie autogener Rippenknorpel, macht aber den Thoraxeingriff entbehrlich. Xenogene Implantate sind Ersatzlösungen geworden. Infolge des guten Weichteillagers sind bei unseren subperiostal fixierten Implantaten bisher keine Heilungsstörungen eingetreten. Wir können deshalb auch nicht die Sorge teilen, daß bei intraoraler Implantation das Infektionsrisiko größer sei als bei extraoralem Zugang.

Mit Kinnimplantaten wird eine Ergänzung des Knochens und eine Auffüllung der Kinnweichteile bezweckt. Bei Nasenimplantaten hingegen tritt die Füllungsfunktion gegenüber einer Stützfunktion zurück.

Nasenimplantate

Implantate als Füllungsmaterial sind eigentlich nur für Teile des Nasenrückens bei traumatischen Sattelnasen üblich, wenn Haut- und Schleimhaut erhalten geblieben sind und funktionell (Erweiterung der Nasengänge) oder ästhetisch (Hebung, Streckung) keine weiteren Maßnahmen in Betracht kommen. Es handelt sich dabei meistens um Sättel zwischen Nasenbein und Nasenspitze. Wenn das in die Tiefe gedrückte Hartgewebe zu Funktionsstörungen geführt hat und sich isolieren läßt, kann ein Wiederaufbau versucht werden. Er gelingt allerdings nur selten so gut, daß die Ausgangssituation oder die individuell optimale Nasenform erreicht wird. Im Falle eines Restsattels wird zur Auffüllung autogener oder homogener Knorpel verwendet und zwischen Rekonstruktion und Implantation 1 Jahr gewartet. Die gleichzeitige Aufrichtung und Implantation birgt die Gefahr eines Rezidivs, weil im Zuge der Vernarbung ein Implantat aufgerichtet und mobile Septumteile wieder nach unten drückt.

Die gleichzeitige Septumaufrichtung und Implantation gelingt erst bei stabiler Abstützung der Nasenhaut im Sattelbereich mit Hilfe eines starren Winkelspanes, der auf dem Nasenbein und im Bereich des vorderen Nasenstachels formbeständig liegenbleiben und nicht nachgeben soll (Abb. 1 u. 2). Diese Anforderungen kann von biologischen Materialien weder Knochen (unkalkulierbare Resorption) noch Knorpel (Eigenelastizität) erfüllen.

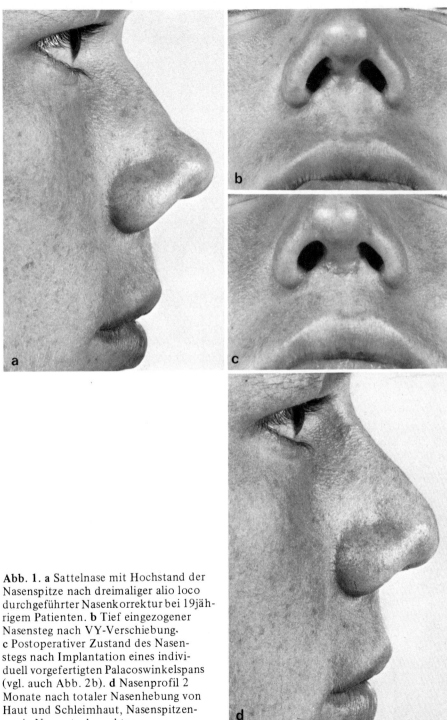

Abb. 1. a Sattelnase mit Hochstand der Nasenspitze nach dreimaliger alio loco durchgeführter Nasenkorrektur bei 19jährigem Patienten. **b** Tief eingezogener Nasensteg nach VY-Verschiebung. **c** Postoperativer Zustand des Nasenstegs nach Implantation eines individuell vorgefertigten Palacoswinkelspans (vgl. auch Abb. 2b). **d** Nasenprofil 2 Monate nach totaler Nasenhebung von Haut und Schleimhaut, Nasenspitzen- sowie Nasenstegkorrektur

162

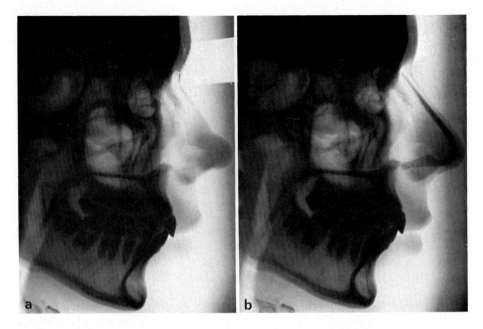

a
b

Abb. 2. a Präoperatives Fernröntgenprofilbild zu Abb. 1; Sattelnase mit eingedrückten Nasengängen. **b** Erweitertes Nasenlumen 2 Monate nach Hebung und Streckung der Nasenhaut sowie Anheftung der Nasenschleimhaut am Palacoswinkelspan

Spezielle Indikationen für homologen oder autologen Knorpel als Stützmaterial an der Nase sind die Hebung der Nasenspitze nach Implantation einer geraden Lamelle in den Nasensteg sowie die Formverbesserung des Nasenflügels durch Implantation einer gebogenen Lamelle. Auch diese beiden Anwendungsmöglichkeiten setzen ausreichend Haut und Schleimhaut als Lagergewebe voraus.

Die Problematik der Nasenrekonstruktion nimmt zu, wenn die ganze Nase zu klein ist, verwachsene bzw. offene Teildefekte bestehen oder wenn die Nase fehlt. Zunächst ist das Problem der Weichteilmobilisation und/oder der Weichteilergänzung ggf. für das Naseninnere und die äußere Oberfläche zu lösen. Auf die verschiedenen einzeitigen Möglichkeiten der Kombinationen von Defektrandlappen und paramedianen gefäßgestielten Stirnlappen mit Hilfe der Doppler-Sonographie wurde früher eingegangen (Pfeifer 1978, 1982; Pfeifer u. Fritzemeier 1981; Kapovits 1978; Mangold et al. 1980; Jend-Rossmann et al. 1982). Mit dem Weichteilersatz ist es jedoch nicht getan, weil damit nicht die typische Nasenform erreicht werden kann.

Die zweite Aufgabe ist deshalb die stabile Abstützung zur Verhinderung des Zurücksinkens der Weichteile. Man kann dieses Problem sehr gut mit dem Aufrichten eines Biwakzeltes vergleichen, dessen Zeltstangen so fest sein müssen, daß sie starkem Druck von außen standhalten können. First- und Dachstange bilden ein winkelförmiges Gerüst mit fixiertem Scheitelpunkt. Auf die Nase übertragen muß das Gerüst um so stabiler sein, je größer die Vernarbungsfläche ist, insbesondere bei Überschreiten der

Nasenspitzenrundung. Bei geringerem Narbendruck kann die Verbindung beider Gerüstteile im Scheitelpunkt gelenkig sein, bei stärkerem Narbendruck hingegen ist ein starrer Winkel unerläßlich (Totalersatz oder totale Nasenhebung).

Viele unbefriedigende Ergebnisse von Nasenrekonstruktionen bei alleiniger Verwendung von Knorpel oder Knochen in den Jahrzehnten nach dem Kriege haben in unserer Klinik dazu geführt, das Schwergewicht der primären Stabilisierung der Nase auf xenogene Materialien zu legen und autogenen oder homogenen Knorpel zur Ergänzung, zum Ersatz nach der Vernarbung und auch zur Gewebeauffüllung zu verwenden. Knochen kommt eigentlich nur noch als begrenzte Maßnahme im Zusammenhang mit einer Osteoplastik in der Spaltchirurgie in Betracht: Um die Nasenspitze zu heben, wird eine Kortikalislamelle in den Nasensteg implantiert. Selbst bei Resorption bleibt seine Verlängerung z.T. erhalten.

Die alleinige Verwendung von Knochen oder Knorpel als Winkelspan erfordert aus Stabilitätsgründen eine bestimmte Spanstärke. Im Nasenrücken ist nicht immer Platz dafür, und im Nasensteg wäre eine zusätzliche Einengung der Nasenlöcher unvermeidbar. Eine Knorpellamelle wäre nicht stabil genug, bei einer Kortikalislamelle besteht unter dem Narbendruck Bruchgefahr.

Individuell angefertigte Winkelspäne aus Kunststoff sind deshalb ideale Platz- und Formhalter für autogenen oder homogenen Knorpel. Unter den in den letzten 5 Jahren eingesetzten 65 Nasenwinkelspänen gab es in 12 Fällen Heilungsstörungen (vorwiegend bei Patienten mit früheren Lippen-Kiefer-Gaumen-Spalten), weil in der Anfangsphase die Kraft der Narbenwirkung zu gering eingeschätzt worden war. Die Schwachstelle war die obere Nasenkommissur bei präoperativ abgeflachter Nasenspitze. Inzwischen haben wir gelernt, die Späne so zu dimensionieren, daß einerseits die Nasenspitzenhaut einer Rundform auflag und andererseits der kurze Spanschenkel zwischen den medialen Flügelknorpellamellen liegt.

Die klinisch vergleichenden Untersuchungen haben ergeben, daß der individuell angefertigte Kunststoffspan in den ersten 6 Monaten nach der Nasenrekonstruktion dem autologen Gewebe überlegen ist, weil er am besten die Narbenschrumpfung abfängt. Ein Jahr später sollte er gegen autologen oder homologen Knorpel ausgewechselt werden, ohne daß mehr als sein Futteral mobilisiert wird. Dann bleibt die Nasenform beständig.

Auch wenn ein Teil des Spanes frei liegt, ist die sofortige Entfernung nicht notwendig. Wir warten die Hauptvernarbungszeit ab und resezieren den freiliegenden Anteil des kurzen Schenkels. Der im Nasenrücken liegende lange Schenkel hat noch nie Komplikationen verursacht; er konserviert die Nasenform bis zum Austausch oder zur Armierung mit Knorpel. Außer der Teilresektion am Winkelspan ist auch die Auswechslung gegen einen kleineren Span möglich. Damit ist jedoch eine Reduktion der Nasengröße verbunden. Welcher von beiden Wegen der bessere ist, wird nach Fernröntgenbildanalyse und Fotomontage entschieden.

Zusammenfassung

Zur Kinnprofilierung wird nach individueller Planung und Modellanfertigung von intraoralem Zugang aus lyophilisierter homogener Knorpel bevorzugt. Aber auch bei homogenem und xenogenem Material gab es keine Heilungsstörungen.

Für die Nasenhebung und als Stützgerüst bei Weichteilersatz werden individuell angefertigt Palacoswinkelspäne für die Hauptvernarbungszeit von mindestens 6 Monaten verwendet. Diese Späne können sofort mit homogenem Knorpel armiert oder später durch ihn ersetzt werden. Bei 65 Winkelspänen gab es 12mal Dehiszenzen neben dem kurzen Spanschenkel. Zur Erhaltung der Nasenform wurde mindestens 6 Monate gewartet. Nach Entfernung des offenliegenden Spanteiles war die Abheilung komplikationslos.

Literatur

Jend-Rossmann I, Pfeifer G, Höltje WJ (1982) Die Doppler-Sonographie als Grundlage der Bildung von Gefäß-Stiellappen für die Deckung von Gesichtsdefekten. Fortschr Kiefer Gesichtschir 26:43−47

Kapovits M (1976) Die temporäre Anwendung eines Kunststoffwinkelspans bei der Nasenplastik mit einem Knorpelwinkelspan und Tantalnadeln. Fortschr Kiefer Gesichtschir 20:68−70

Mangold U, Lierse W, Pfeiffer G (1980) Die Arterien der Stirn als Grundlage des Nasenersatzes mit Stirnlappen. Acta Anat (Basel) 107:18−25

Pfeiffer G (1978) Wiederherstellung der Nasenform bei partiellen und totalen Defekten. Fortschr Kiefer Gesichtschir 23:125−129

Pfeifer G (1982) Die Wiederherstellung von Form und Funktion der Nase bei Defekten nach Tumoroperationen. In: Scheunemann H, Schmidseder R (Hrsg) Plastische und Wiederherstellungschirurgie bei bösartigen Tumoren. Springer, Berlin Heidelberg New York, S 233−239

Pfeifer G, Fritzemeier CU (1981) Implantate und Transplantate als Gerüstsubstanz bei der Nasenrekonstruktion. In: Cotta H, Martini AK (Hrsg) Implantate und Transplantate in der Plastischen und Wiederherstellungschirurgie. Springer, Berlin Heidelberg New York, S 259−268

Indikationsbereiche und Erfahrungen mit lyophilisierter Dura

W. Noack und R. Kreusch-Brinker

Orthopädische Klinik und Poliklinik der Freien Universität Berlin im Oskar-Helene-Heim, Clayallee 229, D-1000 Berlin 33

Die Verwendung lyophilisierter Dura im Bereich der Chirurgie des Haltungs- und Bewegungsapparates ist bis zum heutigen Tage speziellen Indikationen vorbehalten.

In einer umfassenden tierexperimentellen Untersuchung hat Jäger (1970) den Wert autologer lyophilisierter Dura als plastischer Band-, Kapsel- und Sehnenersatz herausgestellt.

Biomaterialien und Nahtmaterial
Herausgegeben von H.M. Rettig
© Springer-Verlag Berlin·Heidelberg 1984

Die homologe lyophilisierte Dura ist nach der Einteilung von Longmire (1952) als homostatisches Transplantat anzusehen, worunter verstanden wird, daß bei diesen Transplantaten zunächst nicht die vitale Leistung, sondern deren mechanische Funktion im Vordergrund steht.

Bei der lyophilisierten Dura handelt es sich um ein dreidimensional ausgerichtetes Bindegewebe mit gequollenen kollagenen Fibrillen und einem weitgehenden Verlust der interfibrillären Grundsubstanz (Jäger 1970).

Vorteile dieses Transplantates sollen der schnelle Einbau in das Transplantatlager, die geringe Antigenität und damit die geringe Entzündungsreaktion sowie der schnelle Umbau, d.h. die Besiedlung mit Gefäßen und Zellen sein. So ist 2 Wochen nach Transplantation bereits die Zugfestigkeit von nicht implantierter Dura erreicht, und nach 6 Wochen kommt es zu einer Längsorientierung der neugebildeten kollagenen Fibrillen im Transplantat.

Trotz dieser experimentell günstigen Beurteilung von lyophilisierter Dura wird in unserer Klinik, wo immer möglich, dem autologen, nicht konservierten Transplantat der Vorzug gegeben.

Dies mag erklären, weshalb im Oskar-Helene-Heim in dem Zeitraum von 1969—1983 lediglich 61 Patienten Plastiken mit lyophilisierter Dura erhielten.

Hauptindikationen für die Verwendung lyophilisierter Dura waren:
1. Der plastische Bandersatz,
2. Interpositionsplastiken und
3. Defektdeckung.

Über die Lokalisation der verwendeten Transplantate geben die Tabellen 1, 2 und 3 Auskunft.

Operationsmethoden

Die veraltete Schultereckgelenksprengung wurde nach der von Weigert u. Gronert (1973) angegebenen Methode mit achterförmiger Umschlingung von Korakoid und Klavikula sowie zusätzlicher Fixierung mit Bosworth-Schraube und Kirschner-Draht versorgt.

Für das Daumengrundgelenk wurde bei 8 Patienten die von Pitzler (1967) angegebene Methode, bei weiteren 7 Patienten die von Strandell (1959) angegebene Methode verwendet.

Tabelle 1. Bandersatz (n = 38)

ACG		15
Daumengrundgelenk	ulnar	9
	radial	1
Dig. V (PIP)		1
OSG		2
Ellbogengelenk (radial)		1
Knieseitenband (medial)		2
Radioulnare Bandverbindung		5
Peronealsehnenfesselung		2

Tabelle 2. Interpositionsplastiken (n = 9)

Hüftgelenk	4
Ellbogengelenk	2
Radioulnargelenk	3

Tabelle 3. Defektdeckungen (n = 15)

Muskelhernien (Unterschenkel)	9
Defekte nach Faszienentnahme	
(Oberschenkel)	6

Bei Sprengungen des Radioulnargelenkes wurde bis 1978 nach der von Henschen (1938) angegebenen Technik operiert, seit 1978 verwenden wir die von Jäger u. Wirth (1978) angegebenen Techniken II und VI.

Am Kniegelenk sowie oberen Sprunggelenk werden die Bänder entsprechend ihrem anatomischen Verlauf durch Durastreifen rekonstruiert und durch Knochenkanäle gezogen und befestigt.

Nachuntersuchung

Zur Nachuntersuchung erschienen 27 der 61 mit Dura versorgten Patienten. Die 7 Patienten, bei denen eine Duraplastik des Schultereckgelenks vorgenommen wurde, zeigten alle eine freie Beweglichkeit des Schultergelenks und des Schultergürtels. Das Schultereckgelenk war klinisch stabil; nur bei einer Patientin traten unter Belastung sowie bei Wetterwechsel Beschwerden auf. Im Röntgenbild fanden sich bei 2 Patienten partielle Verknöcherungen der ligamentären Strukturen.

Von den 6 Patienten, bei denen ein plastischer Ersatz des ulnaren Seitenbandes des Daumengrundgelenks durchgeführt wurde, wiesen alle eine Instabilität des Daumengrundgelenks auf. Die ulnare Aufklappbarkeit betrug 4mal 15°, bei 2 Patienten 40 bzw. 60°. 4 Patienten waren dabei schmerzfrei und fühlten sich in ihrer Tätigkeit nicht wesentlich eingeschränkt. Die übrigen 2 Patienten klagten über erhebliche Schmerzen bei Grob- und Präzisionsgriffen.

Die 3 von uns nachuntersuchten plastischen Deckungen von Muskelhernien zeigten bei einem Patienten ein vollständiges Rezidiv, bei den übrigen 2 Patienten war der Befund gegenüber dem vorherigen Zustand zwar deutlich gebessert, bei Muskelanspannung kam es jedoch auch hier zur leichten Vorwölbung im ursprünglichen Hernienbereich.

Eine komplette und problemlose Einheilung mit sehr gutem Resultat zeigten die plastischen Defektdeckungen im Bereich des lateralen Oberschenkels, wo zur Durchführung einer Interpositionsplastik ein entsprechender Faszienlappen aus der Fascia lata entnommen worden war.

Von den 4 von uns nachuntersuchten Interpositionsplastiken bestand bei der Patientin, die eine Interpositionsplastik am Ellbogengelenk erhalten hatte, ein gutes funktionelles Resultat. Die Beweglichkeit für Beugung und Streckung betrug 120–30– 0°, das Gelenk war weitgehend stabil, und die Patientin war schmerzfrei.

Eine Interpositionsplastik am Hüftgelenk wies eine erhebliche Bewegungseinschränkung auf, so daß praktisch nur eine Wackelsteife resultierte.

2 Synostosen am Unterarm, die mit einer Durainterpositionsplastik behandelt wurden, zeigten unterschiedliche Resultate. Während der Patient, bei dem die Interposition im Bereich des distalen Unterarms durchgeführt wurde, bis auf eine Einschränkung der Supination von 20° eine freie Beweglichkeit aufwies, war bei einem Kind, bei dem nach Resektion einer Synostose zwischen proximalem Radius und Ulna eine Interpositionsplastik durchgeführt wurde, postoperativ eine erneute Synostosierung entstanden.

Die von uns nachuntersuchten 2 Patienten mit Ulnafesselung zeigten zwar stabile Gelenke und waren weitgehend beschwerdefrei, die Supination war jedoch in beiden Fällen erheblich eingeschränkt. Sie betrug in einem Fall 50°, im zweiten Fall lediglich 30°.

Sehr zufrieden war der Patient, bei dem ein bandplastischer Ersatz des Ligamentum fibulotalare anterius sowie des Ligamentum fibulocalcaneare mit lyophilisierter Dura durchgeführt worden war. Er zeigte ein komplett stabiles Gelenk und war auch unter maximaler sportlicher Belastung absolut beschwerdefrei.

Betrachtet man abschließend die von uns bei der Nachuntersuchung der Patienten gefundenen Ergebnisse, so muß festgehalten werden, daß die Beurteilung über die Eignung lyophilisierter Dura als Kapselbandplastik wegen der kleinen Zahl der nachuntersuchten Patienten nur sehr differenziert und zurückhaltend erfolgen kann.

Zweifellos wird deutlich, daß bei geeigneter Indikation, geeignetem Operationsverfahren sowie entsprechender Nachbehandlung (Ruhigstellung) mit der lyophilisierten Dura die gewünschten Resultate erzielt werden können. Damit können erste Ergebnisse von Jäger (1970) bestätigt werden, der einen kompletten Umbau der Dura im Empfänger nachwies. Wundheilungsstörungen oder Abstoßungsreaktionen wurden in keinem Fall beobachtet.

Wo erhebliche Bewegungseinschränkungen nach der Plastik aufgetreten waren, muß dies in erster Linie dem Operationsverfahren angelastet werden. Dies gilt insbesondere für den Bandersatz des distalen Radioulnargelenks.

Schwer zu interpretieren sind die schlechten Ergebnisse beim Ersatz des ulnaren Seitenbandes am Daumengrundgelenk. Trotz exakter Befolgung der von Pitzler angegebenen Operationsmethode und der entsprechenden Ruhigstellung zeigte keines der Daumengrundgelenke eine völlige Stabilität.

Literatur

Jäger M (1970) Homologe Bindegewebstransplantation. In: Cotta H (Hrsg) Aktuelle Orthopädie, H. 2. Enke, Stuttgart
Longmire WP, Cannon JA, Weber RA (1954) General surgical problems of tissure transplantation. In: Preservation and transplantation of normal tissue. Ciba Foundation General Symposia. Churchill, London
Pitzler K (1967) Die operative Behandlung der Ruptur des ulnaren Seitenbandes am Daumengrundgelenk. Zbl Chir 92:2935

168

Strandell G (1959) Total rupture of the ulnar collateral ligament of the metacarpophalangeal joint of the thumb. Acta Chir Scand 118:72

Henschen C (1938) Die Operation der Luxatio ulnae im unteren Radio-Ulnargelenk. Schweiz Med Wschr 68:466

Jäger M, Wirth CJ (1978) Kapselbandläsionen. Thieme, Stuttgart, S 55–59

Dreijährige Erfahrungen mit der lösungsmittelgetrockneten Fascia lata im Hals-Nasen-Ohrenbereich

H. Eichner und A.A. Behbehani

HNO-Klinik, Klinikum Großhadern, Marchionistraße 15, D-8000 München 70

Zur chirurgischen Deckung größerer Gewebsdefekte werden bislang, neben Kunststoffimplantaten, meist Duraimplantate verwandt. Die Anwendung lyophilisierter Dura als Gewebeersatz wurde in Tierversuchen erprobt (Timpl 1969; Pesch u. Stöss 1976, 1982a, b) und in der Wiederherstellungschirurgie sehr schnell ein unersetzliches Mittel zur Deckung von Gewebsdefekten.

Die Gefriertrocknung ist jedoch ein relativ aufwendiges Verfahren und führt außerdem zu einer Hohlraumbildung innerhalb der kollagenen Faserstruktur, da es durch die Ausbildung von Eiskristallen zu einer Sprengung der Kollagenfibrillen kommt (Pesch u. Stöss 1977; Pesch 1975).

Seit 1973 steht eine lösungsmittelgetrocknete Dura zur Verfügung, die elastischer ist, bei geringerer Dehnbarkeit. Bei der Herstellung dieser Durapräparate erfolgt der Wasserentzug nicht durch Lyophilisation, sondern durch organische Lösungsmittel. Dieser Prozeß ist einfacher und schonender für die Dura. Seit Jahren ist die lösungsmittelgetrocknete Dura im Handel unter dem Namen Tutoplast bekannt.

Eine Reihe von Arbeiten über die gute Gewebeverträglichkeit dieser lösungsmittelgetrockneten Dura im Tierexperiment liegen vor (Pesch 1975; Pesch u. Stöss 1976, 1977; Stöss et al. 1975; Stöss u. Pesch 1976, 1977). Trotz der höheren Elastizität der lösungsmittelgetrockneten Dura im Vergleich zur gefriergetrockneten Dura, ist die Dura relativ starr und wenig anschmiegsam. Gerade diese beiden Eigenschaften jedoch, Flexibilität und Weichheit, sind v.a. bei der Abdeckung von Schädelbasisdefekten oder zur Auskleidung z.B. einer Mastoidhöhle erforderlich. Deshalb war es häufig nötig v.a. bei großen Duradefekten, bei frontobasalen Frakturen, körpereigene Fascia lata zu verwenden. Bei der Entnahme körpereigener Fascia lata entstehen jedoch einmal große Narben am Oberschenkel und zum anderen kann es v.a. nach Entnahme größerer Stücke von Fascia lata zur Muskelhernienbildung kommen.

Es lag deshalb nahe, Leichen-Fascia lata im gleichen Verfahren wie Dura zu konservieren und nach Tierversuchen in der Klinik zu erproben.

Biomaterialien und Nahtmaterial
Herausgegeben von H. M. Rettig
© Springer-Verlag Berlin·Heidelberg 1984

Experimentelle Untersuchungen von Pesch zeigen, daß die lösungsmittelgetrocknete Fascia lata eine gleich gute Gewebefreundlich zeigt, wie die lösungsmittelgetrocknete Dura.

Nachdem im Frühsommer 1980 die ersten Fascia lata-Präparate zur klinischen Erprobung vorhanden waren, wandten wir die lösungsmittelgetrocknete Fascia lata bislang insgesamt bei

117 Frontobasalen Frakturen zur Schädelbasisabdeckung,
  87 Tympanoplastiken zur Mastoidauskleidung,
    7 Laterobasalen Frakturen zu Basisabdeckung,
  13 Septumperforationen zum Perforationsverschluß,
  23 Orbitabodenfrakturen zur Abdeckung des Orbitabodens,
    2 Gesichtszügelplastiken an.

Zur Fixation der Transplantate verwenden wir seit Jahren einen humanen Fibrinkleber (Tissucol, Fa. Immuno).

Frontobasale Frakturen

Bislang wird zur Abdeckung von Durazerreißungen meist Galeaperiost oder körpereigene Fascia lata verwandt.

Während bei kleinen Duradefekten im Bereich der Stirnhöhlenhinterwand auch lösungsmittelgetrocknete Dura verwandt werden kann, ist die Abdeckung einer Liquorrhoe im Siebbein- und Keilbeinhöhlenbereich mit lösungsmittelgetrockneter Dura problematischer, da die Dura relativ starr und wenig anschmiegsam ist. Durch Abdeckung mit der allogenen Fascia lata und Fixation durch Humanfibrinkleber ist jedoch eine relativ sichere Abdeckung der Liquorrhoe zu erreichen.

Mastoidauskleidung

Wir verwandten anfangs die lösungsmittelgetrocknete Fascia lata v.a. bei Rezidivoperationen zur Trockenlegung einer sezernierenden Höhle. Da wir hierbei sehr gute Erfolge sahen und die Höhlen in kurzer Zeit trocken wurden, verwandten wir auch im vergangenen Jahr die lösungsmittelgetrocknete Fascia lata bei einer Vergleichsgruppe von Patienten zur Auskleidung von großen Mastoidhöhlen. Auch bei dieser Gruppe scheint durch Verwendung von Fascia lata die Mastoidhöhle schneller trocken zu werden.

Verschluß von Septumperforationen

Abhängig von der Größe der Perforation wurden zum Verschluß der Septumperforation lokale Schleimhautbrückenlappen, Transpositionslappen oder auch Schleimhautverschiebelappen vom Mundvorhof angewandt. Als Interponat zwischen die Schleimhautblätter haben wir lyophilisierte Fascia lata gelegt. Insgesamt lassen sich mit dieser

Methode die kleineren und mittelgroßen Septumperforationen ohne Rezidivperforation in der Regel verschließen.

Gesichtszügelplastik

Bei 2 Patientinnen wurde bei Zustand nach Facialisparese, zur Verbesserung des kosmetischen Ergebnisses, eine Gesichtszügelplastik durchgeführt. Normalerweise verwandten wir bislang dazu körpereigene Fascia lata. Bei den beiden Patientinnen wurde die lösungsmittelgetrocknete Fascia lata verwandt und heilte gut ein.

Zusammenfassend kann gesagt werden, daß mit der lösungsmittelgetrockneten Fascia lata ein gewebefreundliches Transplantat vorliegt, welches neben der mechanischen Funktion der Abdeckung als Leitschiene für einwachsendes Bindegewebe dient. Im Vergleich zur körpereigenen Fascia lata, war die Einheilungsrate bei lösungsmittelgetrockneter Fascia lata an den bisher untersuchten Patienten ebensogut, d.h. es kam bei keinem der Patienten zu einer Abstoßung des Transplantats.

Diskussionsbemerkungen

Mißerfolge mit lyophilisierter Dura wurden bei Entfernung großer Tumoren im Kiefer- und Hals-Nasen-Ohren- sowie Schädelbereich durch Scheunemann, Mainz, beobachtet. Herr Eichner hat nicht Dura sondern lösungsmittelgetrocknete Faszie eingesetzt. Unter 117 Fällen hat er nur 2 Rezidive beobachtet. Große ausgedehnte Defekte, wie sie von Scheunemann aufgezeigt wurden, bestanden jedoch nur zu 20% in seinem Material.

Literatur

Pesch HJ (1975) Human-Dura mater als Konserve und Transplantat. Habilitationsschrift, Universität Erlangen

Pesch HJ, Stöss H (1976) Dura mater-Transplantate. Mechanische Eigenschaften und Gewebeverträglichkeit. Chir Actuel 1:196–199

Pesch HJ, Stöss H (1977) Lösungsmittelgetrocknete Dura mater. Ein neues Dura-Transplantat im Tierversuch. Chirurg 48:732–736

Pesch HJ, Stöss HE (1982a) Tierexperimentelle Untersuchungen an Fascia lata-Transplantaten (Vorläufige Mitteilung). Diskussionsbetrag auf der 53. Jahreversammlung der Deutschen Gesellschaft für Hals-Nasen-Ohren-Heilkunde, Kopf- und Hals-Chirurgie, Bad Reichenhall, 25.5.1982

Pesch HJ, Stöss HR (1982b) Lösungsmittel-konservierte Fascia lata. Tierexperimentelle Untersuchungen zur Gewebeverträglichkeit eines neuen Bindegewebstransplantates. Vortrag. 20. Jahrestagung der Deutschen Gesellschaft für Plastische und Wiederherstellungschirurgie, Hamburg

Stöss H, Pesch HJ (1976) Zur Frage der Sensibilisierung nach mehrzeitigen Dura mater-Transplantationen. Verh Dtsch Ges Pathol 60:330

Stöss H, Pesch HJ (1977) Mehrzeitige Transplantationen von lösungsmittelgetrockneter Dura mater, Tierexperimentelle Untersuchungen zur Frage der Sensibilisierung. Fortschr Med 95:1018–1021

171

Stöss H, Pesch HJ, Wildenauer HD, Tulusan AA (1975) Licht- und elektronenmikros-
kopische Untersuchungen an Transplantaten von mit Lösungsmitteln konservierter
Dura mater im Tierversuch. Verh Dtsch Ges Pathol 59:569
Timpl R (1969) Antigene Eigenschaften der Bindegewebsstrukturproteine. Mels Med
Mitteil 43:29−38

Plastischer Bindehautersatz mit lyophilisierter Bindehaut und Fixation durch Fibrinkleber

F. Härting

Univ.-Augenklinik, Hufelandstraße 55, D-4300 Essen
z.Zt. Orbita Centrum Aceademisch Medisch Centrum Meibergdreef 9,
NL-1105 AZ Amsterdam

Der Bindehautersatz durch lyophilisierte Bindehaut wird seit 16 Jahren erfolgreich praktiziert (Straub 1967, 1969, 1982). Das Material kann gelagert werden und eine Entnahme von Schleimhaut am Patienten selbst (z.B. Conjunctiva der anderen Seite oder Mundschleimhaut) zur Deckung eines Defektes erübrigt sich. Außerdem weist das Material praktisch keine immunologische Potenz mehr auf (Straub 1982).

Die Fixation durch eine Naht ist aufgrund der sehr lockeren, faserigen Struktur schwierig. Deshalb haben wir in einem Tierversuch die Fixation durch Fibrinverkle-bung erfolgreich erprobt (Härting u. Mellin 1982). Aufgrund der guten Ergebnisse im Tierversuch haben wir die ersten Patienten mit dieser Technik behandelt, über die hier berichtet werden soll.

Methodik

Die Bindehaut wird an menschlichen Leichen präpariert, nach Zwischenlagerung in gesättigter NaCl-Lösung einer Gefriertrocknung unterzogen (Firma Braun, Melsungen). Die präparierte Bindehaut ist somit lagerungsfähig.

Bei Bedarf wird die lyophilisierte Bindehaut in 40 ml Ringer-Lösung, der 40 mg Gentamycin zugesetzt werden, rehydriert. Je nach Größe wird der Defekt durch ein oder mehrere eingepaßte Stücke gedeckt. Zur Fixation wird der Fibrinkleber Tissucol benutzt (Ansatz mit 300 K.I.E. Aprotinin und 4 I.E. Thrombin).

Nach externer Mischung der Kleberkomponenten werden das Wundbett und die Transplantatrückfläche bestrichen. Bis zur primären Agglutination werden die Trans-plantate mit Irisspateln leicht angedrückt.

172

Nach den tierexperimentellen Erfahrungen können wir davon ausgehen, daß mit einem Transplantatverlust bei Klebefixation in Ausnahmefällen in den ersten 2 Tagen gerechnet werden muß. In der postoperativen Phase wird Gentamycin lokal zur Infektionsprophylaxe gegeben.

Fallbeschreibungen: Ein 45jähriger Gießereiarbeiter wurde nach einer massiven Verbrennung am rechten Auge durch flüssiges Metall in unsere Klinik eingeliefert. Beim Erstbefund stellt sich nahezu die gesamte Bindehaut nekrotisch dar. Die Hornhaut war so stark geschädigt, daß eine Beurteilung tieferer Augenabschnitte nicht möglich war (Abb. 1).

Unter konservativer Behandlung kam es zur Regeneration der tarsalen Bindehaut. Die bulbäre Bindehaut stellte sich nach 2,5 Wochen noch in großen Bezirken völlig reaktionslos dar (Abb. 2). Deshalb erfolgte zu diesem Zeitpunkt eine Bindehautplastik nach der beschriebenen Methode. Innerhalb von 3 Wochen waren die eingepaßten und aufgeklebten Stücke aus lyophilisierter Bindehaut vaskularisiert und eingeheilt. Leider ist das Auge aufgrund eines Hornhautulkus mit spontan rupturierter Descemetozele 2,5 Monate nach dem Unfall verloren gegangen.

Aufgrund der Instabilität des Bindehautsackes nach Eviszeration kam es zu erheblichen Kontrakturen, so daß keine Langzeitbeobachtung möglich war.

Ein weiterer Patient, jetzt 36 Jahre alt, hatte in der Kindheit in Vietnam eine Kalkverätzung erlitten. Als Endstadium waren ein ausgedehnter Symblepharon am Oberlid, das eine Öffnung der Lider nahezu vollständig verhinderte, und eine großflächige Hornhautnarbe verblieben.

Als Vorbereitung zu einer Keratoplastik mußte das Symblepharon beseitigt werden. Hier wurde nach Durchtrennung und Abtragen ebenfalls ein Stück lyophilisierte Bindehaut eingesetzt. Innerhalb von 3 Wochen war das Transplantat vollständig vaskularisiert. 6 Monate später konnte mit gutem Erfolg eine perforierende Keratoplastik durchgeführt werden. Die Bindehautsituation ist jetzt seit 10 Monaten stabil.

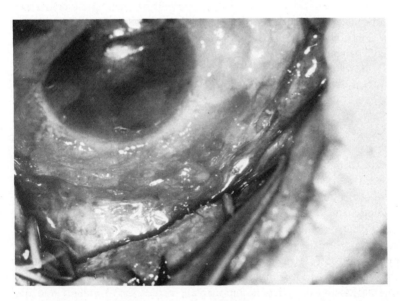

Abb. 1. Fall I. Zustand am Ende der Operation. Der transplantierte Bezirk findet sich von 2 – 6 – 8 h am Limbus. Es wurden mehrere Teile aneinandergesetzt

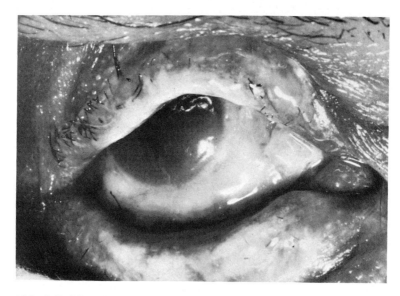

Abb. 2. Fall I. Klinisches Bild drei Wochen nach Operation

Diskussion

Der Einsatz von lyophilisierter Bindehaut als Konjunktivalersatz hat den Vorteil, daß sie gelagert werden kann und somit in nahezu beliebiger Menge zur Verfügung steht. Es entfällt hierdurch während der Operation die Entnahme eines autologen Transplantats, z.B. Konjuntiva des Partnerauges (Pelayo 1941; Pavisic 1944, Walser 1958) oder Mundschleimhaut (Ballen 1963; Denig 1927; Pelayo 1941; Pavisic 1944; Thies 1925). Das Gewebe, das vorher an menschlichen Leichen gewonnen und entsprechend präpariert wird, steht nach kurzfristiger Rehydrierung sofort zur Verfügung.

Im Gegensatz zur Transplantation von autologer Schleimhaut muß bei der Anwendung von lyophilisierter Bindehaut nicht mit einer Schrumpfung des Transplantats gerechnet werden (Mustarde 1980; Walser 1958).

Immunologische Reaktionen sind nie beobachtet worden. Dies ist auch aufgrund der Reststruktur nach Lyophilisierung sehr unwahrscheinlich. So konnten weder Enzymaktivitäten noch vitale, zelluläre Strukturen nachgewiesen werden (Straub 1969; 1982).

Wie wir zeigen konnten (Härtling u. Mellin 1982), ist die Klebefixation der Nahtfixation deutlich überlegen, besteht doch die Bindehaut nach Gefriertrocknung nur noch aus einem lockeren Gerüst, durch das Fäden sehr leicht durchschneiden. Mit dem Fibrinkleber steht uns seit einigen Jahren ein Gewebekleber zur Verfügung, der aus homologem Material besteht. Im Gegensatz zum Histoacrylkleber verbleibt der Fibrinkleber nicht als starre Masse am Applikationsort, sondern wird im Rahmen der Wundheilung abgebaut. Außerdem kann er auch im feuchten Milieu eingesetzt werden.

Die Transplantation von lyophilisierter Bindehaut mit Klebefixation stellt unserer Meinung nach eine Möglichkeit dar, großflächige Bindehautdefekte erfolgreich zu decken.

Diskussionsbemerkungen

Defekte können durch verschiedene Lyodura und andere Duraarten ersetzt werden. Tierexperimente haben gezeigt, daß die Reepithelisierung an der Bindehaut vom Rande des Transplantates aus, wo noch normale Bindehaut besteht, erfolgt.

Literatur

Ballen PH (1963) Mucous membrane grafts in chemical (lye) burns. Am J Opthalmol 55:302—312

Denig L (1927) Transplantation von Mundschleimhaut bei verschiedenen Erkrankungen der Hornhaut und bei Verbrennungen und Verätzungen der Augen. Arch Opthalmol 118:729—737

Härting F, Mellin KB (1982) Material und Fixation von Bindehautplastiken. Fortschr Opthalmol 79:370—373

Mustardé JC (1980) Repair and reconstruction in the orbital region. Livingstone, Edinburgh London New York

Pavisic Z (1944) Erfahrungen mit der Frühtransplantation von Mundschleimhaut und Bindehaut bei Augenverätzungen. Opthalmology (Rochester) 108:297—304

Pelayo A, del Hiero (1941) Die chirurgische Behandlung der Verbrennungen der Hornhaut und Bindehaut. Zentralbl Opthalmol 46:493—494

Straub W (1967) Ein einfacher Bindehautersatz. Ber Dtsch Opthalmol Ges 68:322—327

Straub W (1969) Über die Verwendung von homologem Bindehautgewebe zur Deckung von Conjunctivaldefekten. Klin Monatsbl Augenheilkd 155:258—259

Straub W (1982) Conjunctival allografts: experience with lyophilized donor tissue. In: 24. International Congress of Opthalmology, San Francisco

Thies (1925) Bindehautplastik bei schweren Verätzungen in der chemischen Industrie. Arch Opthalmol 115:246—259

Walser E (1958) Plastische Chirurgie am Auge. Bergmann, München

Nierenbecken- und Harnleiterersatz durch Nabelschnurvene. Erstmalige klinische Anwendung an 2 Patienten

K.F. Klippel, K. Jenne und C.R. Alves de Oliveira

Urologische Abteilung des Allgemeinen Krankenhauses, D-3100 Celle

Nach ausgedehnten tierexperimentellen Untersuchungen über Antigenität und Immunogenität der Nabelschnurvene als auch nach funktionellen Untersuchungen an über 100 Hunden im Langzeitexperiment gelang es erstmals, Nabelschnurvene zur Überbrückung ausgedehnter Nierenbecken- und Harnleiterdefekte klinisch anzuwenden. Hier 2 Beispiele:

1. Fall: Es handelt sich um eine 56jährige Patientin, dialysepflichtig, funktionelle Einzelniere links, Nierenbeckenkelchausgußstein beidseitig, Zustand nach 4 Voroperationen an beiden Nieren.
Kreatinin präoperativ 6 mg%. Intraoperativ totale Zerstörung des Harnleiters links mit Pyonephrose links. Harnleiterdefekt 13 cm. Es wurde eine humane Nabelschnurvene aus der Kryobank der Klinik aufgefroren, präpariert und in den Defekt eingenäht. Es erfolgte eine Schienung über 30 Tage unter gleichzeitigem Nephrostomieschutz. Postoperativ pendeln sich die Kreatininwerte um 2 mg% ein. 10 Monate nach der Operation ist die Patientin dialysefrei, ohne Nephrostomie, es kommt zu keiner Abstoßung.

2. Fall: Funktionelle Einzelniere links, Zustand nach vielfachen Voroperationen links wegen rezidivierender malginer Nephrolithiasis. Linke Niere mit Nephrostomie als Dauerlösung versorgt. Auch hier wurde der Defekt mit Nabelschnurvene überbrückt bei gleichzeitiger Uretertransposition von rechts nach links. Die Patientin wurde nierenfistelfrei nach Hause entlassen.

Diskussionsbemerkungen

Auf die Frage der Abstoßbarkeit der Nabelschnur wird von Herrn Klippel mitgeteilt, daß Versuche an über 200 Ratten, 300 Mäusen, 40 Kaninchen und 60 Hunden durchgeführt wurden. Die immunologische Situation zeigt, daß die Nabelschnur zwar antigen wirken kann. Sie hat aber nur einen geringen HLA-Antigenbesatz. Die Anastomosen der Nabelschnur zum Ureter werden mikrochirurgisch genäht, wobei eine Schienung über mindestens 3 Monate erforderlich ist.

Biomaterialien und Nahtmaterial
Herausgegeben von H.M. Rettig
© Springer-Verlag Berlin·Heidelberg 1984

Kollagenvliesimplantate zur Förderung der Knochenregeneration
– Tierexperimentelle und klinische Resultate

H.-W. Springorum, H.H. Küster und W. Puhl

Orthopädische Klinik und Poliklinik der Universität, Schlierbacher Landstraße 200a, D-6900 Heidelberg

Auf der Suche nach einem geeigneten Material zur lokalen Förderung der Knochenregeneration in Defekthöhlen und bei anderen Indikationen haben die Autoren in umfangreichen Tierserien verschiedene Materialien geprüft, regelmäßig hat sich das Kollagenvlies als die zur Förderung der Knochenregeneration günstigste Substanz erwiesen.

Die Versuche wurden durchgeführt an Ratten, Kaninchen, wachsenden und ausgewachsenen Hunden wie auch an Affen. Aufgrund der guten Regenerationsergebnisse im Tierexperiment wurde Kollagen auch klinisch eingesetzt. Als wesentliche Indikation ergab sich die Auffüllung von Knochendefekten nach Entfernung gutartiger Knochentumoren, die Auffüllung von Bohrkanälen bei Umkehrplastiken, die Auffüllung von Defekten nach Spongiosaentnahme und die Auffüllung größerer Defekte bei der Versorgung frischer Frakturen. Eine weitere Indikation ist die Streckung des autologen Spongiosamaterials bei Harrington-Spondylodesen. Bei insgesamt 60 Spondylodesen haben wir unter deutlicher Einsparung von autologer Spongiosa Kollagentampons verwendet. Wir haben weder lokale Komplikationen noch einen Anstieg der Pseudarthrosenrate registrieren müssen.

Weitergehende Versuche wurden zunächst tierexperimentell mit der sog. Kollagenspongiosaplombe durchgeführt. Nach den ersten uns vorliegenden Resultaten scheint diese Plombe die Wirkung des reinen Kollagenimplantats noch zu verstärken. Mit besonderem Interesse verfolgen wir die Versuche von Mittelmeier und Katthagen, die durch Kombination von Apatit und Kollagen ebenfalls augenscheinlich die Wirkung der Kollagenimplantate steigern können.

Nach unserer Meinung wird das Kollagen seinen Platz als knochenregenerationsförderliches und hämostyptisches Implantat behaupten.

Diskussionsbemerkungen

Die Frage einer Induktionstheorie durch Kollagenflies zeigt im Tierexperiment, daß ein Kollagenspan in vollständig gesättigter Kalziumphosphatlösung ohne Auskristallisation weiteres Apatit toleriert. Darin ist wahrscheinlich der Mechanismus zu sehen, der der Kollagenwirkung zugrunde liegt. Selbstverständlich ist autologe Spongiosa einem solchen Kollagenvlies überlegen, es ergeben sich aber Fälle, wie ausgedehnte Enchondrome, juvenile Knochenzysten oder auch Spongiosaimplantationen bei Spondylodesen, z.B. der Harrington-Operation, bei denen die autologe Spongiosa nicht ausreicht und die Möglichkeit über das Vlies eine Streckung des Materials zu erreichen ist.

Biomaterialien und Nahtmaterial
Herausgegeben von H.M. Rettig
© Springer-Verlag Berlin·Heidelberg 1984

Vergleichende tierexperimentelle Untersuchungen über die induktive Knochenregeneration mit pyrolisiertem enteiweißten Knochenimplantat

B.-D. Katthagen und H. Mittelmeier

Orthopädische Universitätsklinik und -Poliklinik, D-6650 Homburg/Saar

Von Maatz u. Bauermeister (1961) wurde in den 50er Jahren erstmals ein industriell gefertigtes heterologes (xenogenes) Knochenersatzmaterial, der sog. „Kieler Knochenspan" (Fa. Braun, Melsungen) entwickelt. Durch „Enteiweißung" mit einem speziellen Mazerationsverfahren sollte dem Knochengewebe tierischen Ursprungs die artspezifische Antigenwirkung genommen werden. Tatsächlich ist jedoch in dem Spanmaterial das Gerüstkollagen noch vorhanden. Es verleiht zwar dem „Kieler Knochenspan" eine gewisse Festigkeit, ist aber wahrscheinlich die Ursache dafür, daß diesem Implantatmaterial nach neueren eigenen Untersuchungen doch erhebliche immunologische Fremdkörperreaktionen anhaften, welche der (unseres Erachtens auf die Mineralsubstanz zurückzuführenden) Kallusbildung entgegenwirken (Abb. 1). Hierin liegt wahrscheinlich die Ursache dafür, daß der „Kieler Knochenspan" relativ selten eingesetzt und bis heute autologes Knochenmaterial bevorzugt wird.

Bemühungen, eine Osteoinduktion auf der Basis der Kollagensubstanzen zu erreichen (Urist u. Dowell 1968; Thielemann et al. 1978), haben bis jetzt jedoch noch zu keiner überzeugenden praktischen Anwendung geführt. Nach neueren Untersuchungen von Katthagen u. Mittelmeier (im Druck) ist dabei tierexperimentell im Vergleich mit Leerbohrungen keine auffallende Knochenbildung, bei Verwendung homologen Materials jedoch eine deutliche immunogene Fremdkörperreaktion zu beobachten. Eine verbesserte Knochenbildung wurde für enzymatisch abgebautes, gereinigtes, molekulares, lösliches und lyophilisiertes Kollagenvlies (Pentapharm AG) durch Bedacht (1969), Joos et al. (1979), Springorum (1980) u.a. festgestellt. In tierexperimentellen Untersuchungen an unserer Klinik (Mittelmeier u. Nizard (1983; Nizard 1981) wurde zwar eine von immunologischen Fremdkörperreaktionen freie, rasche Organisation des Kollagenvlies bestätigt, jedoch nur eine spärliche Osteoinduktion gefunden.

Im Unterschied dazu haben Köster et al. (1977) eine osteoinduktive Wirkung von relativ rasch resorbierbaren synthetischen niedrigen Kalziumphosphaten (Tri- und Tetrakalziumphosphat) festgestellt, was von Driesen et al. (1982) sowie Walter (zit. in Prospekt „Ossoplast" der Firma „omnimed") bestätigt wurde. In unabhängigen, fast gleichzeitigen Publikationen haben dann Osborn et al. (1980), Niwa et al. (1980) sowie Mittelmeier u. Nizard (1983) auf die osteoinduktive Wirkung von synthetischem Hydroxylapatit hingewiesen. Osborn und Niwa verweisen dabei insbesondere auf die Herstellung spongiöser Apatitkeramik, ebenso neuerdings Mathys, wobei sowohl das Einwachsen von Wirtsknochengewebe in die Markräume als auch Knochenabscheidung auf den keramischen Wandflächen beschrieben wird. Ausgehend von den Beobachtungen von Schweiberer am „Kieler Knochenspan", daß spongiöse Wandflächen letztlich

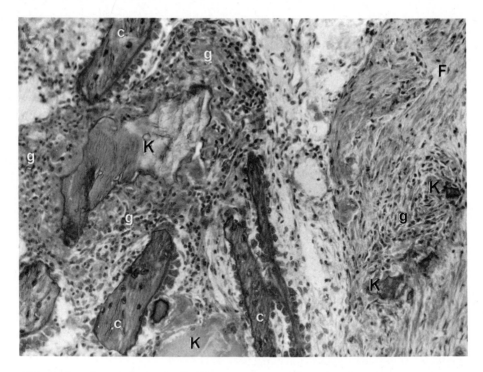

Abb. 1. Gewebereaktion auf teilmazerierte „Kieler"-Spongiosa (Kaninchen, Lochtest, 4 Wochen postoperativ). Die Reste des heterologen „Kieler"-Spanmaterials (*k*) sind von zahlreichen Makrophagen und Fremdkörperriesenzellen sowie fibrösem Narbengewebe (*f*) umgeben. Dazwischen auch neu gebildetes kallöses Knochengewebe (*c*) (Giemsa, Vergr. 160 : 1)

jedoch dem Einwachsen des Knochengewebes barriereartig im Wege stehen, wurde von Mittelmeier das Konzept einer multizentrischen Knochenbildung um kleinpartikuläre Apatitkonglomerate bzw. Keramikpartikel entwickelt, welche in gereinigtem Kollagenvlies verteilt sind (Collapat). Wie von Mittelmeier u. Nizard (1983) beim Jahreskongreß dieser Gesellschaft 1981 dargelegt, entsteht an der Oberfläche der Apatitkonglomerate im Zuge des Organisationsprozesses mit großer Regelmäßigkeit neu gebildetes Knochengewebe, welches untereinander vernetzt, wobei die Wirkung offensichtlich weit mehr von dem Apatitanteil als von dem als „Verteilungsträger" verwendeten gereinigten, lyophilisierten Kollagenvlies ausgeht. Von Mittelmeier u. Katthagen wurde 1983 über die erfolgreiche Anwendung bei 85 Patienten berichtet, wobei v.a. hervorragende Körperverträglichkeit festgestellt wurde. Die anfänglich stärkere Zerfließlichkeit des Implantats konnte durch eine teilweise Wiedervernetzung der löslichen Kollagenstammmoleküle weitgehend behoben werden. Dadurch wird insbesondere auch eine gleichmäßige Verteilung der gesinterten Apatitgranula im Regeneratgewebe und eine schon nach wenigen Tagen geradezu explosionsartig einsetzende massive Knochenneubildung erreicht.

Nachteilig ist allerdings immer noch eine gewisse Forminstabilität, welche die Anwendung des Collapats auf Knochenhöhlen- und -oberflächenapplikation beschränkt, welche keinen Formaufbau verlangt.

Zum plastischen Formaufbau ist jedoch ein stabileres gerüstartiges Knochenersatzmaterial erforderlich. Zur Vermeidung von immunologischen Fremdkörperreaktionen muß diese völlig enteiweißt und möglichst aus natürlichem Hydroxylapatit aufgebaut sein. Das Gerüstwerk sollte nicht aus den relativ breitwandigen Gefächern der natürlichen Spongiosa bestehen, welche nach Schweiberer dem Einwachsen natürlichen Knochengewebes eher im Wege steht, sondern aus dünneren Bälkchen, welche bei Gewährleistung von Formstabilität das Einwachsen von Knochengewebe und dessen biomechanische Remodellierung erleichtern. Nach einer Idee von Mittelmeier kann dies durch eine spezielle Pyrolisierung und Sinterung mazerierten Knochengewebes erfolgen („Pyrost"), wobei nach Mittelmeier u. Zitter (1983, persönl. Mitteilung) die nach der anfänglichen Mazeration im Knochengerüst noch vorhandenen artspezifischen Kollagensubstanzen rückstandfrei verbrannt, die kristalline Mineralstruktur jedoch gemäß rasterelektronenmikroskopischen und röntgenkristallographischen Untersuchungen ebenso wie die chemische Struktur des Hydroxylapatits weitgehend erhalten bleibt. Bei diesem Herstellungsverfahren ist die Verwendung von Knochenausgangsmaterial tierischen Ursprungs völlig bedenkenlos, da aufgrund der völligen Zerstörung aller Eiweißsubstanzen und des alleinigen Verbleibs der natürlichen immunogenfreien Mineralsubstanz mit keinerlei adversiver immunologischer Fremdkörperreaktion mehr gerechnet werden muß.

In tierexperimentellen Untersuchungen an Kaninchen im Bereich der distalen Femurkondylen wurden mit einem modifizierten, von Maatz u. Bauermeister (1961) für die Hundetibia angegebenen „Lochtest" an unserer Klinik von Katthagen vergleichende tierexperimentelle Untersuchungen über die induktive Knochenregeneration mit verschiedenen Knochenersatzmaterialien durchgeführt. Bei der histologischen Technik wurde mit unentkalkten Knochenschnitten, Mikroradiographien und verschiedenen Färbeverfahren gearbeitet (Masson-Goldner; Giemsa; H.E.; polychrome Sequenzmarkierung). Insbesondere wurden mit einem neuen automatisierten morphometrischen Verfahren (Katthagen u. Mittelmeier 1983) genaue statistische Aussagen über den Umfang der erzielten Knochenneubildung möglich.

Die Untersuchungen erfolgten in zeitlichen Abständen von 1, 2, 4, 6 Wochen, 3 und 8 Monaten.

Es erfolgte dabei jeweils ein Vergleich mit der kontralateralen Implantation originärer „Kieler"-Spongiosaspäne. Weiter wurden Kontrollserien mit Leerbohrungen untersucht. Insgesamt wurden bisher 168 vergleichende Lochtests durchgeführt.

Ergebnisse

Zunächst ist festzustellen, daß das Pyrost im Vergleich zu Collapat eine wesentlich bessere Formbeständigkeit besitzt, wenngleich die Festigkeit (aufgrund des Verlustes des inneren Faserverbundes) nicht an die Stabilität des Kieler Knochenspans heranreicht.

Der Sinterungsprozeß führt zu einer gewissen Schrumpfung, welche mit der wünschenswerten Erweiterung der Maschenräume sowie Kontraktion der sperrigen Gerüstanteile einhergeht und die Erschließung erleichtert. Er tritt im Mikroradiogramm auch mit einer Kontrastverdichtung des Gerüstwerks in Erscheinung (Abb. 2).

In der Anfangszeit zeigt sich eine sofortige Auffüllung des Gerüstwerks mit Blutgerinnsel und eine Organisation desselben durch Granulationsgewebe, welche rasch von außen nach innen fortschreitet. Bereits nach einer Woche und insbesondere nach zwei Wochen zeigt sich eine deutliche Ablagerung neugebildeten Knochengewebes auf dem Pyrostgerüst (Abb. 3), aber auch in den Maschenräumen. Bis dahin bestehen keine wesentlichen Unterschiede gegenüber originärer „Kieler Spongiosa".

Nach 4 bis 6 Wochen erscheinen beim „Pyrost" die primären Organisations- und Knochenbildungsvorgänge weitgehend abgeschlossen. Teilweise sind an den Pyrost-Bälkchen „physiologische" Abbau- und Anbauvorgänge zu erkennen, welche dem üblichen Knochenumbau entsprechen, der auch die neugebildeten Knochenbälkchen betrifft. In den Zwischenräumen findet sich ausschließlich neugebildetes Knochenmark (Abb. 4).

Im Unterschied dazu treten im Bereich der „Kieler Knochenspongiosa" nach 2 Wochen in zunehmendem Maße eindeutig immunologische Abwehrreaktionen in

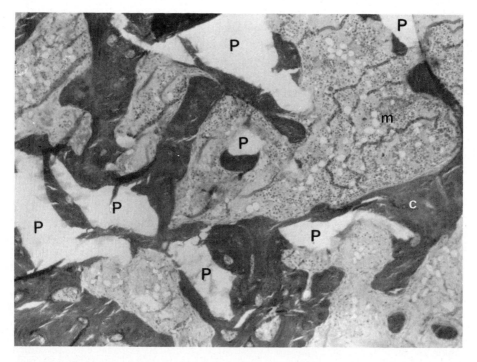

Abb. 2. Mikroradiographie nach Implantation von Pyrostspongiosa 4 Wochen postoperativ (Vergr. 70 : 1). Die Pyrostbälkchen (*p*) treten aufgrund der Sinterung der Mineralstruktur kontrastreich weißleuchtend hervor. Daran angelagert reichlich neu gebildetes Knochengewebe (*c*). Aufbau eines neuen Spongiosanetzwerkes

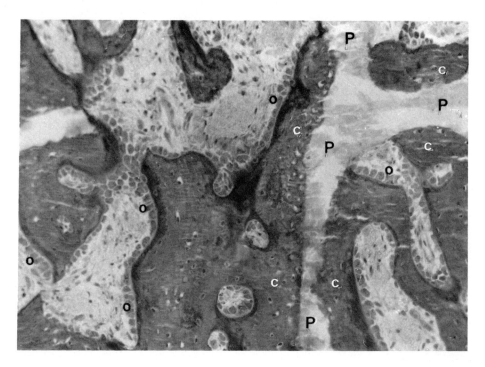

Abb. 3. Gewebereaktion nach 4 Wochen auf vollenteiweißte, pyrolisierte Spongiosa (Pyrost) (Masson-Goldner, Vergr. 70 : 1). Die Pyrostbälkchen (*p*) sind größtenteils von neugebildeten Kallusbälkchen (*c*) umgeben; teils grenzt auch regeneriertes blutbildendes Knochenmark (*m*) dort an. Keinerlei immunologische Fremdkörperreaktion erkennbar

Erscheinung, welche durch intensive Ansammlungen von Fremdkörperriesenzellen, Makrophagen und Rundzellen, auch Plasmazellen und gelapptkernigen Leukozyten gekennzeichnet sind. Das „Kieler-Knochenspangewebe" unterliegt hier vergleichsweise einem rascheren, durch die Fremdkörperreaktion bedingten Abbauprozeß. Eine weitere Knochenneubildung ist teilweise nur noch in größerem Abstand von dem Kieler-Knochengewebe erkennbar. Offensichtlich besteht ein Widerstreit zwischen der Knochenneubildung und den immunologischen Abbauprozessen, wodurch die Knochenregeneration zweifellos gestört und quantitativ sowie hinsichtlich der strukturellen Remodellierungsprozesse beeinträchtigt wird.

In den Spätstadien nach 8 Monaten zeigt sich ein völliges Verschwinden der Kieler-Knochensubstanz, während das Pyrost bis dahin noch einen Großteil seiner Struktur aufrechterhält und gemäß der dortigen Knochenabscheidung sich weiterhin osteoinduktiv verhält.

Zusammenfassend ergeben unsere Untersuchungen also, daß es mit dem völlig enteiweißten, pyrolisierten Knochenersatzmaterial „Pyrost" möglich ist, eine formstabile Knochenregeneration anzuregen, welche im Unterschied zum nur teilweise enteiweißten und nicht immunogenfreien Kieler-Knochenspan ohne Störung durch immunologische

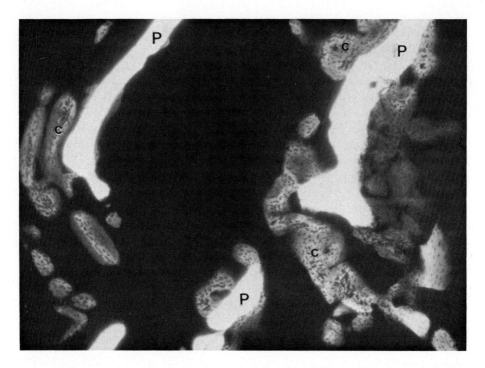

Abb. 4. Pyrostimplantation nach 2 Wochen (Masson-Goldner, Vergr. 160 : 1). Neugebildetes Knochengewebe (*c*) in direktem Kontakt mit dem Pyrostbälkchen (*p*) Intensive von Fremdkörperreaktionen ungestörte Knochenneubildung auch in der weiteren
Umgebung mit massiven Osteoblastensäumen (*o*)

Fremdkörperreaktionen abläuft und auch zu einer längeren Aufrechterhaltung der
Struktur sowie osteoinduktiven Wirkung führt.

Die Osteoinduktion reicht jedoch in der Quantität nicht an die Knochenneubildung
heran, welche in kurzer Zeit und lang anhaltend mit Collapat erzielt werden kann.
Dieser Nachteil wird jedoch durch die Formstabilität aufgewogen, welche das Pyrost
für bestimmte Indikationen, insbesondere zum Formaufbau bei Defektüberbrückungen
besser geeignet erscheinen läßt als Collapat, welches sich vorzüglich zur Auffüllung von
Defekthöhlen eignet.

Die vorgenannten Ergebnisse gelten vorerst nur für die Knochenregeneration im sog.
„ersatzstarken Lager". Weitere Untersuchungen über die Knochenbildung im ersatzschwachen Lager sind vorgesehen.

Aufgrund der einwandfreien Ergebnisse der Tierversuche, sowohl im Hinblick auf
die Verträglichkeit als auch die Knochenneubildung, erscheint eine klinische Prüfung
bei Humanpatienten berechtigt, welche gerade begonnen wurde.

Diskussionsbemerkungen

Die Festigkeit der verwendeten Materialien ist unterschiedlich. Im Extremitätenbereich ist eine Überbrückung auf Dauer nicht erforderlich. Benötigt wird ein besserer Ersatz der hinreichend Formstabilität hat, bis körpereigene Leistung dieses Gebiet, das durch Osteosynthese geschützt ist, erschlossen hat. Die Frage der Osteoinduktion leitet Herr Katthagen von Tierversuchen ab, bei denen er an den Femurkondylen Implantationn in Öffnungen nach verschiedenen Zeiten untersuchte und durchaus Knochenneubildungen beobachten konnte.

Literatur

Bedacht R (1969) Tierexperimentelle und klinische Untersuchungen über die Anwendung von heterologem Kollagen als Implantat in der Knochenhöhle von Röhrenknochen. Habilitationsschrift, Universität München

Driessen A, Klein CPAT, de Groot K (1982) Preparation and some properties of sintered β-whitlockite. Biomaterials 3:113–116

Joos U, Vogel D, Ries P (1979) Die Verwendung von Kollagenvlies zum Auffüllen von Knochendefekten in der Kiefer-Gesichts-Chirurgie. Dtsch Z Mund Kiefer Gesichtschir 3:104–106

Katthagen BD, Mittelmeier H (im Druck) Eine neue quantitative Methode in der experimentellen Knochenhistologie. Z Orthop

Köster K, Karbe E, Kramer H et al. (1977) Experimenteller Knochenersatz durch resorbierbare Calciumphosphat Keramik. Langenbecks Arch Chir 343:173–181

Maatz R, Bauermeister A (1961) 36 klinische Erfahrungen mit dem Kieler Span. Langenbecks Arch Chir 298:239–244

Mathys R (1983) Möglichkeiten für künstlichen Knochen- und Gelenkersatz. Hefte Unfallheilkd 165:289–291

Mittelmeier H, Katthagen BD (1983) Klinische Erfahrungen mit Collagen-Apatit-Implantation zur lokalen Knochenregeneration. Z Orthop 121:115–123

Mittelmeier H, Nizard M (1983) Kollagenvlies mit Apatit als künstliches Knochenersatzmaterial auf natürlicher Basis. In: Kley W, Naumann C (Hrsg) Regionale plastische und rekonstruktive Chirurgie im Kindesalter. Springer, Berlin Heidelberg New York, S 283–291

Nizard M (1981) Knochengewebeneubildung durch Collagen-Apatit Implantation. Habilitationsschrift, Universität Hamburg

Niwa S, Sawai K, Takhashi S, Tagai H, Ono M, Fukuda Y (1980) Experimental studies on the implantation of hydroxylapatite in the medullary canal of rabbits. First World Biomaterials Congress Baden near Vienna, Austria

Osborn JF, Kovacs E, Kallenberger A (1980) Hydroxylapatitkeramik – Entwicklung eines neuen Biowerkstoffes und erste tierexperimentelle Ergebnisse. Dtsch Zahnärztl Z 35:54–56

Schweiberer L (1970) Experimentelle Untersuchungen von Knochentransplantaten mit unveränderter und denaturierter Knochengrundsubstanz. Hefte Unfallheilkd 103

Springorum HW (1980) Tierexperimentelle Untersuchungen der Knochenregeneration nach Kollagenimplantation in standardisierten Knochendefekten an der Ratte, am Kaninchen, an wachsenden und ausgewachsenen Hunden. Habilitationsschrift, Universität Heidelberg

Thielemann F, Veihelmann D, Schmidt K (1978) Die Induktion der Knochenneubildung nach Transplantation. Arch Orthop Trauma Surg 91:3–9

Urist MR, Dowell TA (1968) The inductive substratum for osteogenesis in pellets of particular bone matrix. Clin Orthop 61:61–78

Zur Behandlung großer zystischer Knochendefekte mit Humanfibrinkonzentrat

B. Dickmeiß, D. Schettler und H. Hauenstein

Klinik für Kiefer- und Gesichtschirurgie des Universitätsklinikums der GHS Essen, Hufelandstraße 55, D-4300 Essen

Einleitung

Bei der Behandlung von überkirschgroßen Knochendefekten im Kieferbereich ergeben sich im wesentlichen zwei Probleme:
1. Das autogene Blutkoagulum reißt infolge seiner Retraktion von der Knochenwandung ab und verliert seine Wandständigkeit (Schulte 1964).
2. Aufgrund der hohen Keimbesiedlung der Mundhöhle ist eine Asepsis der Knochenwunde in keinem Fall gewährleistet. Das reichlich Blutzellen enthaltende Koagulum bietet den eingedrungenen Mikroorganismen einen idealen Nährboden.

Aus diesen Gründen hatte Partsch (1982) vorgeschlagen, Zysten über der kritischen Größe von 15−20 mm Durchmesser lediglich zu fenstern und offen zu behandeln. Die jedoch oft monate- und jahrelange Nachbehandlung mit einem Zystenstopfen, die z.T. sogar fehlende Regeneration des Knochens und viele andere Gründe waren der Anlaß, nach Möglichkeiten der Koagulumstabilisierung zu suchen. Dabei wurden verschiedenartige − autogene und xenogene − Materialien mit unterschiedlichem Erfolg im Knochenhohlraum implantiert.

Mit dem Humanfibrinkonzentrat Tissucol (Fa. Immuno) bot sich ein Präparat zur Defektfüllung an, das dem Eigenkoagulum in seiner Physiologie gleicht, jedoch aufgrund seiner hohen Konzentration an nativem Fibrinogen und Faktor XIII bei gleichzeitigem Fehlen von zellulären Bestandteilen ein stabileres und gegen Bakteriolyse resistenteres Koagulum ausbildet (Seelich u. Redl 1980; Stanek et al. 1980). Der Zusatz von Aprotinin zur Starterlösung des Gerinnungsvorganges verhindert eine vorzeitige Fibrinolyse.

Patientengut

Seit etwa zwei Jahren haben wir bei 22 Patienten mit odontogenen oder traumatischen Kieferzysten der kritischen Größenordnung von 15−20 mm und weit größer die Knochendefekte nach Zystektomie mit Tissucol aufgefüllt und die Schleimhautdecke darüber primär verschlossen. Das Alter der Patienten lag zwischen 16 und 70 Jahren. Bei 9 Patienten bestanden allgemeine Risikofaktoren. Die meisten Eingriffe wurden unter ambulanten Bedingungen vorgenommen. Die Zysten waren über alle Größenordnungen im Ober- und Unterkiefer etwa gleich verteilt.

Zur Auffüllung der Knochenhohlräume wurden im Durchschnitt 2−3 Ampullen Tissucol a 0,5 ml benötigt (Tabelle 1).

Biomaterialien und Nahtmaterial
Herausgegeben von H. M. Rettig
© Springer-Verlag Berlin·Heidelberg 1984

Tabelle 1. Knochendefektfüllung mit Tissucol-Fibrinkleber nach Zystektomie von odontogenen und traumatischen Kieferzysten (Gesamtzahl n = 22)

	n	Zystengröße 1,5−2 cm ϕ	2−4 cm ϕ	>4 cm ϕ
Oberkiefer	11	1	7	3
Unterkiefer	11	2	6	3
Gesamt	22	3	13	6
Anzahl Tissucol	58	3	29	26
Anzahl Tissucol pro Zyste	2−3	1	2−3	4−5

Methodisches Vorgehen

Nach vollständiger Entfernung des Zystenbalges füllen wir den angefrischten Knochenhohlraum wechselweise mit der frisch zubereiteten Aprotinin-Kalziumchlorid-Thrombinlösung (500 NTH, „Starter") und dem Fibrinkleber auf. Alternativ kann dieser Vorgang auch einzeitig mit der Kombinationsspritze der Fa. Immuno durchgeführt werden.

Bei der Entfernung des Zystenbalges im Oberkiefer ist sorgfältig darauf zu achten, eine breite Verbindung zur Nasen- oder Kieferhöhle zu vermeiden. Bei kleinerer Perforation kann der zystische Defekt noch wie beschrieben versorgt werden. Vor Einbringung des Fibrinklebers legen wir lose die entscheidenden Haltefäden, die nach Auffüllung sofort geknüpft werden. Der Wundverschluß muß auf jeden Fall speicheldicht und spannungsfrei sein.

Bis auf 2 Ausnahmen wurde perioperativ ein Breitbandantibiotikum verordnet.

Ergebnisse

In 18 von 22 Fällen (81,8%) beobachteten wir eine völlig komplikationslose Primärheilung (Tabelle 2).

Tabelle 2. Ergebnisse (Beobachtungszeitraum 2−20 Monate)

	n = 22	Zystengröße 1,5−2 cm ϕ	2−4 cm ϕ	>4 cm ϕ
Primärheilungen	18 (81,8%)	3 (100%)	11 (84,6%)	4 (66,7%)
postoperative Dehiszenzen ohne Behandlungsnotwendigkeit	2 (9,1%)	0	1 (7,7%)	1 (16,7%)
postoperative Dehiszenzen/ mit Behandlungsnotwendigkeit	2 (9,1%)	0	1 (7,7%)	1 (16,7%)

In 2 Fällen – einmal im Oberkiefer und einmal im Unterkiefer – kam es zu einer Nahtdeshiszenz. In beiden Fällen heilten die Wunden ohne therapeutische Interventionen ab, da das Tissucol-Koagulum stabil geblieben war (Abb. 1).

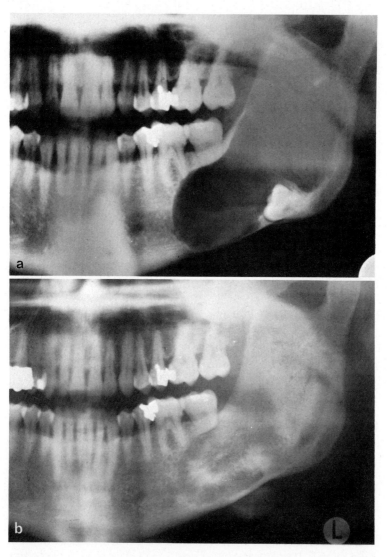

Abb. 1. a Follikuläre Zyste des linken horizontalen und aufsteigenden Unterkieferastes mit retiniertem Weisheitszahn am Boden der Zyste. Wegen Frakturgefahr wurde zunächst zystostomiert und offen behandelt. Nach Stabilisierung der Knochenwände wurde in einem 2. Eingriff der Weisheitszahn entfernt, die Zyste vollständig exstirpiert und der Defekt mit Tissucol ausgefüllt und primär verschlossen. **b** 5 Monate nach Zystektomie fast vollständige Reossifikation

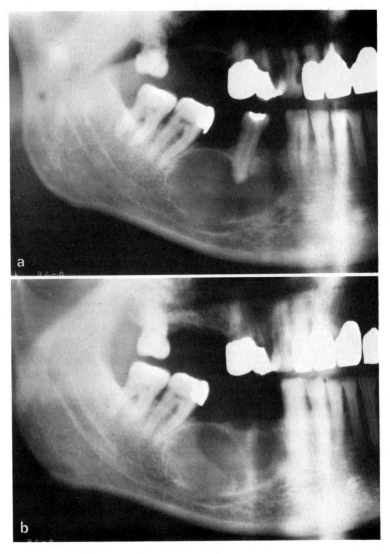

Abb. 2a, b. Ca. 4 cm lange odontogene Zyste des rechten Unterkiefers. **a** präoperativ, **b** 8 Wochen postoperativ deutliche Knochenneubildung im Randbereich

Zweimal mußten die Wunden wegen einer postoperativen Infektion wieder ge-öffnet werden. Unter Belassung des nicht zerfallenen Koagels in der Tiefe heilten auch diese Defekte reizlos innerhalb von 6–8 Wochen sekundär ab. Es zeigte sich dabei, daß sehr genau auf einen spannungsfreien und speicheldichten Wundverschluß sowie auf die antibiotische Abschirmung eines sich möglicherweise bildenden postoperativen Begleithämatoms zu achten ist. Alle Patienten gaben übereinstimmend an, außer einem geringen Wundgefühl in den ersten Tagen keinerlei postoperative Beschwerden gehabt

188

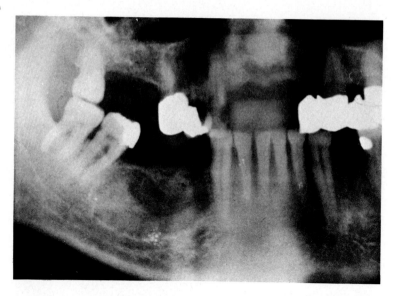

Abb. 3. Gleiche Zyste wie in Abb. 2. 18 Monate postoperativ vollständige Reossifikation mit zentral schwacher Restaufhellung im Bereich der ehemaligen Osteotomiestelle

zu haben. Bei Prothesenträgern war die betroffene Kieferregion nach kurzer Zeit wieder belastbar.

Röntgenologisch ist bereits 6—8 Wochen nach dem Eingriff eine Verkleinerung des Defektes durch appositionelle Knochenneubildung bei insgesamt verminderter Radioluzenz zu erkennen (Abb. 2). Die weitere Knochenregeneration vollzieht sich im Unterkiefer im allgemeinen schneller und vollständiger. Häufiger war selbst nach über einem Jahr eine partiell noch unvollständige Reossifikation im ehemaligen Defektbereich zu beobachten (Abb. 3). Diese Tatsache hatte aber keinerlei funktionelle Bedeutung; keinesfalls lag ein Zystenrezidiv vor.

Diskussion

Die Entscheidung zur Zystektomie mit Primärverschluß fällt bei sehr großen Zysten schwer, weil mit der Ausdehnung der Knochenhöhle auch das Risiko der Sekundärheilung steigt. Die Argumente gegen die Belassung eines Zystenbalges und gegen die offene Wundbehandlung sind jedoch überzeugend (Becker 1971). Das angestrebte Ziel der Primärheilung kann bei Defekten über der kritischen Größe von 15—20 mm aber nur unter Verwendung von biokompatiblen Materialien erreicht werden. Alle bisher benutzten Defektfüllungsmaterialien (Gelatineschwämmchen, Kieler Knochenspan, resorbierbare Trikalziumphosphatkeramik u.v.a.) sind mit Ausnahme der autogenen Beckenkammspongiosa xenogen. Somit können Fremdkörperreaktionen nicht vollständig ausgeschlossen werden.

Der Tissucol-Fibrinkleber stellt ein homologes Präparat ohne immunogene Potenz dar. Seine Verwendung als Defektfüllungsmaterial bedeutet letztendlich nichts anderes, als dem Organismus gezielt die Substanzen zuzuführen, die dieser unabdingbar zur Wundheilung vor Ort benötigt (Fibrin, F.XIII) — und das in hochkonzentrierter und gereinigter Form. Seine biochemischen Charakteristika erfüllen ohne Einschränkung die Voraussetzungen für eine komplikationslose Primärheilung der Knochenwunde (Bösch et al. 1977). Dies bestätigen die klinischen und röntgenologischen Befunde. Die Vorzüge der Methode sind die schnelle und einfache Anwendbarkeit des Systems, die sofortige Belastbarkeit des betroffenen Kieferabschnittes, die klinische Symptomarmut nach dem Eingriff und die äußerst geringe Patientenbelastung anzusehen.

Zur Frage der Hepatitissicherheit wurden zahlreiche Untersuchungen durchgeführt. Bislang konnte klinisch keine Erhöhung des Hepatitisrisikos festgestellt werden. In einer neueren Studie aus den USA über die Hepatitissicherheit von Serumprodukten wird über eine Eliminierung des Hbs-Antigens durch den Aufbereitungsvorgang des Fibrinklebers berichtet.

Zusammenfassung

Anhand von 22 Fällen wird über die Behandlung großer zystischer Kieferknochendefekte mit dem Humanfibrinkonzentrat Tissucol (Fa. Immuno) berichtet. Die biochemischen Charakteristika und die guten Ergebnisse lassen das Präparat zur Defektfüllung mit anschließendem Primärverschluß sehr geeignet erscheinen.

Literatur

Becker R (1971) Verschiedene Methoden der Zystenoperation. Indikation und Ergebnisse. Zahnärztl Welt 80:106

Bösch P, Braun F, Eschberger J, Kovac W, Spängler HP (1977) Die Beeinflussung der Knochenheilung durch hochkonzentriertes Fibrin (Experimentelle Untersuchungen an Kaninchen). Arch Orthop Unfallchir 89:256

Partsch C (1982) Über Kieferzysten. Dtsch Monatsschr Zahnheilkd 10:271

Schulte W (1964) Die Retraktion des Blutgerinnsels und ihre Bedeutung für die primäre Heilung von Kieferknochendefekten. Hanser, München

Seelich T, Redl H (1980) Theoretische Grundlagen des Fibrinklebers. In: Schimpf K (Hrsg) Fibrinogen, Fibrin und Fibrinkleber. Schattauer, Stuttgart New York

Stanek G, Bösch P, Weber P (1980) Über die Keimvermehrung in einem Fibrinklebesystem im Vergleich zu Blut und das Lyseverhalten mit und ohne F. XIII. In: Schimpf K (Hrsg) Fibrinogen, Fibrin und Fibrinkleber. Schattauer, Stuttgart New York

Erfahrungen mit unterschiedlich lyophilisierten Knorpeln als plastisches Rekonstruktionsmaterial im Kiefer- und Gesichtsbereich

H.L. Beckers und H. Rodemer

Abt. Mund-, Kiefer- und Gesichtschirurgie der Universitätskliniken,
D-6650 Homburg/Saar

Sailer hat 1983 über seine guten Erfahrungen aus der Züricher Klinik mit lyophilisiertem Knorpel im Kiefer- und Gesichtsbereich berichtet. Der Knorpel war nach einem Verfahren, wie von Zurbuchen et al. (1959) angegeben, lyophilisiert.

Das Lyophilisierungsverfahren ist umständlich. Wir haben deshalb neben „Zurbuchen-Knorpel" Knorpeltransplantate benutzt, die nach einem sehr viel einfacheren Verfahren der Fa. Braun-Melsungen lyophilisiert waren. Beim experimentellen und klinischen Vergleich der unterschiedlich lyophilisierten Knorpel, der sich auf bisher insgesamt 140 Patienten mit Knorpeltransplantation stützt, fanden wir folgendes: Eine vollständige Rehydrierung hatte beim „Zurbuchen-Knorpel" nach 16, beim Braun-Melsungen-Knorpel nach 24 h stattgefunden. Der Braun-Melsungen-Knorpel vergrößerte dabei sein Volumen um 14% mehr als der „Zurbuchen-Knorpel". Wurde der Rehydrierungsflüssigkeit ein wasserlösliches Röntgenkontrastmittel zugefügt, war der Knorpel unmittelbar nach der Implantation röntgenologisch sichtbar. Bei beiden Knorpeln war das Röntgenkontrastmittel jedoch nach 7 Tagen nicht mehr nachweisbar. Die Infektionsrate lag bei Braun-Melsungen-Knorpel mit 2% in Nachbarschaft der von Sailer (1976) angegebenen Infektionsrate von 2,6%.

Folgerung: Der Braun-Melsungen-Knorpel ist dem „Zurbuchen-Knorpel" mindestens ebenbürtig. Ziel der Lyophilisierung ist es, Gewebe möglichst schonend wasserfrei und damit haltbar zu bekommen. Durch seinen geringen Restwasseranteil scheint der Braun-Melsungen-Knorpel diesem Ziel näherzukommen.

Literatur

Sailer HF (1983) Transplantation of lyophilized cartilage in maxillo fac. surgery. Karger, Basel
Zurbuchen P, Held AJ, Spirgl M (1959) Les homogreffons de cartilage lyophilises et leur application en chirurgie stomatologique. Schweiz Monatsschr Zahnheilkd 69:702

Biomaterialien und Nahtmaterial
Herausgegeben von H. M. Rettig
© Springer-Verlag Berlin·Heidelberg 1984

Spätresultat einer Kniegelenksfaszienarthroplastik

W. Dega

Ehem. Leiter der Orthopädischen Klinik der Universität und später der Medizinischen Akademie in Poznan/Polen

Die großen Fortschritte auf dem Gebiet der modernen Arthroplastiken mit Hilfe von Endoprothesen ließen die alten Methoden mit Interposition von Biomaterialien (Putti, Campbell, Payr u.a.) in Vergessenheit geraten. Deshalb möchte ich ein Spätresultat vorstellen von 34 Jahren langer Beobachtungsdauer einer Kniegelenksarthroplastik mit Interposition von autogener Fascia lata.

Die Patientin wurde im 28. Lebensjahr operiert, also in einem Alter, wo heute Bedenken bestehen, eine Endoprothese zu implantieren.

Die Patientin erkrankte im Alter von 18 Jahren an einer Kniegelenkstuberkulose, die das Gelenk in Streckstellung mit dorsaler Subluxation der Tibia knöchern versteifte. Im Alter von 28 Jahren meldete sie sich mit der Bitte, das Knie beweglich zu machen.

Am 12. August 1948 habe ich eine Arthroplastik nach den Richtlinien von Putti durchgeführt: Textorschnitt, z-förmige Verlängerung der Rektussehne, totale Exzision der Kapsel und der Ligamente. Rekonstruktion der Gelenkflächen so, daß die Tibiaoberfläche muldenartig vertieft wurde und die Femurkondylen entsprechend zugemeißelt wurden. Muldenform sollte die Stabilität des Gelenks sichern, was auch wirklich erfolgte. Abtragen der Gelenkfläche der verdickten Patella.

Entnahme eines langen und breiten Faszienlappens aus dem Oberschenkel der gesunden Seite. Der Faszienlappen als Ganzes bedeckte völlig die Femurkondylen, die hintere Oberfläche des Gelenkspalts und die obere Gelenkfläche der Tibia. Die Patella wurde mit einem besonderen Faszienlappen bedeckt. Das Röntgenbild (Abb. 1) zeigt die Situation 6 Wochen nach der Operation.

Während der folgenden 27 Jahre nach der Operation konnten keine Nachuntersuchungen vorgenommen werden. Wie die Patientin später erklärte, war sie zufrieden mit ihrem Knie, brauchte keine Stütze zum Gehen. Das Gelenk war schmerzfrei beweglich. Sie heiratete und konnte einer Berufstätigkeit nachgehen.

Im 28. Jahr nach der Operation trat eine Verschlechterung ein. Es bildete sich eine schmerzhafte Arthrose mit Valgusdeformation (Abb. 2).

Am 14. Mai 1976 habe ich eine devalgisierende Osteotomie in der oberen Tibiametaphyse mit Teilresektion der Fibula vorgenommen. Die Abb. 2b zeigt das Resultat 2,5 Monate nach der Operation.

Im Juli 1982 — also 6 Jahre nach der letzten Operation und 34 Jahre nach der ersten — meldete sich die Patientin wieder, um eine Krankenbescheinigung zu erhalten.

Sie war nun 62 Jahre alt, war weiter beschwerdefrei und ging ohne Stütze. Sie übte das Knie systematisch. Das Knie war stabil, beugte sich bis 80° und kurz nach den Übungen — wie die Patientin versicherte — bis 90°. Die Verkürzung des Beines betrug 4 cm und wurde durch Equinusstellung des Fußes ausgeglichen. Zu Lasten der Arthro-

Biomaterialien und Nahtmaterial
Herausgegeben von H. M. Rettig
© Springer-Verlag Berlin·Heidelberg 1984

192

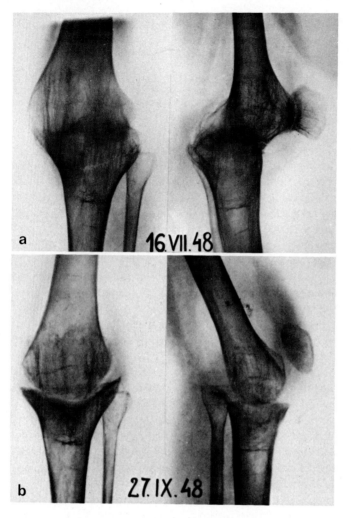

Abb. 1a, b. Patientin 28 Jahre alt. **a** Knöcherne Ankylose vor der Operation und **b** 6 Wochen nach der Operation

plastik fallen nur 2 cm Verkürzung, da das Bein schon vor der Operation 2 cm kürzer war (Abb. 3).

Der vorgestellte Fall zeigt, daß nicht alle „altmodischen" Operationsmethoden ihren Wert verloren haben.

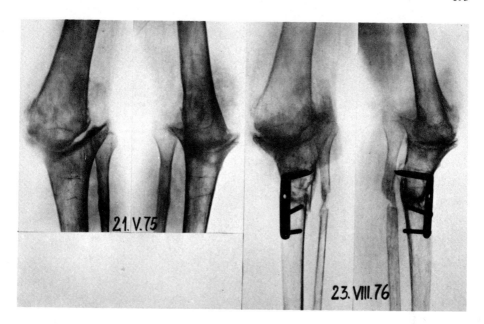

Abb. 2. a Arthrotische Valgusdeformation, entstanden 28 Jahre nach der Operation.
b 2,5 Monate nach devalgisierender Tibiaosteotomie

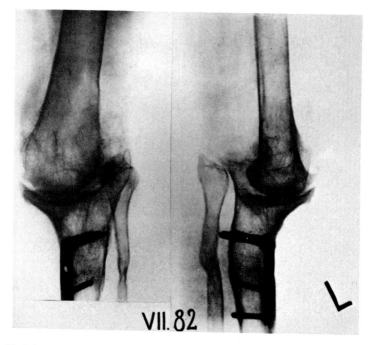

Abb. 3. Patientin 62 Jahre, Knie 34 Jahre nach der ersten Operation und 6 Jahre nach
der letzten

V. Kunststoffmaterialien

Kunststoffe – Bauprinzip und charakteristisches Verhalten bei Verarbeitung und Anwendung

K. Müller

Staatliche Materialprüfungsanstalt, Grafenstraße 2, D-6100 Darmstadt

Wie die Metalle, Gläser oder Keramiken gehören Kunststoffe in die große Gruppe von Stoffen, die erst durch einen Stoffumwandlungsprozeß zum Werkstoff werden.

Der Formgebung durch den Verarbeiter geht also eine Umformung der Molekülstrukturen der Ausgangsstoffe (z.B. Kohle, Erdöl oder Steinsalz) voraus.

Die unterschiedlichen Eigenschaften der Kunststoffe ergeben sich aus der verschiedenen Art und Anordnung der Moleküle, aus denen sie bestehen. Daher kann sich die Chemie der Kunststoffe auf einige wenige chemische Elemente beschränken. Dem Kohlenstoff (C) fällt dabei die Schlüsselrolle zu; Sauerstoff (O), Wasserstoff (H) und Stickstoff (N) sind weitere wichtige Elemente. Aus ihrer Art und ihrem geringen Atomgewicht resultieren z.B. Brennbarkeit und niedriges spezifisches Gewicht der Kunststoffe.

Chemischer Aufbau und Syntheseverfahren

Die Bildung organischer Makromoleküle als Basis für die Kunststofferzeugung beruht auf der eigentümlichen Fähigkeit der Kohlenstoffatome, sich miteinander fortlaufend durch Atombildung zu verketten (Abb. 1).

Die Verknüpfung vieler Grundbausteine, der Monomere, zu mehr oder minder langen Makromolekülen erfolgt über sog. Polyreaktionen.

Nach ihrer Reaktionsart unterteilt man sie in
- Polymerisation,
- Polykondensation und
- Polyaddition.

Diese Reaktionsarten unterscheiden sich signifikant in folgendem:

Die *Polymerisation* ist eine Kettenreaktion. Einmal angestoßen kann sie nicht unterbrochen und nach Abschluß nicht wieder angeregt werden. Da das entstehende *Polymerisat* energieärmer ist als das Monomere, verläuft die Polymerisation exotherm.

Polykondensation und *Polyaddition* können als Stufenreaktionen dagegen beliebig unterbrochen und wieder in Gang gesetzt werden. Dadurch können anwendungsent-

Biomaterialien und Nahtmaterial
Herausgegeben von H. M. Rettig
© Springer-Verlag Berlin·Heidelberg 1984

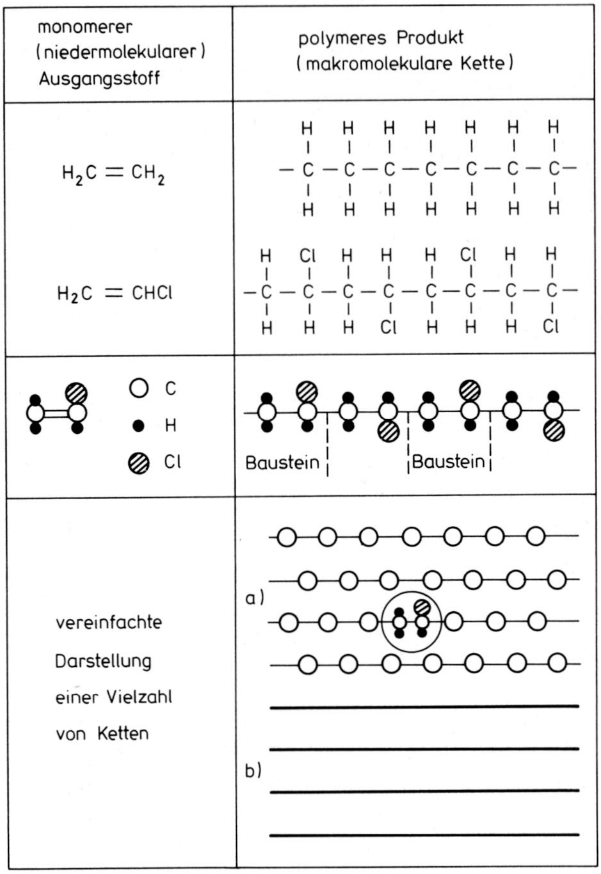

monomerer (niedermolekularer) Ausgangsstoff	polymeres Produkt (makromolekulare Kette)
$H_2C = CH_2$	(Strukturformel Polyethylen)
$H_2C = CHCl$	(Strukturformel Polyvinylchlorid)
O C ● H ⊘ Cl	Baustein Baustein
vereinfachte Darstellung einer Vielzahl von Ketten	a) b)

Abb. 1. Monomere Ausgangsstoffe und polymere Produkte (Makromoleküle); schematische Darstellung am Beispiel von Linearpolymeren

sprechende *Polykondensate* oder *Polyaddukte* als Vorprodukte maßgeschneidert hergestellt werden.

Diese 3 Grundreaktionstypen werden in der wiederherstellenden Chirurgie stets dann angewendet, wenn es erforderlich oder zweckmäßig ist, den makromolekularen Stoff in situ zu erzeugen. (Beispiele: Polymerisation von PMMA-Knochenzementen oder Polykondensation von Silikonkautschuken bei der Abdrucknahme in der Dentalmedizin).

Die nach diesen Reaktionsarten erzeugten Rohpolymere sind in der Regel für den direkten Einsatz ungeeignet. Mit Rücksicht auf Verarbeitung und Anwendung sind Zusatzstoffe und Modifikationen erforderlich, die überwiegend physikalisch wirksam sind. Am Ende dieses Prozesses steht dann das, was wir mit Kunststoff bezeichnen.

Struktur der Makromoleküle

Im Gegensatz zur bescheidenen Anzahl der beteiligten chemischen Elemente steht die Vielzahl der molekularen Strukturen.
  Eigenschaftsbestimmende Faktoren sind dabei
— die Größe der Makromoleküle,
— ihre Gestalt sowie,
— die Ordnung der Makromoleküle untereinander.

Größe der Makromoleküle (kurz „MM")

Die *absolute* Größe von MM-Ketten reicht bis zu einigen μm Länge und einigen A-Einheiten „Dicke".
  Die *relative* Größe von MM wird durch ihr Molekulargewicht oder den Polymerisationsgrad gekennzeichnet.
  Im Prinzip geben diese Kenngrößen an, wieviele Monomerbausteine ein MM enthält. Bei PE reicht die Spanne von 1 000 bis 200 000 Bausteinen je MM, entsprechend einem mittleren Molekulargewicht von 25 000 bis 6 Millionen. Bei steigendem mittleren Molekulargewicht
— nehmen Festigkeit und Bruchdehnung i. a. zu und
— die Löslichkeit nimmt ab.
  Der Begriff „mittleres Molekulargewicht" deutet an, daß in ein und demselben Kunststoff MM unterschiedlicher Länge vereinigt sind. Dabei kann bei gleichem mittleren Molekulargewicht die Molekulargewichtsverteilung sehr unterschiedlich sein, was insbesondere die Fließfähigkeit der Schmelze bei der Verarbeitung wesentlich verändert.
  Dieser mit Polymolekularität bezeichnete Tatbestand ist bei nicht vernetzten Polymeren u.a. die Ursache dafür, daß diese anstelle des scharfen Schmelzpunktes niedermolekularer Stoffe einen mehr oder minder breiten Erweichungsbereich aufweisen. Bei räumlich vernetzenden MM entartet die Polymolekularität mehr und mehr, da eine makroskopische Probe praktisch eine einzige Makromolekel darstellt, wenn sämtliche Grundbausteine über Primärbindungen miteinander verknüpft sind.

Gestalt der Makromoleküle

Je nach Art der
— niedermolekularen Ausgangsstoffe und der
— chemischen Reaktion
entstehen
— lineare oder verzweigte MM bzw.
— räumlich weit- oder engmaschig vernetzte MM (Abb. 2).
  Die Eigenart der MM besteht darin, daß sie bei hinreichend hoher Temperatur die räumliche Beweglichkeit ähnlich einer Perlenkette aufweisen. Ab welcher Temperatur

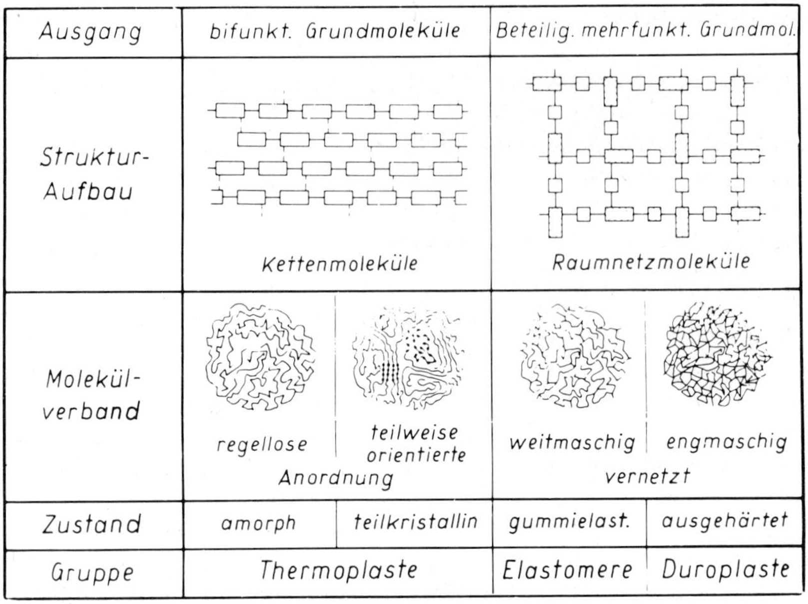

Ausgang	bifunkt. Grundmoleküle		Beteilig. mehrfunkt. Grundmol.	
Struktur-Aufbau	Kettenmoleküle		Raumnetzmoleküle	
Molekül-verband	regellose	teilweise orientierte	weitmaschig	engmaschig
	Anordnung		vernetzt	
Zustand	amorph	teilkristallin	gummielast.	ausgehärtet
Gruppe	Thermoplaste		Elastomere	Duroplaste

Abb. 2. Molekülstruktur und Molekülverband (Festkörper); schematische Darstellung für Thermoplaste, Elastomere und Duroplaste

diese Beweglichkeit einsetzt, hängt im wesentlichen ab vom chemischen Aufbau der MM. Infolge dieser Beweglichkeit nehmen die MM eine statistisch schwankende Knäuelgestalt an, weil diese dem Zustand geringsten Zwanges (maximaler Entropie) entspricht. Die Knäuelgestalt wird angestrebt
— sowohl von nicht vernetzten linearen MM,
— als auch von den MM-„Segmenten" zwischen den Vernetzungsstellen weitmaschig vernetzter MM.
    Diese Knäuel stellen gewissermaßen das „molekulare Reservoir" dar für die hohe Dehnfähigkeit vieler Kunststoffe bzw. makromolekularer Festkörper, deren Verhalten wesentlich bestimmt wird durch die Ordnung der MM untereinander.

Ordnung der MM untereinander

Der MM-Festkörper bildet sich durch Zusammenlagerung zahlreicher MM (Abb. 2). Je nach Struktur der beteiligten MM sprechen wir jetzt von
— linearen oder verzweigten sowie von
— weit- oder engmaschig vernetzten Hochpolymeren bzw. Kunststoffen.
    Lineare und vernetzte Kunststoffe unterscheiden sich infolge ihrer Struktur wesentlich.

Struktur makromolekularer Festkörper

Lineare bzw. verzweigte Hochpolymeren bzw. Kunststoffe

Den Zusammenschluß linearer MM zum Festkörper bewirken unterschiedliche Sekundär- oder Nebenvalenzbindungen. Die Wirksamkeit dieser Bindungskräfte nimmt z.T. mit steigender Temperatur beträchtlich ab. In jedem Fall sind diese Kräfte klein im Vergleich zu den Primärbildungen, die die Bausteine im MM zusammenhalten, und erst recht gegenüber einer metallischen Bindung.

Aus dieser Art des Zusammenschlusses linearer oder verzweigter MM zum Festkörper wird zum einen klar, weshalb diese Polymergruppe generell eine geringere Festigkeit und Wärmebeständigkeit besitzt als Metalle oder anorganische nichtmetallische Stoffe.

Aus der Temperaturabhängigkeit wesentlicher, für den stofflichen Zusammenhalt verantwortlicher sekundärer Bindungskräfte folgt aber auch, daß Polymerwerkstoffe aus linearen MM reversibel bei Erwärmung erweichen und bei Abkühlung erstarren.

Thermoplast ist daher der Name für diese Stoffgruppe in ihrem chemischen Endzustand (Abb. 2).

Die Lage von Erweichungs- bzw. Erstarrungs- oder Erfriertemperatur hängt ab von Molekülart und -struktur. Daher ist ein PTFE (Polytetrafluoräthylen) bei Raumtemperatur zäh-elastisch, ein PMMA (Polymethylmethacrylat) dagegen spröd-hart.

Die technische Verarbeitung der Linearpolymere erfolgt primär stets über den schmelzflüssigen Zustand. Wegen der hohen thermischen Beweglichkeit der MM bilden sich je nach Molekülstruktur und -größe unterschiedliche Festkörperstrukturen aus, die das Stoffverhalten nachhaltig beeinflussen.

Amorphe Strukturen

Bei völlig regellosem Zusammenschluß linearer MM liegt eine Art verschlaufter „Wattebausch"-Struktur vor, die daher als amorphe Struktur bezeichnet wird.

In reiner Form geben sich amorphe Kunststoffe durch ihre klare Durchsichtigkeit zu erkennen. PMMA und PS (Polystyrol) sind Beispiele dafür.

Während des Fließens von Schmelzen erfolgt eine teilweise Ausrichtung der MM. Bei schneller Abkühlung reicht die Zeit nicht aus, daß die MM wieder ihre Knäuelgestalt geringsten Zwanges einnehmen. Die Orientierung wird eingefroren. Folge dieser Orientierung ist die Richtungsabhängigkeit insbesondere der mechanischen Festigkeit, die in Orientierungsrichtung 2- bis 3mal so groß sein kann wie senkrecht dazu. Bei Wiedererwärmung so orientierter Teile kehren die gestreckten MM zurück in die Knäuelgestalt geringster Ordnung, was mit beträchtlicher makroskopischer Schrumpfung verbunden ist („Memory-Effekt").

Kristalline Strukturen

Bestimmte, v.a. sehr regelmäßig gebaute MM können dagegen in begrenzten Bereichen echte Kristallgitter bilden, solange ihre thermische Beweglichkeit dazu ausreicht. Diese kristallinen Bereiche sind eingebettet in die amorphe Matrix, wobei die langen MM sowohl Teil des kristallinen wie auch des amorphen Bereichs sind bzw. sein können (daher: „teilkristalline" Kunststoffe). Insofern wirken kristalline Bereiche wie räumlich ausgedehnte Vernetzungsstellen und verleihen dem Material größere Steifigkeit und Festigkeit. Geordnet zu kugelförmigen Überstrukturen, sog. Sphärolithen, bis zu 0,1 mm Durchmesser streuen diese dichtgepackten Bereiche das Licht, so daß teilkristalline Kunststoffe trüb-opaque bis weißlich aussehen wie z.B. PE (Polyäthylen), PTFE oder PETP (Polyäthylenterephthalat). Im Mikrotomschnitt erkennt man die kristallinen Überstrukturen bei polarisiertem Licht.

Erfolgt die Abkühlung aus der Schmelze zu schnell, z.B. bei werkzeuggebundener Herstellung in Randzonen von Fertigteilen oder Halbzeugen, so reicht hier die Zeit nicht zur Ausbildung der kristallinen Phase aus. Dann erstarren auch diese Stoffe amorph (Abb. 3). Dementsprechend sind die nicht kristallinen Bereiche
– mechanisch weicher,
– haben einen geringeren Diffusionswiderstand,
so daß z.B. bei bestimmten Polyamiden (PA) die Diffusionsgeschwindigkeit und die Aufnahme von Wasser in amorphen Bereichen erheblich größer ist als in kristallinen.

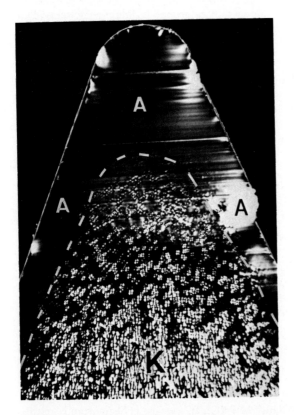

Abb. 3. Gefüge eines teilkristallinen Thermoplasten mit amorpher Randzone; Polyamid 6 (*K* zentraler, langsam abgekühlter Bereich mit kristallinen Überstrukturen, sog. „Sphärolithen"; *A* amorphe, erstarrte Randzone infolge schneller Abkühlung; Mikrotomschnitt, polarisationsmikroskopisch)

Einfluß der MM-Struktur auf das physikalische Verhalten bei der Anwendung

Anknüpfend an das soeben behandelte Beispiel ist ferner festzustellen, daß bestimmte, eindiffundierende niedermolekulare Agenzien (z.B. H_2O-Moleküle) die sekundären Bindungskräfte zwischen den MM mehr oder minder stark herabsetzen können. Dadurch wird eine

— Reduzierung der Festigkeit bewirkt
— bei gleichzeitiger *Anhebung* der Dehnbarkeit infolge Abgleitens der langen MM.

Es ist dies gleichzeitig das Prinzip der sog. „äußeren Weichmachung" an sich harter Kunststoffe, wie es. z.B. beim Weich-PVC (Polyvinylchlorid) angewendet wird.

Im Gegensatz dazu steht die bekannte

— Festigkeitsreduzierung bei
— gleichzeitiger *Herabsetzung* der Dehnbarkeit, auch „Versprödung" genannt.

Diesem Phänomen liegt i. allgem. eine Verkürzung der Kettenlänge bzw. Herabsetzung des Molekulargewichts zugrunde. Ursache kann die Einwirkung hoher thermischer Belastung oder energiereicher (z.B. γ-) Strahlung sein. Davon zu unterscheiden ist die „Kälteversprödung", die zurückzuführen ist auf die Verringerung der thermischen Beweglichkeit der MM.

Daher erfolgt in der Kälte, d.h. unterhalb der Einfriertemperatur der MM-Beweglichkeit auch eine

— Anhebung der Festigkeit bei
— verringerter Dehnbarkeit (Abb. 4).

Die gleiche Wirkung wie die

— Herabsetzung der Temperatur hat die
— Erhöhung der Deformationsgeschwindigkeit (Abb. 4).

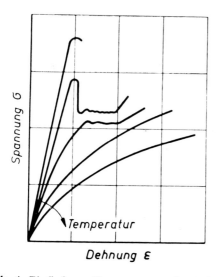 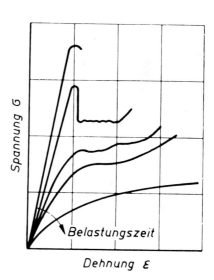

Abb. 4. Einfluß von Temperatur und Zeit (bzw. Deformationsgeschwindigkeit) auf das mechanische Verhalten von Thermoplasten; (Pfeilrichtung = zunehmende Temperatur bzw. zunehmende Zeit gleichbedeutend mit abnehmender Deformationsgeschwindigkeit)

Da bei hoher Deformationsgeschwindigkeit den MM die Zeit zum Aneinanderab-gleiten fehlt, erfolgt ein
- verformungsarmer Bruch und eine
- Anhebung der Festigkeit.

Resümee: Sämtliche physikalischen und chemischen Ursachen, die die Beweglichkeit von MM einschränken, haben Festigkeitsanstieg und Dehnbarkeitsreduzierung zur Folge.

Weit- oder engmaschig vernetzte Kunststoffe

Während in linearen Kunststoffen die MM durch relativ schwache, thermisch „an-fällige" Sekundärbindungen zusammengehalten werden, bewirken in vernetzten Kunst-stoffen die wesentlich stärkeren Atombindungen den Zusammenschluß der MM (Abb. 2). An den Vernetzungsstellen wirken die gleichen starken primären Bindungs-kräfte, die auch die Bausteine im MM zusammenhalten. Die Erzeugung der Vernetzungs-stellen ist ein einmaliger, nicht umkehrbarer Vorgang bei der Herstellung, weshalb in diesem Fall prinzipiell die Werkstoffbildung zeitlich und örtlich zusammenfallen muß mit der Formgebung. Da die an den Netzpunkten wirksamen Kräfte nicht durch Wärme oder eindiffundierende Weichmacher überwunden werden können, sind weit- oder engmaschig vernetzte Kunststoffe weder löslich noch schmelzbar.

Bei weitmaschiger Vernetzung befinden sich zwischen den Vernetzungsstellen relativ lange MM-„Segmente". Wie in der amorphen Phase von Linearpolymeren ten-dieren diese bei hinreichend hoher Temperatur (z.B. bis -50°C bei Gummi) zur Knäuel-gestalt. Diese Bereiche lassen sich bei der stoffabhängig hinreichend hohen Temperatur mit nur mäßigem Kraftaufwand um einige 100% strecken. Bei Fortnahme der Kraft kehren die endpunktfixierten MM in ihre Knäuelgestalt zurück. Es ist dies das Geheim-nis der hohen Elastizität des Gummis. Diese Stoffgruppe trägt daher auch den Namen „Elastomere". Bei ähnlicher Verstreckung eines Thermoplasten gleiten die nicht end-punktfixierten MM aneinander ab, was mit bleibender Deformation verbunden ist. Mit steigender Vernetzungsdichte wird die Kettenlänge zwischen den Netzpunkten kürzer bzw. das „Reservoir entknäuelbarer MM" kleiner. Wegen ihrer Starrheit, Härte und „Immunität" gegen Erweichen in der Wärme werden diese Stoffe auch als „Duro-plaste" bezeichnet. Das Epoxidharz, als Implantatwerkstoff gerichtet verstärkt, z.B. durch Kohlenstoffasern, ist ein Repräsentant dieser Werkstoffgruppe.

Zusammenfassung

Im Rahmen dieses Beitrags wird versucht,
- das mehr allgemeine physikalische Verhalten der Kunststoffe unter Berücksichtigung ihrer Molekularbausteine zu skizzieren,
- Gemeinsamkeiten und Unterschiede der Kunststoffarten herauszustellen,
- Rückwirkungen von Herstellung und Verarbeitung und das Werkstoffverhalten bei der Anwendung exemplarisch aufzuzeigen und

– einige Basisdefinitionen der Kunststofftechnik einzuflechten als Beitrag zur Dialogerleichterung zwischen medizinischer Anwendung und Kunststofftechnik.

Diskussionsbemerkungen

Erfahrungen über kohlefaserverstärktes Polyäthylen besitzt der Referent nicht. Ob ein Versteifungseffekt der Kunststoffpfanne erreicht wird, ist ebenfalls nicht bekannt. Wenn eine kohlenstoffaserverstärkte Kunststoffpfanne eingesetzt würde, sollte diese nach Auffassung von Müller als Unterfütterung dienen, da sie dem Gewebe gegenüber ausgesprochen inert ist.

Anwendungsmöglichkeiten des porösen Polyäthylens in der rekonstruktiven Chirurgie des Kopf-Hals-Bereiches

A. Berghaus und D. Zühlke

HNO-Klinik und Poliklinik (Leiter: Prof. Dr. D. Zühlke), Klinikum Steglitz der FU Berlin, Hindenburgdamm 30, D-1000 Berlin 45

Poröses Polyäthylen ist ein thermoplastischer, gesinterter Kunststoff mit einer Porengröße von ca. 50–100, maximal 200 µm. Das Material ist elastisch, kann leicht mit dem Messer oder Bohrer bearbeitet, geschweißt und bei ca. 110–150°C problemlos und ohne Verschmelzung der offenen Poren geformt werden. Es ist sowohl Gas- als auch Gammasterilisation möglich; der Kunststoff ist chemisch weitgehend resistent (Berzen et al. 1976).

Im HNO-Bereich wurde poröses Polyäthylen v. a. durch die Verwendung für den alloplastischen Ersatz von Gehörknöchelchen unter dem Namen Plastipore-TORP bzw. PORP (Total bzw. Partial ossicular replacement prothesis) bekannt (vgl. z.B. Shea u. Emmett 1978), andere Anwendungsbereiche wurden nicht oder kaum bearbeitet (Abb. 1). Während an unserer Klinik inzwischen der Gehörknöchelchenersatz mit Plastipore-Prothesen zugunsten der neuen Keramikprothesen aufgegeben wurde, haben unsere experimentellen und klinischen Untersuchungen von porösem Polyäthylen in den letzten Jahren gezeigt, daß dieses Material, das gute Gewebeverträglichkeit und Formstabilität aufweist, für den Ersatz verschiedener knöcherner und knorpeliger Strukturen und Auffüllung bestimmter Weichteildefekte geeignet ist (Berghaus et al. 1983a).

Biomaterialien und Nahtmaterial
Herausgegeben von H. M. Rettig
© Springer-Verlag Berlin·Heidelberg 1984

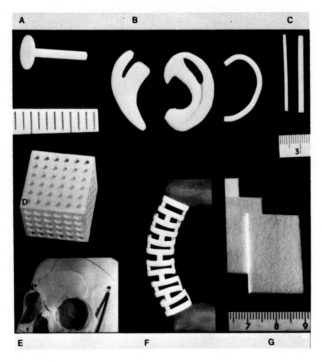

Abb. 1. Aus porösem Polyäthylen hergestellte Implantate: *A* Gehörknöchelchenersatz (SHEA – PORP), *B* Gerüste zur Rekonstruktion der Ohrmuschel, *C* Stäbchen für die Stimmbandunterfütterung, *D* perforierter Block zum Auffüllen größerer knöcherner Defekte, *E* Profilplatte für die Korrektur von Gesichtsschädeldefekten, *F* Trachealersatz, *G* ungeformte Platten verschiedener Stärke

Die vorliegenden experimentellen bzw. klinischen Erfahrungen erstrecken sich – neben der erwähnten Anwendung bei der Tympanoplastik – im einzelnen auf folgende Bereiche:

Ersatz von *Knorpel* beim Wiederaufbau der Ohrmuschel; mit den Arbeiten an einer Trachealprothese aus porösem Polyäthylen wurde begonnen.

Ersatz von *Knochen* bei Defekten des Gesichtsschädels, insbesondere der Stirn; tierexperimentell wurde der Kunststoff auch im knöchernen Nasenrücken, Unterkiefer und der Kalotte eingesetzt; Auffüllung von *Weichteilgewebe* bei der Unterfütterung von Stimmlippen und Schleimhautunterfütterung der Nasenhaupthöhle bei Ozaena.

Ersatz von Knorpel

Nach umfangreichen tierexperimentellen Voruntersuchungen (Berghaus et al. 1983) haben wir erstmals im Frühjahr 1982 bei einer durch abszedierende Perichondritis fast verlorenen Ohrmuschel ein Gerüst aus porösem Polyäthylen implantiert, das nach 1,5 Jahren ein zufriedenstellendes Ergebnis zeigt (Abb. 2). Bereits in diesem und auch

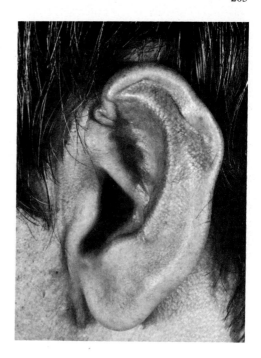

Abb. 2. Mit einem Gerüst aus porösem Polyäthylen nach abszedierender Perichondritis wiederaufgebaute Ohrmuschel 1,5 Jahre postoperativ

in weiteren Fällen wurde erkannt, daß das Implantat so zart und klein wie möglich gehalten werden muß; der dadurch zunächst entstehende Verlust an Stabilität wird im Verlauf der Einheilung durch in die Poren eindringendes Bindegewebe ausgeglichen. Es muß beachtet werden, daß die Zugangswunde möglichst weit vom Sitz des Implantats entfernt liegt und die frische Narbe postoperativ für einige Monate nicht durch den Druck einer Brille oder ähnliches belastet wird. In einem Fall mußte wegen einer Nahtdeshiszenz unter einem Brillenbügel ein Implantat wieder entfernt werden, weil der Patient unseren dringenden Empfehlungen nicht folgte.

Für die Rekonstruktion der Trachea aus porösem Polyäthylen liegen bisher nur In-vitro-Untersuchungen vor, tierexperimentelle Arbeiten wurden begonnen. Die vorliegenden Ergebnisse führten zur Entwicklung einer auto-alloplastischen Luftröhre, die dem in Abb. 1 dargestellten Modell (F) weitgehend entspricht, aber durch Silikonstreifen verstärkt ist. Über diesbezügliche Erfahrungen wird später berichtet werden.

Nicht empfohlen werden kann der Ersatz des knorpeligen Septums durch poröses Polyäthylen. Hier stimmen wir mit Hellmich (1983) überein, der den Septumaufbau mit Kunststoff grundsätzlich ablehnt.

Auffüllung von Weichteilgewebe

Nicht nur das knorpelige Septum, sondern die innere Nase überhaupt bietet kein günstiges Aufnahmelager für die Implantation von porösem Polyäthylen. So mußten die bei einer Ozaena zur Unterfütterung der Schleimhaut und damit Verkleinerung des Lumens der Nasenhaupthöhle eingesetzten Späne in einem Fall innerhalb von 4 Wochen allesamt wegen Abstoßung wieder entfernt werden. Ein weiterer Fall allerdings konnte wegen Umzugs ins Ausland postoperativ nicht weiter beobachtet werden.

Umfangreichere und positivere Erfahrungen liegen vor mit der Unterfütterung von Stimmlippen bei Recurrensparese, ausgeprägter hypofunktioneller Dysphonie oder fehlendem Stimmband nach Chordektomie. Insgesamt wurden 7 Rundspäne aus porösem Polyäthylen, die in jeder gewünschten Stärke und Länge herstellbar sind, seit 1980 implantiert (Abb. 1 Modell C). Dabei war nur in einem Fall eine Revision erforderlich, als ein zu langer Span freilag und durch einen kürzeren ersetzt werden mußte. Das Einsetzen der Stimmlippenstäbchen geschieht am besten bei High Frequency Jet Ventilation (wegen des weniger raumfordernden Beatmungstubus) nach Laryngofissur und Präparation eines Tunnels in der Larynxauskleidung in Höhe der Glottis.

Im Vergleich zu der früher häufiger angewendeten Injektion von Silikon oder Teflon zur Stimmlippenunterfütterung zeigen die Polyäthylenspäne funktionell bessere Ergebnisse; dies korreliert mit der Beobachtung einer ebenmäßigeren, glatteren Stimmlippenoberfläche bei den Spänen (Abb. 3), während die Injektion eher eine unregelmäßige Oberfläche schafft, die besonders bei doppelseitiger Applikation die Gefahr eines funktionell ungünstigen Ergebnisses mit heiserer, schwacher Stimme in sich birgt.

Ersatz von Knochen

Der positive Verlauf tierexperimenteller Untersuchungen (Berghaus et al. 1983) und die gute Formbarkeit von porösem Polyäthylen ermutigen uns zur klinischen Verwen-

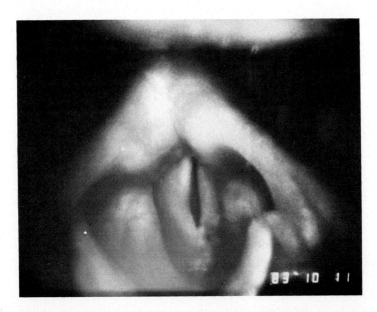

Abb. 3. Zustand nach Stimmbandunterfütterung beidseits bei Rekurrensparese links und ausgeprägter Hypofunktion rechts; 1,5 Jahre postoperativ. Phonationsstellung

dung des Kunststoffes bei der Korrektur von Gesichtsschädeldefekten. Diese sind im Stirnbereich häufig Folge einer Stirnhöhlenoperation oder einer Destruktion durch eine Mukozele. In solchen Fällen muß das Lumen der Stirnhöhle aufgefüllt und das Profil von Stirn und Orbitarand rekonstruiert werden. Letzteres geschah bei unseren Patienten durch Anpassen einer profilierten Platte aus porösem Polyäthylen, die an einem Gipsabdruck vom Gesicht des Patienten unter Erwärmen geformt wird. Nach Darstellung über einen Bogenschnitt hinter dem Haaransatz wurde anfangs die Defekthöhle unter dieser Profilplatte mit Beckenkammknochen obliteriert. Die Röntgenkontrolle zeigte nach einem Jahr erwartungsgemäß eine Verknöcherung der ehemaligen Stirnhöhle. In einem Fall wurde aber auch diese Höhle durch einen intraoperativ leicht mit dem Skalpell formbaren Polyäthylenblock ausgefüllt, der mehrfach perforiert war, um das Einwachsen von Bindegewebe und Knochen zu erleichtern (Abb. 1d). Es wurde darauf geachtet, daß bei der Operation das Infundibulum verschlossen blieb. Beim Einsetzen der Implantate halten wir hier — wie auch in den anderen Anwendungsbereichen von porösem Polyäthylen — die Verwendung von Fibrinkleber (Tissucol, Fa. Immuno, Heidelberg) wegen des Eindringens in die Poren und der dadurch guten Verbindung mit dem Implantatlager für sinnvoll. Entsprechend der tierexperimentellen Voruntersuchungen, die histologisch ein teilweise ausgedehntes Einwachsen von Knochen in die Poren des Kunststoffes gezeigt hatten, wies auch die Röntgenkontrolle der NNH nach Obliteration der Höhle mit Kunststoff nach ca. einem Jahr deutlich auf einen knöchernen Einbau der Polyäthylenimplantate hin.

Das Ergebnis der Korrekturen ist aus kosmetischer Sicht nach einem Jahre deshalb besonders zufriedenstellen, weil die profilierte Kunststoffplatte eine ebenmäßige Oberfläche schafft, wie sie z.B. mit Knochenspänen allein kaum zu erreichen wäre (Abb. 4). Denkbar ist auch eine Verwendung des Materials bei der Korrektur eines Sattels im knöchernen Nasengerüst; allerdings ließen tierexperimentelle Untersuchungen in diesem Bereich bei sonst reizfreiem Einbau in das ortsständige Knochenlager unter hoher Hautspannung ein Einsinken der Implantate unter das Oberflächenniveau um 0,5— 1 mm erkennen (Berghaus et al. im Druck).

Zusammenfassung

Poröses Polyäthylen ist ein thermoplastischer Kunststoff mit einer Porengröße von etwa 100 bis max. 200 μ. Anwendung findet es neben anderen Materialien als alloplastischer Gehörknöchelchenersatz (Shea TORP bzw. PORP).

Experimentelle und klinische Erfahrungen an unserer Klinik haben jedoch in den letzten Jahren gezeigt, daß poröses Polyäthylen sich wegen guter Formbarkeit, Gewebeverträglichkeit und Stabilität auch zur Wiederherstellung anderer knorpeliger und knöcherner Strukturen eignet. So kam es mit Erfolg zur Anwendung bei der Rekonstruktion der Ohrmuschel und bei Defekten des Gesichtsschädels, außerdem auch bei der Unterfütterung gelähmter Stimmlippen.

Die Verwendung im Bereich der inneren Nase zum Ersatz des knorpeligen Septums oder zur Schleimhautunterfütterung bei Ozaena kann nicht empfohlen werden.

Diskutiert wird die Eignung des Materials für die Korrektur der Sattelnase und den alloplastischen Trachealersatz.

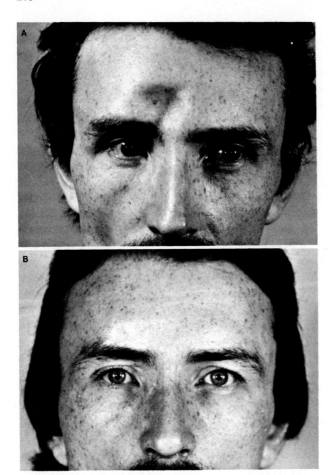

Abb. 4. a Stirndefekt rechts nach Stirnbeinosteomyelitis. **b** Zustand 9 Monate nach Korrektur durch Auffüllung und Profilplatte aus porösem Polyäthylen

Diskussionsbemerkungen

Die Polyäthylenteile werden gas- und gammasterilisiert. Sie heilen sehr gut ein. Voraussetzung ist aber, daß die Belastung nicht allzu früh erfolgt. Eine Einheilung findet nach der Auffassung von Contzen sicher nicht statt.

Literatur

Berghaus A, Axhausen M, Handrock M (1983) Poröse Kunststoffe für die Ohrmuschel-Plastik. Laryngol Rhinol Otol (Stuttg) 62:320–327
Berghaus A, Mulch G, Handrock M (1983b) Zur Verwendbarkeit von porösem Polyäthylen für die Korrektur von Schädeldefekten. Arch Otorhinolaryngol Suppl II: 39–41

Berzen J, Braun G, Spengler H (1976) Poröses Polyäthylen. Chem Techn 5:351–353
Hellmich S (1983) Die Verwendung von Kunststoff bei Nasenplastiken. Larnygol Rhinol Otol (Stuttg) 62:331–333
Shea JJ, Emmett JR (1978) Biocompatible ossicular implants. Arch Otolaryngol 104: 191–196

Kunststofformen für den chondroplastischen Stirnaufbau

F. Nagel

Krankenhaus Siloah, Abt. für Hals-Nasen-Ohrenkrankheiten und Plastische Gesichtschirurgie, Wilferdinger Straße 67, D-7530 Pforzheim

Eine imprimierte Stirn stellt neben der Verletzungsgefahr für den Schädelinhalt auch immer eine schwere Entstellung dar, so daß aus funktionellen wie kosmetischen Gründen ein Wiederaufbau versucht werden sollte.

Der Wiederaufbau der Stirnkontur ist in der Regel nicht allzu problematisch, da uns heute xenogene Materialien, wie z.B. Kunststoffe, zur Verfügung stehen; sie genügen fast allen Anforderungen, die wir an einen idealen Span stellen. Daneben ist die Stirnregion ein starkes Transplantatlager, so daß die Implantation eines Spans unter die Stirnhaut und unter normalen Bedingungen in der Regel komplikationslos vertragen wird.

Idealer als ein xenogener Span ist die Verwendung von körpereigenem Material, z.B. Rippenknorpel, da xenogene Späne auch noch nach Jahren zu Komplikationen mit Verlust des Spans führen können. Zum Beispiel dann, wenn ein erneutes Trauma im Implantationsgebiet stattfand oder ein sonst harmloser Hautinfekt per continuitatem zur Infektion des Transplantatlagers führt.

Xenogene Materialien sollte man nicht verwenden, wenn im Bereich des Transplantatlagers besondere Verhältnisse vorliegen. Dies gilt für eine atrophische, vernarbte Stirnhaut, rezidivierende Infekte der angrenzenden Nebenhöhlen, die stark traumatisiert sein können und deshalb trotz Enttrümmerung zu aufsteigenden Infekten neigen. Vor allem aber dann sollte man keine Kunststoffspäne verwenden, wenn früher ein Aufbau mit ihnen versucht, die Späne aber abgestoßen wurden. In solchen Fällen sollte man auf körpereigenes Material zurückgreifen.

Die Abdeckung größerer Defekte mit ganzen Rippenknorpelstücken hat sich nicht bewährt, da es meistens nicht gelingt, die einzelnen Rippenstücke ganz exakt aneinanderzulegen. Die Folge sind Hauteinziehungen zwischen einzelnen Spänen mit schlechtem kosmetischen Resultat.

Seit vielen Jahren verwenden wir für komplizierte Fälle den sog. vorgefertigten vitalen Knochenspan (Nagel 1974; Nagel et al. 1981). Er ist in jeder gewünschten

Biomaterialien und Nahtmaterial
Herausgegeben von H. M. Rettig
© Springer-Verlag Berlin·Heidelberg 1984

Form und Größe herzustellen. Er besitzt nahezu die gleichen Eigenschaften wie natürlich gewachsener Knorpel, er ist also stabil und doch elastisch, ohne die spezifischen
Nachteile des natürlichen Knorpels wie z.B. die Verbindungstendenz aufzuweisen.

Grundlagen unseres Vorgehens sind Beobachtungen von Young (1941), der fest-
stellte, daß ins Gewebe implantierte, nebeneinander liegende Knorpelschnitzel vom
Bindegewebe umwachsen werden, so daß wieder eine zusammenhängende Knorpel-
platte entsteht.

Füllt man Knorpelchips, wie Peer (1948) sie zum Ohrmuschelaufbau verwendete,
in eine Form und sorgt dafür, daß Bindegewebe in die Form und um die einzelnen
Schnitzelchen wachsen kann, so erhält man einen Knorpel-Bindegewebs-Körper, der
genau der vorgesehenen Form entspricht.

1964 verunglückte der jetzt über 40jährige Patient mit seinem Moped. Dabei zog
er sich eine offene Hirn-Schädel-Verletzung mit etwa handtellergroßer Impressionsfraktur der Stirn zu (Abb. 1). Bei der neurochirurgischen Versorgung wurde der Dura-
defekt mit einem Visierlappen verschlossen. In den folgenden Jahren traten wieder-
holt Liquorfisteln mit Meningitis auf, die jeweils operativ versorgt wurden. 1972 wurde
eine Pallacosplastik implantiert, die jedoch im gleichen Jahr wegen Eiterung entfernt
werden mußte. Dabei bildete sich in Stirnmitte eine etwa markstückgroße Fistel aus,
die dauernd sezernierte. Die darunterliegende pulsierende Dura war von Granulations-
rasen bedeckt. 1978 wurde uns der Patient zum Verschluß der Fistel und Wiederaufbau
der Stirnregion überwiesen. Die Stirnregion war fast über die ganze Fläche imprimiert;
die Haut erschien teilweise narbig verändert und auf der Unterfläche federnd. In der
Stirnmitte eine markstückgroße, entzündlich sezernierende Fistelöffnung, die sich in
eine Höhle erweitert hatte und sich etwa 5 cm nach den Seiten zu verfolgen ließ. Die
Hinterwand der Höhle war federnd, pulsierte und entsprach der Dura bzw. der Duraplastik.

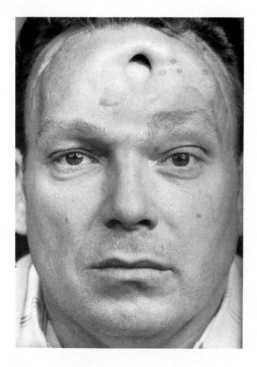

Abb. 1. Zustand nach handtellergroßer Impressionsfraktur der Stirn

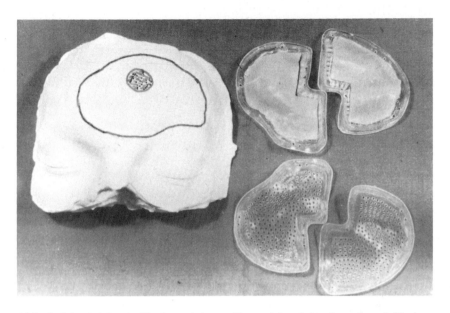

Abb. 2. Stirndefekte in Wachs auf einem Gipsgesichtsabdruck nachmodelliert

Das operative Vorgehen zum Verschluß der Höhle und Wiederaufbau der Stirnregion wurde in 3 Abschnitte unterteilt: Zunächst mußten die Höhle obliteriert und die Fistelöffnung geschlossen werden. Nach gezielter antibiotischer Behandlung wurde die Höhle unter dem Operationsmikroskop entepithelisiert, die Granulationsbildung angeregt und die Höhle zusätzlich mit Knorpelchips gefüllt. In der gleichen Sitzung wurde die Fistelöffnung mit einem Rollappen von der seitlichen Halsregion verschlossen.

Auf einem Gipsgesichtsabdruck (Abb. 2) wurde der Stirndefekt in Wachs nachmodelliert. Um dieses Wachsmodell, das dem zu bildenden Knochenspan entspricht, wurden Kunststoffschalen angefertigt, sodann Knorpelschnitzel aus dem Rippenknorpel gewonnen, entsprechend verkleinert und in die Kunststoffschalen gefüllt. Die Kunststoffschalen wurden unter die Bauchhaut implantiert und dort für 6 Monate belassen. Durch Perforationen an den Kunststoffschalen wächst in dieser Zeit Bindegewebe in die Schalen ein und um die einzelnen Knorpelchips herum, so daß sie mit und untereinander durch Bindegewebssepten verbunden werden. Auf diese Weise entsteht ein solider, vitaler Knorpelspan. Dieser Knorpelspan entspricht dem vorher angefertigten Wachsmodell (Abb. 3). Mittels eines Bügelschnitts wird er in sein Transplantatlager gebracht.

Der seit 1964 laufend arbeitsunfähige Patient ist seit mehr als 3 Jahren wieder als Meister in einer Weberei voll arbeitsfähig. Kopfschmerzen, unter denen er ständig gelitten hatte, bestehen nicht mehr. Krampfanfälle, die zuvor häufig aufgetreten sind, sind seit Verschluß der Fistel und Aufbau der Stirnkontur ausgeblieben (Abb. 4).

Wir übersehen in den letzten 15 Jahren mehr als 10 ähnlich gelagerte Fälle. Bei keinem Patienten kam es postoperativ zu Komplikationen, kein Span wurde abgestoßen, Resorptionserscheinungen konnten makroskopisch nicht festgestellt werden.

Zusammenfassend läßt sich sagen, daß die Methode es ermöglicht, einen autoplastischen Knorpelbindegewebsspan in jeder gewünschten Form und Größe herzustellen, der sich bei schweren Verletzungen im Stirnbereich, die zu Komplikationen neigen, hervorragend bewährt hat.

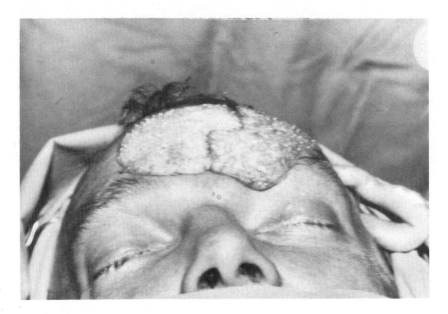

Abb. 3. Knorpelspan nach dem vorher angefertigten Wachsmodell

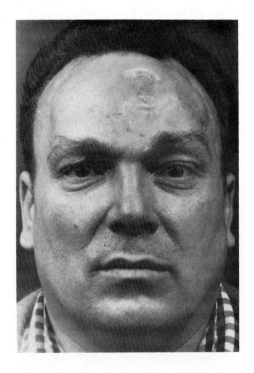

Abb. 4. Zustand nach Einsetzen des Knorpelspans

Diskussionsbemerkungen

Der Knorpelspan wird bevorzugt, da im Stirnbein die Knochenheilung, also die Integration von Spänen, schwierig ist. Außerdem ist es schwierig, ein Beckenknochenstück so exakt zu schleifen wie der Defekt in der Regel ist. Sicher hängt die Resorption des Knorpelspans von der Größe der Partikelchen ab, je größer der Span ist, desto geringer ist die Resorption.

Literatur

Nagel F (1974) Der vorgefertigte Knorpelspan zum Ausgleich von Defekten der Gesichtskontur. Kongreßbericht, II. Teil. Arch Otorhinolaryngol 207/2

Nagel F, Georgi W, Richter W (1981) Implantate und Transplantate in der Plastischen und Wiederherstellungschirurgie. 17. Jahrestagung der Deutschen Gesellschaft für Plastische- und Wiederherstellungschirurgie 1.–3.11.1979. Springer, Berlin Heidelberg New York

Peer LA (1948) Reconstruction of the auricle with diced cartilage grafts in a vitallium ear mold. Plast Reconstr Surg 3:653

Young F (1941) Autogeneous cartilage grafts. Surgery 10:7

Alloplastische Korrektur chronischer Kniebandinstabilitäten mit einem Band aus Polyäthylenterephtalat — Indikation, Operationstechnik und Ergebnisse bei bisher 26 Patienten

J. Mockwitz und H. Contzen

Berufsgenossenschaftliche Unfallklinik, Friedberger Landstraße 430, D-6000 Frankfurt 60

Einleitung

Im Hinblick auf dauerhafte Stabilität sind die Ergebnisse nach operativer Versorgung von kombinierten Kniebandkapselinstabilitäten nur nach sofort bzw. frühzeitig möglicher operativer Rekonstruktion und Naht/Reinsertion als optimal anzusehen. Bereits nach Ablauf von 8–12 Wochen ist die Vereinigung gerissener Kapselbandstrukturen meist nicht mehr möglich, so daß die Rekonstruktion einer chronischen Instabilität nur durch bandplastische Maßnahmen mit körpereigenem Gewebe möglich ist. Bei korrekter Anwendung sind die Ergebnisse hinsichtlich der Seitenbandstabilität — auch auf längere Sicht — erfahrungsgemäß sehr gut und gut.

Biomaterialien und Nahtmaterial
Herausgegeben von H. M. Rettig
© Springer-Verlag Berlin · Heidelberg 1984

Jedoch zeigt insbesondere die Rekonstruktion der für die Biomechanik äußerst wichtigen Kreuzbänder mit körpereigenem Gewebe die bekannte Problematik auf:

Durch Änderung der mechanischen Eigenschaften – insbesondere intraartikulär verlaufender – transplantierter Sehnen und Bänder wird die primär zunächst wiederhergestellte Gelenkstabilität zunehmend geringer. Dies verursacht nachgewiesenermaßen erneut eine Störung des integrierten Roll-Gleit-Mechanismus beim Bewegungsablauf des Kniegelenks unter Lastbedingungen. Somit ergibt sich grundsätzlich die Frage nach der Verwendung alloplastischer Bandprothesen.

Von einem zum Kniebandersatz verwendeten alloplastischen Material muß eine dauerhafte Festigkeit erwartet werden. Zudem muß es chemisch stabil und frei von Additiven sein, also gewebeverträglich und nicht kanzerogen. Außerdem muß eine Sensibilisierung – bis zur generalisierten allergischen Reaktion – ausgeschlossen werden können. Das Material darf somit keine niedermolekularen Bestandteile enthalten. Letztlich muß eine extreme mechanische Belastungsfähigkeit (bleibende Reiß- und Zugfestigkeit) erwartet werden. Für die Verwendung als Alloplastik sind zudem eine technisch einfache Verarbeitung, ein ausreichend hoher Verformungsgrad, Sterilisierbarkeit und nicht zuletzt die Möglichkeit einer dauerhaften soliden Verankerung als Kriterien für einen möglichst lang anhaltenden Erfolg anzusehen.

Aus materialtechnischen Grundlagenkenntnissen wurde deshalb zum alloplastischen Ersatz isolierter Bandstrukturen bei Vorliegen chronischer kombinierter Kniebandinstabilitäten ein textilmäßig hergestelltes Band aus Polyäthylenterephtalat ausgewählt. Dieses Kunststoffband, das sich unter dem Namen Trevira hochfest Typ 730 auf dem Markt befindet, ist hinsichtlich der Länge variabel herstellbar und 10 bzw. 15 mm breit. Es entspricht vom Material her der Empfehlung Nr. VII des Bundesgesundheitsamtes sowie den Anforderungen nach § 177.1630 des Code of Federal Regulations F.D.A./USA.

Indikation

Die Indikation zur Verwendung von Polyäthylenterephtalat als alloplastischer Ersatz chronischer Kniebandinstabilitäten wurde sehr eng gestellt. Wir sahen die Indikation erst dann als gegeben an, wenn mehrfach wegen Kniebandinstabilitäten vorausgegangene Maßnahmen nicht zum Erfolg geführt hatten bzw. bei Patienten mit chronischer Instabilität intraoperativ keine geeigneten Strukturen zum autologen Ersatz vorhanden waren.

Alternativmaßnahmen – Arthrodese bzw. Versorgung mit Schienenhülsenapparaten – wurden von diesen Patienten ausnahmslos abgelehnt. Trotz Hinweis auf die unseres Erachtens noch nicht ganz ausreichende klinische Erprobung und Erfahrung wünschten alle Patienten ausdrücklich die versuchsweise Korrektur der chronischen Kniebandinstabilität mit Trevira hochfest Typ 730 als Ultima ratio.

Kasuistik

Seit August 1980 kam bei insgesamt 33 Patienten mit mehrfach voroperierten chronischen Kniebandinstabilitäten ein textiles Polyesterband (Polyäthylenterephtalat, Trevira hochfest Typ 730) als alloplastischer Bandersatz zur Anwendung, von denen bisher 26 Patienten einer Nachuntersuchung unterzogen werden konnten.

Das Durchschnittsalter der insgesamt 26 nachuntersuchten Patienten betrug 27,8 Jahre, der jüngste war 17, der älteste 55 Jahre alt. 22 Personen waren männlichen, 4 weiblichen Geschlechts. Das rechte Knie war 15mal, das linke 11mal betroffen.

Folgende Unfallursachen wurden eruiert:

5 Verkehrsunfälle	=	19%
7 Arbeitsunfälle	=	27%
12 Sportunfälle	=	46%
2 Sonstiges	=	8%
n = 26	=	100%

Bei der Auswertung der Schadenseinwirkung und des Entstehungsmechanismus konnte festgestellt werden, daß bei direkter Gewalteinwirkung überwiegend der kombinierte Mechanismus „Abduktion mit Außenrotation" vorgelegen hatte. Eine anteromediale Instabilität wurde somit 20mal, eine anterolaterale 4mal klinisch diagnostiziert; eine posteromediale 2mal, eine posterolaterale Instabilität befand sich jedoch nicht unter unserem Krankengut. Der Vergleich der klinischen Diagnose mit dem intraoperativ erhobenen Befund ergab, daß bei 2 anteromedialen Instabilitäten die klinisch festzustellende mediale Instabilität bzw. vordere Schublade durch eine Insuffizienz der dorsalen Kapselschale vorgetäuscht worden war.

Technik

Bei der Implantation des textilen Polyesterbandes Trevira hochfest zur Verwendung als alloplastische Bandprothese ist die möglichst genaue Berücksichtigung des vorgegebenen Insertionsbereichs als auch des anatomischen Bandverlaufs als Grundvoraussetzung für den dauerhaften Funktionserhalt und die Stabilität anzusehen.

Das anfängliche Problem der dauerhaft stabilen Verankerung wurde durch Entwicklung eines eigenen Verfahrens gelöst:

Als stabilste Verankerung erwies sich die Einklemmung des Kunststoffbandes zwischen einem mit Meißelschlag herausgehobenen kräftigen kortikospongiösen Knochenfenster, welches nach Insertion am jeweiligen Ursprungsort mit 2 Kleinfragmentspongiosaschrauben (mit Beilagscheibe) wieder fixiert wurde. Eine Miterfassung („Durchschraubung") des Bandes hat sich hinsichtlich der Stabilität desselben nicht als nachteilig erwiesen. Die Größe des Knochenfensters sollte nach Möglichkeit 2 · 2 cm nicht unterschreiten. Bei der Heraushebung wurde darauf geachtet, daß an einer der 4 Seiten des Fensters („Fensterscharnier") das Periost unverletzt blieb, damit die Durchblutung der Kortikalis — im Sinne eines „gestielten Lappens" — gewährleistet werden konnte. Das eventuell noch überstehende Bandende wurde in der Markhöhle versenkt.

Beim Kreuzbandersatz haben wir darauf geachtet, daß das 10 bzw. 15 mm breite textile Gewebe im freien intraartikulären Verlauf — der möglichst kurz gehalten sein muß — sowie im knöchernen Bohrkanal stabförmig in sich gedreht implantiert wird. Dies hat eine Erhöhung des Banddurchmessers bzw. -querschnitts zur Folge. Dadurch sollen Spitzenbelastungen (Ermüdungsknick- bzw. Riß/Bruchstellen) — insbesondere an den intraartikulären Ein- und Austrittsstellen — bei Funktion unter Lastbedingungen nach knöchernem Einbau vermieden und die Stabilität erhöht werden.

Zwischen der Bohrkanalein- und -ausleitungsstelle (Schienbeinkopf bzw. Oberschenkelrolle) und dem Verankerungspunkt (Knochenfenster) sollte eine stabile Kortikalisbrücke von ca. 0,5 cm stehenbleiben. Insbesondere bei der Verankerung im Bereich der — auch intraartikulär liegenden — Oberschenkelrolle muß darauf geachtet werden, daß die vorher abgelöste Synovia nach Reinsertion des Knochenfensters wieder sorgfältig (atraumatisch) genäht wird, um einem — chronischen — Reizzustand durch Irritation der Schraubenköpfe entgegenzuwirken.

Ob der isolierte Ersatz bei Vorliegen chronischer kombinierter Instabilitäten jeweils des Seiten- und Kreuzbandes (getrennte Verankerung mit jeweils 2 Verankerungspunkten) oder die sog. ,,Einbandtechnik" (bei anterolateraler Instabilität nur eine, bei anteromedialer Instabilität nur insgesamt 2 Verankerungen) zur generellen Anwendung empfohlen werden kann, werden letztlich die abschließenden Untersuchungen hinsichtlich Stabilität auf längere Sicht (bis zu 10 Jahren) ergeben.

Ergebnisse

Als Kriterien für die Stabilität des Kniegelenks nach bandplastischen Maßnahmen mit alloplastischem Material wurden die klinisch-funktionellen und röntgenologischen Ergebnisse hinsichtlich Aufklappbarkeit der Seitenbandstrukturen, Auslösen des Schubladenphänomens, Gesamtbeweglichkeit, Muskelverschmächtigung und evtl. röntgenologischer Veränderungen herangezogen. Diese Kriterien bildeten die Grundlage für eine Gesamtbeurteilung mit 5 verschiedenen Bewertungsgraden.

Da uns der Vergleich mit den operativen Ergebnissen nach autologen bandplastischen Maßnahmen interessierte, haben wir uns erlaubt, die jeweiligen Ergebnisse einer vergleichenden objektiven Beurteilung zu unterziehen.

Der Zeitraum zwischen operativer Versorgung und Nachuntersuchung betrug bei den autologen bandplastischen Operationen durchschnittlich 3,5 Jahre, bei den alloplastischen Maßnahmen durchschnittlich 2,3 Jahre (6 Monate bis 3 Jahre).

Objektive Beurteilung

Tabelle 1. Aufklappbarkeit der Seitenbandstrukturen

	Keine	3–6 mm	6–10 mm	über 10 mm
Autolog (n = 40)	18 (= 45%)	20 (= 50%)	2 (= 5%)	0
Alloplastisch Typ Trevira 730 (n = 26)	21 (= 80%)	3 (= 12%)	2 (= 8%)	0 0

Bereits hier scheint sich – bei teilweise durchaus vergleichbarer Implantationsdauer – eine prozentual höhere Seitenbandstabilität nach alloplastischem Bandersatz abzuzeichnen.

Tabelle 2. Auslösung des Schubladenphänomens

	Keine	3–5 mm	5–8 mm	über 8 mm
Autolog (n = 40)	18 (= 45%)	15 (= 37%)	6 (= 15%)	1 (= 3%)
Alloplastisch Typ Trevira 730 (n = 26)	17 (= 65%)	˙5 (= 19%)	4 (= 16%)	0

Das vor dem operativen Eingriff auszulösende Schubladenphänomen war nach alloplastischem Ersatz der Kreuzbänder in einem höheren Prozentsatz überhaupt nicht mehr nachzuweisen.

Tabelle 3. Beweglichkeit

	Frei	Endgradig eingeschränkt	Mäßig mittelgradig eingeschränkt	Stark eingeschränkt
Autolog (n = 40)	10 (= 25%)	25 (= 63%)	5 (= 12%)	0
Alloplastisch Typ Trevira 730 (n = 26)	10 (= 39%)	11 (= 42%)	5 (= 19%)	0

Bezüglich der Beweglichkeit ergab sich bei beiden Patientenkollektiven kein wesentlicher Unterschied.

Tabelle 4. Muskelverschmächtigung

	Keine	bis 1 cm	bis 3 cm	über 3 cm
Autolog (n = 40)	8 (= 20%)	14 (= 35%)	18 (= 45%)	0
Alloplastisch Typ Trevira 730 (n = 26)	8 (= 31%)	13 (= 50%)	3 (= 11%)	2 (= 8%)

Die Tatsache des höheren Anteils der Muskelverschmächtigungen bei dem mit alloplastischem Material versorgten Patientengut ist wohl damit zu begründen, daß diese Patienten mehrfach voroperiert waren und eine nicht unbeträchtliche Muskelverschmächtigung zum Zeitpunkt der Operation bereits vorhanden war.

Tabelle 5. Arthrosegrad (nach Wirth und Refior)

	0	I	II	III	IV
Autolog (n = 40)	21 (= 53%)	14 (= 35%)	4 (= 10%)	1 (= 2%)	0
Alloplastisch Typ Trevira 730	16 (= 61%)	7 (= 27%)	1 (= 4%)	2 (= 8%)	0

Die vorgenannte Begründung dürfte unseres Erachtens auch auf die leicht erhöhte Arthroserate bei der mit alloplastischem Material versorgten Patientengruppe zutreffen. Bei 2 Patienten aus diesem Kollektiv hatte sich die vor der bandplastischen Maßnahme festzustellende Arthrose (nach Meniskektomie) nach dem Eingriff nicht richtungsgebend verschlimmert.

Tabelle 6. Objektive Gesamtbeurteilung

	Sehr gut	Gut	Befriedigend	Mäßig	Schlecht
Autolog (n = 40)	6 (= 15%)	23 (= 57%)	8 (= 20%)	3 (= 8%)	0
Alloplastisch Typ Trevira 730 (n = 26)	11 (= 42%)	12 (= 45%)	2 (= 8%)	1 (= 4%)	0

Infolge der günstigeren Stabilität nach Versorgung mit alloplastischem Material im Vergleich zu verwendetem autologen Ersatzmaterial — bei durchaus vergleichbarem Beobachtungszeitraum (Operationstermin bis Nachuntersuchung) — ist der wesentlich höhere Anteil der mit sehr gut bewerteten Ergebnisse zu erklären.

Zusammenfassung

Das erreichte Behandlungsergebnis nach alloplastischem Kniebandersatz mit Polyäthylenterephtalat (Trevira hochfest Typ 730) ist hinsichtlich der Bandstabilität dem nach Verwendung autologer gestielter oder freier Gewebetransplantate überlegen, die erreichte Gesamtfunktion weitgehend vergleichbar. Als Indikation für die Verwendung alloplastischen Materials sehen wir ausschließlich mehrfach voroperierte Kniegelenke an, bei denen intraoperativ autologes Gewebe nicht mehr oder nicht von ausreichender Güte bzw. Qualität vorhanden ist.

Als Voraussetzung für eine dauerhafte Festigkeit der alloplastischen Bandprothese ist eine stabile Verankerung — bei selbst entwickelter Technik — und die genaue Berücksichtigung des vorgegebenen Insertionsbereichs anzusehen.

Entscheidend ist jedoch die Erhaltung des Funktionswerts und der Stabilität auf lange Sicht. Die Untersuchungsergebnisse nach rund 3jähriger Anwendung lassen jedoch vermuten, daß sich die bekannten Probleme bei nur plastisch möglichen Korrekturen einer chronischen Kapselbandinstabilität am Kniegelenk durch Verwendung von textilen Kunststoffbändern sehr wahrscheinlich — wenn auch nicht völlig beseitigen — so doch beträchtlich vermindern lassen.

Diskussionsbemerkungen

Die Bedenken einer Gewebeunverträglichkeit von Polyäthylenterephtalat sind außerordentlich groß. Herr Mockwitz, Frankfurt, weist darauf hin, daß an Tieren und im Humanbereich das Gewebe jedoch seine Zuverlässigkeit bewiesen hat. Herr Mittelmeier, Homburg, hat Bedenken unter besonderer Berücksichtigung der schlechten Erfahrungen, die mit der Weber-Huggler-Rotationsprothese gemacht wurden.

Literatur

Contzen H (1962) Materialtechnische Voraussetzungen und biologische Gewebereaktion bei der Implantation von Kunststoffen. Bruns Beitr Klin Chir 204:179–190

Contzen H (1963) Die lokale Gewebereaktion auf implantierte Kunststoffe in Abhängigkeit von deren Form. Langenbecks Arch Klin Chir 304:922–926

Contzen H (1965) Kunststoffimplantate als Gewebeersatz. Umschau 65:33

Contzen H (1981) Mechanical properties of polyester protheses — Alloplastic ligament replacement —. Reisensburger Workshop 4.–5.12.1981. Aktuel Probl Chir Orthop 26:38

Contzen H (im Druck) Die Korrektur veralteter Kniebandverletzungen mit textilem Kunststoffband. 17. Tagung der Österreichischen Gesellschaft für Unfallchirurgie

Contzen H (1983) Experimentelle Untersuchungen zur Rekonstruktion isolierter Bandstrukturen durch alloplastisches Material. Inauguraldissertation, Universität Frankfurt

Mockwitz J, Contzen H (1982) Die Behandlung des veralteten Kniebandschadens mit
alloplastischem Material. Unfallchirurgie 8:176–179

Mockwitz J, Contzen H (1981) Der frische und chronische Kniebandschaden und seine
alloplastische Korrektur. Chirurgische Arbeitstagung der Unfallchirurgischen Klinik
Gießen am 7.11.1981 in Bad Nauheim

Mockwitz J, Contzen H (1981) Alloplastic correction of chronic knee ligament instab-
ility with polyethylenterephtalate. Reisensburger Workshop 4.–5.12.1981. Aktuel
Probl Chir Orthop 26:110–115

Klinische Ergebnisse des Einbaus zementfreier Hüftgelenktotalprothesen

B. Störmer und G. Hierholzer

Berufsgenossenschaftliche Unfallklinik (Direktor: Prof. Dr. G. Hierholzer),
Großenbaumer Allee 250, D-4100 Duisburg-Buchholz

Seit 3 Jahren implantieren wir die „isoelastische" Kunststoffprothese nach Mathys, mit deren Bezeichnung die Konzeption eines dem Knochen ähnlichen mechanischen Verhaltens der Prothese verfolgt wird. Die halbkugelförmige Pfanne aus hochver-dichtetem Polyäthylen wird mit ihren beiden Zapfen technisch nach dem Prinzip der Vorspannung in das entknorpelte Acetabulum eingebracht und mit 2 Schrauben oder Kunststoffdübeln zusätzlich befestigt. Der Femuranteil der Prothese besteht aus Polyacetalharz mit einem Stahlkern und steht in verschiedenen Größen zur Verfügung.

Von September 1981 bis September 1983 haben wir 198 RM-Totalprothesen am Hüftgelenk eingebracht (Tabelle 1). Von den September 1980 bis September 1982 implantierten Hüftprothesen konnten in 99 Fällen Nachuntersuchungen vorgenommen werden, 5 Personen waren inzwischen verstorben, 14 Patienten sind der Aufforderung zur Nachuntersuchung nicht gefolgt (Tabelle 2).

Bei den herkömmlichen Prothesen wird die primär erreichte mechanische Festigkeit durch den Knochenzement herbeigeführt. Bei der zementfreien Operationstechnik muß die Festigkeit mit einer besonders subtilen Präparation über eine größtmögliche Formschlüssigkeit erzielt werden. Eine zunehmende Verankerung tritt in den postopera-tiven Monaten in Verbindung mit einer Umstrukturierung und Bildung von Knochen-gewebe in der Umgebung des Implantats ein. Das Ausmaß der knöchernen Reaktion auf den Einbau zementfreier Kunststoffprothesen kann in dieser Phase nur indirekt durch klinische, röntgenologische und szintigraphische Befunde unter Einbeziehung subjektiver Angaben gedeutet werden.

Biomaterialien und Nahtmaterial
Herausgegeben von H. M. Rettig
© Springer-Verlag Berlin·Heidelberg 1984

Tabelle 1. Indikation zur Implantation von RM — Hüftgelenkprothesen in den Jahren 1980–1983; n = 198

	n (♀)	n (♂)	n Σ	%
Degenerative Arthrose	79	44	123	62,1
Posttraumatische Arthrose	19	15	34	17,2
Rheumatische Arthritis	1	2	3	1,5
Dysplasie/Arthrose	3	–	3	1,5
Ankylose/Resektionsh.	1	–	1	0,5
Austauschoperation	16	18	34	17,2

Tabelle 2. Intra- und postoperative Komplikationen bei Erstimplantationen und Austauschoperationen mit der RM — Hüftgelenkprothese in den Jahren 1980–1982; n = 118

	n
Hämatom	2
Schaftperforation/ -Bruch	5
Infekt	3
Lungenembolie	2
Lockerung	5

Da für die verschiedenen Konzeptionen zementfreier Prothesen langjährige Ergebnisse noch nicht vorliegen, sind fortlaufend Nachuntersuchungen zwingend, Zwischenergebnisse bereits hilfreich und als Teil unserer Langzeitstudie anzusehen.

Die Nachuntersuchungsergebnisse haben wir nach dem Schema von Merle d'Aubigné ausgewertet (Tabelle 3). Der knöcherne Ein- und Umbau ist im Regelfalle 1 Jahr nach der Operation noch nicht abgeschlossen. Eine Bestätigung sehen wir dafür auch in den szintigraphischen Untersuchungsbefunden, über die gesondert berichtet wird, und morphologischen Ergebnissen anderer Autoren. Soweit die Befunde bisher eine Beurteilung zulassen, ist unter der Voraussetzung eines regelrechten Prothesensitzes der knöcherne Ein- und Umbau nach 2 Jahren weitgehend erreicht.

Eine besondere Aufgabe ist mit der Problematik der Austauschoperationen gegeben. Operativ-technisch kann meist die gewünschte Formschlüssigkeit nicht erzielt werden. Zur Erhöhung der Festigkeit werden Langschaftprothesen verwendet. Die notwendige knöcherne Reaktion kann nur nach Durchführung einer ergänzenden autologen Knochenplastik erwartet werden. Diese Forderung besteht sowohl für die Verankerung der Kunststoffpfanne als auch für die Implantation des Prothesenstiels im Femurschaft. Bei Kortikalisdefekten verwenden wir autologe kortikospongiöse Späne. Die Ergebnisse der Austauschoperationen sind gegenüber der Erstimplantation zementfreier Kunststoffprothesen verständlicherweise schlechter (Tabelle 4). Sie erlauben aber die Fortsetzung des Verfahrens, zumal die Problematik durch die Reimplantation von Zementprothesen nicht gelöst werden kann. Hier erscheint die Interaktion Knochen—Implantat besonders interessant.

Tabelle 3. Nachuntersuchungsergebnisse (September 1983) 1 bzw. 2 Jahre nach der Erstimplantation und nach Austauschoperationen mit der RM — Hüftgelenkprothese. Die Beurteilung erfolgte entsprechend dem Schema von d'Aubigné

Bewertung nach d'Aubigné	Σ n	1 Jahr postoperativ n	2 Jahre postoperativ n	Austauschoperation
Sehr gut (10–12)	60	26	27	7
Gut (7–9)	25	13	6	6
Unbefriedigend	14	5	5	4

Tabelle 4. Nachuntersuchungsergebnisse (September 1983) entsprechend der Bewertung von d'Aubigné in Relation zu der präoperativen Diagnose

Bewertung nach d'Aubigné	Indikation zur Operation				
	Degenerative Arthrose n	Dysplasie/ Arthrose n	Rheumatische Arthritis n	Posttraumatische Arthrose n	TEP Austausch n
Sehr gut (10–12)	41	2	2	8	7
Gut (7–9)	11	1	—	7	6
Unbe-friedigend (0–6)	8	—	—	2	4

Diskussionsbemerkungen

Die Langzeitstabilität von Hüftendoprothesen ist nach Auffassung von Störmer weniger eine Frage des Materials als der Biomechanik. Er bestätigt damit die Frage im Hinblick auf die unterschiedliche Oberflächengestaltung der Kunstgelenke.

Szintigraphische Untersuchungen nach Hüftgelenkarthroplastiken mit zementlos verankerten Totalprothesen

G. Hierholzer, B. Störmer, D. Bartoldus und H.A.E. Schmidt

Berufsgenossenschaftliche Unfallklinik, Großenbaumer Allee 250,
D-4100 Duisburg-Buchholz

Die Entwicklung der Chirurgie des künstlichen Gelenkersatzes zeigt eine deutliche Zunahme der Modelle, die zementfrei eingebracht werden. Die Zielsetzung der Befestigung der Prothese durch einen knöchernen Einbau ist einleuchtend. Langfristige Untersuchungen und Kontrollen werden jedoch den wertenden Vergleich zwischen den verschiedenen Verfahren zulassen. Für den Kliniker ist die Beurteilung des knöchernen Einbaus nach Hüftarthroplastiken mit zementfreien Prothesen von entscheidender Bedeutung. In den ersten postoperativen Monaten benötigt er diagnostische Zeichen, um den Übergang der Teil- auf die Vollbelastung festlegen zu können. Bei Spätkontrollen reichen u.U. klinische Zeichen und röntgenologische Befunde für die Deutung subjektiver Angaben nicht aus. Wir haben uns deshalb mit der Frage beschäftigt, ob mit der Szintigraphie nach Hüftarthroplastiken mit zementfrei eingebrachten Kunststoffprothesen Befunde erhoben werden können, die

1. mit dem klinischen und röntgenologischen Verlauf korrelieren und
2. ein diagnostisches Zeichen bei nicht sicherer klinischer und röntgenologischer Symptomatik darstellen.

Methodik

In unterschiedlichen Zeitabständen wurden bei Patienten nach der Hüftarthroplastik mit zementlosen isoelastischen Kunststoffprothesen Szintigramme durchgeführt. Zur Anwendung kam ein Doppelkopf-Ganzkörperscanner, der das Szintigramm in dorsaler und ventraler Sicht simultan aufnimmt. Es wird dabei die räumliche Verteilung von Radionuklidenintensität proportional flächenhaft als Abbildung dargestellt. Die Registrierung ist mit dem Detektor mechanisch gekoppelt. Es wird dadurch eine streng lineare Abbildung erreicht, die maßstabsgetreu ist. Die Abbildung erfolgt in schwarz-weiß oder über ein 7-Farben-Band. Zum szintigraphischen Nachweis einer Knochenumbautätigkeit werden knochenaffine technetiummarkierte Zinn-Phosphat-Komplexe verwandt. Zonen mit gesteigerter Osteoblastentätigkeit sowie Bezirke mit beschleunigtem Kollagenstoffwechsel stellen sich 3–4 h nach intravenöser Injektion der Indikatorsubstanz als umschriebene Bereiche erhöhter Aktivität dar. Ein Merkmal der Untersuchung liegt darin, daß Knochenprozesse mit gesteigerter Osteoblastentätigkeit szintigraphisch nachzuweisen sind, bevor röntgenologische Veränderungen festgestellt werden können. Die Strahlenbelastung ist gering, z.B. beträgt die Gonadendosis bei Applikation von üblicherweise 10 mCi Technetium-99m-MDP bei der Ganzkörperszintigraphie 1/10 derjenigen eines röntgenologischen Skelettstatus.

Biomaterialien und Nahtmaterial
Herausgegeben von H. M. Rettig
© Springer-Verlag Berlin·Heidelberg 1984

Die szintigraphischen Befunde wurden mit den jeweiligen Röntgenbildern und den klinischen Befunden verglichen.

Ergebnis und Diskussion

Nach Hüftarthroplastiken mit der zementfreien isoelastischen Prothese ist im Szintigramm 2–4 Wochen nach der Operation eine erhebliche Aktivitätsanreicherung festzustellen. Das entspricht zu diesem Zeitpunkt bereits einer Knochenbildung, die wir im histologischen Bild eines Patienten feststellen konnten, der 2 Wochen nach dem Eingriff an einer Lungenembolie verstarb. Die Szintigramme verschiedener Patienten, bei denen der gewünschte Formschluß beim Prötheseneinbau erzielt worden ist, zeigen, daß die Aktivitätsanreicherung den Beginn einer knöchernen Festigung und nicht einem Lockerungsvorgang zuzuordnen sind (Osteoidbildung im histologischen Bild 14 Tage nach der Operation). Die mit der obengenannten semiquantitativen Meßmethode postoperativ festzustellende Aktivitätsanreicherung bleibt in den ersten 3 Monaten im wesentlichen gleich und beginnt dann abzufallen. Mit der Vollbelastung beginnen wir nach vorangegangener Teilbelastung durchschnittlich 3–4 Monate nach der Operation und damit also zu einem Zeitpunkt, zu dem die Umbauvorgänge des knöchernen Einbaus noch nicht abgeschlossen ist. Die Berechtigung zu der Maßnahme leiten wir aus dem klinischen Verlauf ab. Der Patient ist bei regelrechtem Verlauf dann ganz oder weitgehend beschwerdefrei. 6–8 Monate nach der Operation ist bei regelrechtem Prothesensitz mit röntgenologisch erkennbarem Formschluß ein deutlicher Rückgang der szintigraphisch nachweisbaren Aktivitätsanreicherung festzustellen. Die Aktivität fällt danach weiter ab. 12–13 Monate nach der Operation ist bei regelrechtem klinischen und röntgenologischen Verlauf im Szintigramm zur Kontrollseite kaum vermehrte Aktivität im Szintigramm zu erkennen. Dieser Befund trifft auch für den Zeitbereich bis zu drei Jahren nach der Operation zu. Darüber hinausgehende Untersuchungsbefunde liegen uns noch nicht vor.

Ist entsprechend dem Röntgenkontrollbefund der Formschluß bei der Operation nicht in dem wünschenswerten Maße erreicht, so hält die Aktivitätsanreicherung im Szintigramm gegenüber den oben angegebenen zeitlichen Angaben länger an. Der verzögerte Rückgang der Aktivitätsanreicherung korreliert im Röntgenbild mit einer erkennbaren sekundären knöchernen Reaktion, zum Einbau wird verständlicherweise gegenüber dem bestmöglichen Formschluß mehr Zeit beansprucht. Andererseits haben wir auch bei Patienten mit relativer Übergewichtigkeit eine zeitliche Verzögerung des Aktivitätsabfalls auch dann beobachtet, wenn im Röntgenbild ein regelrechter Formschluß der Prothese mit dem umgebenden Knochen bestand. Dieser Befund ist mit der mechanisch stärkeren Beanspruchung der Prothese und mit dem Auftreten einer größeren Relativbewegung an der Kunststoffknochengrenze zu erklären. Die Aktivitätsanreicherung bei gutem Formschluß kann auch Ausdruck von Verkalkungsreaktionen und Spangenbildungen sein, die sich bei zwei Patienten beim Vergleich der Szintigramme mit den Röntgenbildern ergaben. Von Interesse waren die szintigraphischen Befunde bei einem Patienten 6 und 12 Monate nach der Operation bei einem Operationsergebnis mit einer leichten Varusposition der Prothese. 6 Monate nach dem Eingriff bestand in der Umgebung des Stielendes der Prothese eine deutliche Aktivitätsanreicherung, die nach 12 Monaten weitgehend abgeklungen war. Nach dieser Zeit fand sich im Röntgenbild eine erkennbare Verdickung der äußeren Kortikalis als Ausdruck einer abgelaufenen knöchernen Reaktion mit kompensatorischer Festigung. Diskussionswürdig erscheint uns auch das 8 Monate nach der Operation bei einem Patienten angefertigte Szintigramm. Die ersten postoperativen Röntgenkontrollen hatten nur einen unzureichenden Formschluß des Prothesenstiels ergeben. Nach 8 Monaten war der Patient weitgehend beschwerdefrei. Im Röntgenbild erkannte man nun auch eine deutliche sekundäre Einmauerung des Prothesenstiels. Bei nicht ausreichendem röntgenologischen Formschluß kann also der Rückgang einer Aktivitätsanreicherung im Szintigramm Hinweis für eine stabilisierende knöcherne Reaktion sein. Besteht jedoch viele Monate nach dem Eingriff im Szintigramm eine erhebliche Aktivitätsanreicherung, so spricht diese für eine mangelnde knöcherne Festigung auch dann, wenn im Röntgenbild eine Lockerung nicht sicher erkennbar ist.

Zusammenfassung

In den letzten Jahren sind verschiedene Arbeitskreise bemüht, beim operativen Ersatz des Hüftgelenks zementfreie Prothesen zu verwenden. Die von uns durchgeführten Untersuchungen betreffen die isoelastische Kunststoffprothese nach Mathys. Die Frage der knöchernen Regenerationsfähigkeit des Organismus ist bei der Verwendung von zementfreien Prothesen von besonderer Bedeutung. Im klinischen Verlauf wird sie bisher fast ausschließlich aufgrund von Röntgenbefunden und von subjektiven Angaben des Patienten beantwortet. Es zeigt sich, daß mit der Szintigraphie bei regelrechtem Verlauf den Röntgenbefunden korrelierbare Aktivitätsanreicherungen festgestellt werden können. Schließlich ergeben sich bei zweifelhaften röntgenologischen Befunden aus dem Szintigramm wichtige Hinweise über das Ausmaß einer knöchernen Inkorporation der Prothese.

Ceravital-Prothesen im Mittelohr

R. Reck

Universitäts-Hals-Nasen-Ohrenklinik, Langenbeckstraße 1, D-6500 Mainz

Die bioaktive Glaskeramik Ceravital gehört zur Gruppe der bioaktiven Implantate auf Kalziumphosphatbasis, zu der auch Trikalziumphosphatkeramik und Hydroxylapatitkeramik zählen. Von diesen Implantaten wird erwartet, daß sie beim Ausfüllen knöcherner Defekte trotz der aktiven Implantatoberfläche keine Fremdkörperreaktionen

Biomaterialien und Nahtmaterial
Herausgegeben von H. M. Rettig
© Springer-Verlag Berlin·Heidelberg 1984

ausbilden und daß die Einheilung ohne die für einen Fremdkörper typische Narben-
hülle erfolgt.

Die bioaktive Glaskeramik Ceravital wird aus einem Glas hergestellt, welches aus
Siliziumdioxid (40–50 Gewichtsprozente), Phosphorpentoxid (10–15 Gewichtsprozente) und den Oxiden von Natrium (5–10 Gewichtsprozente), Kalzium (30–35
Gewichtsprozente), Kalium (0,5–3,0 Gewichtsprozente) und Magnesium (2,5–5,0
Gewichtsprozente) besteht. Das Glas wird durch Erhitzen und Abkühlen (Keramisie-
rung) in die Glaskeramik überführt, die sich dadurch auszeichnet, daß sich innerhalb
des Glases Kalziumapatitkristalle bilden, die dem Material eine milchigweiße Farbe
verleihen. Nach der Einbringung in ein knöchernes Implantatlager wird die Oberfläche
der Keramik angelöst, so daß sich das kristalline Raumnetzwerk des Siliziumoxids, der
wesentlichen Komponente des Grundglases, teilweise aufgelöst hat und an der Oberfläche der Keramik einen siliziumreichen Gelfilm ausbildet. Darin verankern sich die
Kollagene und Mukopolysaccharide des Wirtes, und es kommt zur Ausfällung von
Hydroxylapatiten, wodurch der bindegewebsfreie Verbund zwischen Lagerknochen
und Implantat hergestellt wird (Abb. 1) (Hench et al. 1971).

Die Eignung des Ceravitals für die Ohrchirurgie wurde bei 53 Kaninchen untersucht.
Bei 101 Ohroperationen wurden 78 hintere Gehörgangswände rekonstruiert und 174
Implantate in die Mittelohren implantiert. Die Implantate wurden 3 Tage bis 2 Jahre
nach der Operation entnommen. Der Effekt von Knochenbrei auf eine Induktion von
Knochenneubildung an offenen Implantaten in pneumatisierten Räumen wurde an
23 Implantaten in den Kieferhöhlen von 9 Kaninchen untersucht. Für die Bestimmung
des zeitlichen Ablaufs der Knochenanbau- und -umbauvorgänge an den Implantaten
wurde die polychrome Sequenzmarkierung mit Fluorochromen eingesetzt. Zur histologischen Aufarbeitung der Implantate wurde eine Modifikation der üblichen Hart-
schnittechnik entwickelt (Reck u. Diekelmann 1980).

Die makroskopischen Untersuchungen zeigten, daß die Mittelohrschleimhaut auf
3–5 mm Länge auf stabförmige Glaskeramikimplantate aufwächst. Bei Berührung
unverletzter Mittelohrwände werden die Implantate nicht knöchern fixiert. Bei Kontakt zu periostlosem Knochen oder frakturiertem Knochengewebe wird bioaktive
Glaskeramik unter der Schleimhaut von einer etwa 40 μm starken Knochenlamelle
auf ungefähr 2 mm Länge überzogen (Abb. 1). Das Epithel des äußeren Gehörgangs
überwächst die Glaskeramik regelhaft. Im knöchernen Implantatlager nehmen die
Implantate am Remodeling des Lagerknochens teil. Die herausgelösten Glaskeramik-
bezirke können nach 2 Jahren Implantatliegezeit bis 60 μm tief und durch Knochen
wieder aufgefüllt sein. Ohne Kontakt zu Knochengewebe können nach 2 Jahren
Implantatliegezeit Lysebezirke bis 450 μm an den Implantatoberflächen bestehen.
Über den Lysezonen unter Weichgewebe finden sich Ansammlungen von Fremdkörper-
material inkorporierenden Riesenzellen. Die Einscheidung der Implantate durch eine
nur wenige Zellen starke Knochenlamelle unter der Schleimhaut schützt die Implantate
dauerhaft vor Lyseerscheinungen (Abb. 1) (Reck 1979, im Druck).

Seit 1978 wurden bei etwa 550 Patienten Ceravitalprothesen zur Mittelohrrekon-
struktion verwendet (Abb. 2). 346 Patienten konnten nachuntersucht werden. Die präoperativen Diagnosen lauteten: Cholesteatom 201mal, Schleimhauteiterung und Tym-
panosklerose 115mal, Adhäsionsprozeß 14mal, Trauma 8mal, Fibrose 6mal und
Mißbildung 2mal. Es wurden 101 konusförmige Implantate, 109 Steigbügelerhöhungen

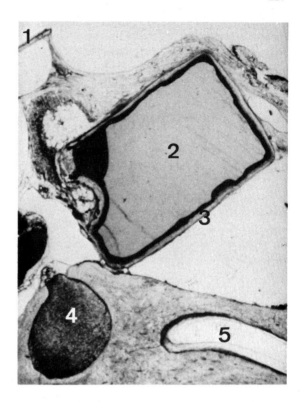

Abb. 1. Implantat im Mittelohr eines Kaninchens, 2 Jahre postoperativ. Implantat allseits knöchern ummantelt, keine wesentliche Lyse. *1* Trommelfell, *2* Implantat, *3* Knochenlamelle um Implantat, bindegewebsfreier knöcherner Verbund, *4* N. facialis, *5* lateraler Bogengang

und 136 Totalprothesen eingesetzt, bei 52 Patienten wurden die hinteren Gehörgangswände rekonstruiert.

Die Operationsplanung war, wie auch bei den in unserer Klinik üblicherweise eingesetzten Homoioossikeln, einzeitig. Zum Trommelfellverschluß und zur Abdeckung der Implantate wurde Temporalisfaszie verwendet, es erfolgte keine Interposition von Knorpel zwischen Implantat und Faszie. Bei fehlender Steigbügelsuprastruktur wurden die Gehörknöchelchenprothesen direkt auf die Steigbügelfußplatte gestellt. Um auf der Oberfläche der Prothesentellerchen Knochenwachstum zu induzieren, wurde ein Tropfen autologen Knochenbreies zwischen Faszie und Implantat verteilt (entnommen an Cholesteatom- und entzündungsfreiem Kortikalisknochen mit schneidenden Fräsen bei geringer Spülung). Die Implantate wurden mit Diamantbohrern unter ständiger Spülung beschliffen. Sie wurden mit den Fingern gehalten, da bei der Fixierung mit metallischen Instrumenten Bruchgefahr besteht. Die Gehörgangsteil- oder Totalprothesen wurden in den knöchernen Defekt bündig eingepaßt und eingepreßt, eine weitere Fixierung erfolgte nicht. Offene Fugen wurden mit Knochenbrei gefüllt. Die Gehörgangsimplantate wurden mit Knochenbrei bestrichen und mit autologer Faszie

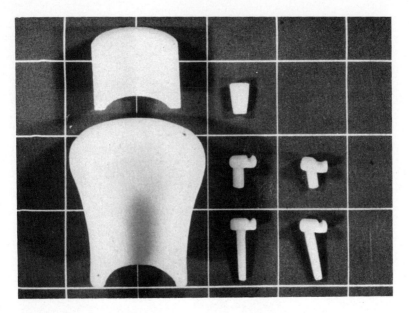

Abb. 2. Ceravitalprothesen

und Gehörgangsepithel bedeckt. Nach Auflegen von Silikonfolien wurden die äußeren Gehörgänge mit Gelatineschwämmchen für 3 Wochen tamponiert. Fibrinkleber wurde nicht eingesetzt, da dieser durch Separation der Knochenpartikel von der Implantatoberfläche die erwünschte Knochenneubildung auf der Implantatoberfläche behindert (Abb. 3).

Bei 31 unserer 346 nachuntersuchten Patienten wurden Implantatabstoßungen gesehen. Alle diese Ohren waren teilatelektatisch wegen ausgeprägter Tubenbelüftungsstörungen.

52 Patienten mit Gehörgangsprothesen konnten nachuntersucht werden. Bei 3 Patienten wurden die Prothesen bei Tympanorevisionen entfernt. 4 Patienten zeigten Epithelisierungsdefekte über den Prothesen. Wenn die Epithelisierungsdefekte zentral auf den Gehörgangsprothesen liegen, können sie gefahrlos belassen werden. Im Gegensatz zu porösen Implantaten (z.B. Proplast, Plastipore, poröser Trikalziumphosphat- oder Hydroxylapatitkeramik) ist eine Infektion des Implantates selbst nicht möglich, und Pauke und Mastoid sind auch bei fehlender epithelialer Bedeckung gegen Durchwanderungsinfektionen geschützt.

Die audiologischen Ergebnisse nach Schalleitungskettenrekonstruktion mit Ceravitalprothesen sind günstig. Bei vorhandener Steigbügelsuprastruktur werden Ergebnisse erzielt, die der bewährten Operationsmethode (Ersatz von Gliedern der Schalleitungskette mit Homoioossikeln) vergleichbar sind. Bei fehlender Steigbügelsuprastruktur sind die Ceravitaltotalprothesen den Homoioossikeln überlegen. Die audiologischen Ergebnisse von 18 Patienten, deren Tympanoplastik 5 Jahre zurückliegt, zeigt Tabelle 1. Auch 5 Jahre nach der Tympanoplastik werden günstige audiologische Resultate erreicht.

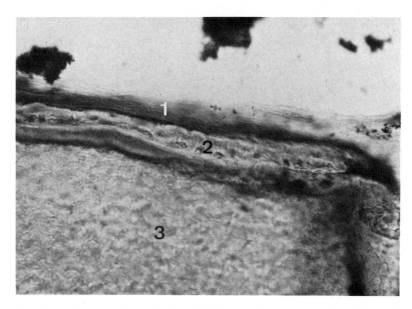

Abb. 3. Schnitt durch einen Prothesenteller, 1,5 Jahre nach Tympanoplastik Typ III. Eine gefäßarme Knochenlage ummantelt das Implantat. *1* Anlagefläche des Trommelfells, *2* Knochenlage, *3* Implantat

Tabelle 1. Tympanoplastik Typ III mit Keramik-Hammer-Amboß-Stapes-Implantat (Ceravital)

dB	1 Jahr	5 Jahre
0–10	4	7
0–20	10	11
0–30	12	13
> 30	6	5

Literatur

Hench LL, Splinter RJ, Allen WC, Greenlee TK (1971) Bonding mechanism at the interface of ceramic prothetic materials. J Biomed Mater Res 2:117–141

Reck R (1979) Erste tierexperimentelle und klinische Erfahrungen mit bioaktiver Glaskeramik in der rekonstruktiven Mittelohrchirurgie. Arch Otorhinolaryngol 223:369–373

Reck R, Diekelmann A (1980) Verbesserte Schnittechnik von glaskeramikhaltigen Knochenpräparaten. Dtsch Zahnärztl Z 35:828–830

Reck R (im Druck) Bioactive glass ceramics in ear surgery – animals studies and clinical results. Laryngoscope (Suppl)

Spätrekonstruktion verletzter Tränenwege

H. Busse und H.-W. Meyer-Rüsenberg

Universitäts-Augenklinik, Domagkstraße 15, D-4400 Münster

Traumatisch bedingte Verschlüsse der ableitenden Tränenwege sind nicht selten. Häufiger handelt es sich um Stenosen im Bereich der Canaliculi lacrimales wegen deren exponierter Lage im medialen Lidwinkel, seltener um Verlegungen von Tränensack und Ductus nasolacrimalis, die in der Fossa lacrimalis bzw. dem knöchernen Ductus nasolacrimalis relativ geschützt liegen. Verletzungsursachen bei Canaliculusstenosen sind Verätzungen und Verbrennungen des medialen Lidwinkels, Berstung z.B. durch Faustschlag oder Zerschneidungen im Rahmen von Windschutzscheibenverletzungen. Bei Zerreißungen der Tränenkanälchen sollte eine Primärversorgung durch Intubation mit einem Silastikschläuchchen und mikrochirurgische End-zu-End-Anastomose der zugehörigen Schleimhautabschnitte angestrebt werden, was jedoch aus verschiedenen Gründen manchmal nicht durchführbar ist, oder ohne das gewünschte Ergebnis bleibt. Bei schweren Verätzungen und Verbrennungen im medialen Lidwinkel sollte dagegen freiwillig auf eine primäre Wiederherstellung verzichtet werden, da das nekrotische und ödematös veränderte Gewebe durch weitere Manipulationen endgültig zerstört wird. Verschlüsse im Bereich des Tränensacks bzw. des Ductus nasolacrimalis sind meistens Folge von ausgeprägten Gesichtsschädelfrakturen, bei denen es zu einer Verschiebung der den Tränenschlauch umgebenden knöchernen Strukturen kommt. In allen Fällen entsteht als Verletzungsfolge eine mechanische Dakryostenose, die subjektiv als Tränenträufeln (Epiphora) wahrgenommen wird.

Ziel der sekundären Rekonstruktion ist die Wiederherstellung der physiologischen Tränenpumpe. Ersatzteilchirurgische Maßnahmen (Jones-Technik, Heermann-Technik, Stallard-Technik mit hydrophiler Tränenwegsprothese) sollten nur als Ultima ratio bei Irreparabilität in Betracht gezogen werden.

Die Wiederherstellung des Tränenabflusses bei Stenosen von Tränensack und Ductus nasolacrimalis gelingt nach exakter Lokalisation des Verschlußortes durch röntgenologische Kontrastmitteldarstellung (Dakryozystographie) und Anwendung der klassischen Tränensackoperationen (Dacryocystorhinostomia externa nach Toti und Modifikationen, Dacryocystorhinostomia interna nach West und Modifikationen) in über 90% der Fälle. Dagegen galten Vernarbungen der Canaliculi lacrimales bis zur Einführung mikrochirurgischer Operationstechniken als irreparabel oder nur durch Bypassoperationen (Jones-, Heermann-, Stallard-Technik) überbrückbar.

Die Möglichkeit zur Rekonstruktion der physiologischen Tränenpumpe und die dazu notwendigen operativen Techniken sind abhängig von den Verletzungsursachen und -folgen. Wie oben bereits erwähnt wurde, sollte bei schweren Verätzungen und Verbrennungen im medialen Lidwinkel auf eine primäre Versorgung verzichtet werden. Nach Abheilung findet sich ein ein- oder beidseitiger Verschluß der Tränenpünktchen mit stabilen Gewebsverhältnissen. Bei Erhalt des einen Röhrchens kann durch eine Retrogradsondierung nach Kellnar, Exzision des meistens in der Pars verticularis

Biomaterialien und Nahtmaterial
Herausgegeben von H. M. Rettig
© Springer-Verlag Berlin·Heidelberg 1984

canaliculi gelegenen Narbengewebes und Einlegen einer Ringintubation mit einem Silastikschlauch nach Murube del Castillo (1973) eine Wiederherstellung der Tränenpumpe erzielt werden. Bei Verschluß beider Pünktchen wird unter dem Operationsmikroskop zunächst der Versuch unternommen, die Pars verticularis canaliculi mit einem Vannas-Scherchen zu eröffnen. Findet sich eine verwertbare Canaliculusschleimhaut, kann in gleicher Weise wie vorher beschrieben vorgegangen werden. Anderenfalls bietet sich die Freilegung des Canaliculus communis unter dem medialen Lidbändchen an mit anschließender Retrogradsondierung, Exzision des stenosierenden Gewebes und anschließender Silastikschlauchintubation bis zur Nasenhöhle an, wie wir dies schon früher beschrieben haben (Busse et al. 1977).

Durch diesen Eingriff verlagert sich das neugeschaffene Tränenpünktchen zwar gelegentlich nach medial, bleibt jedoch bei Exzision des Narbengewebes auf der Lidinnenkante ohne funktionelle Beeinträchtigung der Pumpe. Gelegentlich muß zusätzlich eine Wiedereröffnung des verklebten medialen Lidwinkels mit freier Bindehautplastik vorgenommen werden, was technisch jedoch einfach ist (Abb. 1).

Bei Verschlüssen der Canaliculi im Bereich der Pars horizontalis canaliculi infolge Zerschneidung oder Zerreißung ist es das Ziel der Operation, die zugehörigen Kanälchenabschnitte darzustellen und unter End-zu-End-Anastomosen mit direkter Schleimhautnaht nach Intubation wieder zu vereinigen. Bei intaktem gegenüberliegenden Kanälchen gelingt die Darstellung des saccusnahen Canaliculusabschnittes durch Retrogradsondierung. Durch gleichzeitige Ansondierung des betroffenen Röhrchens vom Tränenpünktchen aus wird die Lokalisation der Stenose festgelegt und die Narbe durch Eröffnung revidiert. Nach Darstellung beider Canaliculusenden wird eine Ringintubation mit nachfolgender End-zu-End-Anastomose der Canaliculusschleimhaut vorgenommen. Die Silastikschläuchchen werden in Abhängigkeit von den verbliebenen Beschwerden 3 Monate bis 2 Jahre belassen.

Bei Vernarbungen des oberen und unteren Tränenröhrchens wird der Canaliculus communis dargestellt und eröffnet. Durch Retrogradsondierung und gleichzeitige Ansondierung vom Tränenpunkt des betroffenen Röhrchens aus wird der Ort der Stenose festgelegt. Die Lidnarben werden revidiert. Nach Intubation der Tränenwege vom oberen und unteren Tränenpünktchen zur Nasenhöhle mit einem Silastikschlauch durch die modifizierte Ambos-Sonden-Technik (Busse et al. 1981) wird eine End-zu-End-Adaptation der zugehörigen Canaliculusabschnitte vorgenommen. Bei Lage der Stenosen in der Nähe oder unmittelbar am Saccuseingang ist eine Neueinpflanzung der Kanälchen angezeigt (Canaliculodakryozystotomie). Das vernarbte Canaliculusgewebe wird exzidiert und der Tränensack lateral türflügelartig aufgeklappt. In manchen Fällen ist auch eine Mobilisierung des Tränensacks aus seinem Bett nach lateral erforderlich. Nach Intubation werden die Tränensacktürflügel ober- und unterhalb der Kanälchenmündungen adaptiert, wobei eine direkte Naht wegen der unterschiedlichen Schleimhautdicke nicht möglich ist. Bei zusätzlichem tiefen Verschluß wird außerdem eine Dakryozystorhinostomie notwendig, bei Verlust des Saccusgewebes eine einfache Rhinostomie im Sinne der Canaliculo-Rhinostomie nach Arruga.

Bei vollständigem Verlust des Canaliculusgewebes, der unter dem Operationsmikroskop nachgewiesen sein muß, ist eine ersatzteilchirurgische bzw. Bypassoperation unumgänglich. Bei uns hat sich besonders die Konjunktivodakryozystotomie nach Stallard mit Implantation einer hydrophilen Tränenwegsprothese bewährt (Busse 1982)

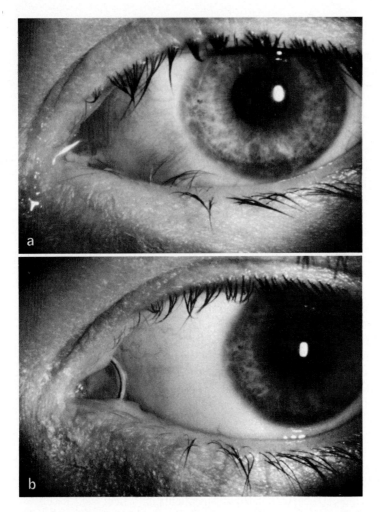

Abb. 1. a Zustand nach Verätzung im medialen Lidwinkel mit Verschluß des oberen und unteren Tränenpünktchens sowie narbenbedingtem Entropium (Entropium cicatriceum), **b** Zustand nach Tränenpunkteröffnung und Ringintubation nach Murube del Castillo mit einem Silastikschläuchchen (Durchmesser 0,64 mm)

(Abb. 2). Im Vergleich zu den anderen bekannten Bypassverfahren sind Komplikationen durch Drucknekrosen im Lidapparat, Fremdkörpergefühl bzw. Irritation des Augapfels bei sachgemäßer Durchführung des Verfahrens ausgeprochen selten, wobei vergleichsweise ein Optimum an Beschwerdefreiheit durch Tränenträufeln erzielt werden kann. Trotzdem sollte, wie bereits oben ausgeführt wurde, auch dieses Verfahren nur als letzte Möglichkeit in Betracht gezogen werden, da es von dem Patienten eine Gewöhnung an den neugeschaffenen, unphysiologischen Zustand erfordert.

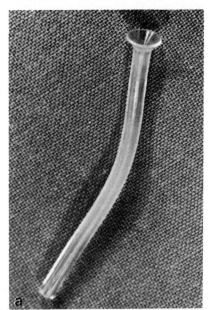

Abb. 2. a Hydrophile Tränenwegsprothese
(Fa. Wöhlk, Kiel). b Zustand nach Konjunktivodakryozystotomie nach Stallard
mit Implantation einer hydrophilen
Tränenwegsprothese. Kopf der Abfluß-
prothese im medialen Lidwinkel

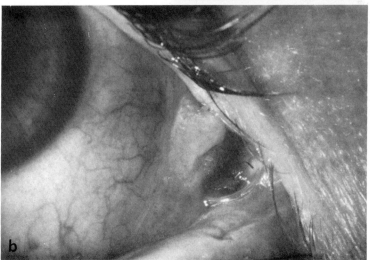

Zusammenfassung

Durch die Einführung mikrochirurgischer Operationstechniken sowie atraumatischer
Verweilsonden aus Kunststoff hat sich die Prognose der sekundären Rekonstruktion
verletzter Tränenwege entscheidend verbessern lassen. Entscheidend für die Wahl der
Operationstechnik sind Ursache, Lokalisation und Ausmaß der Verletzung (z.B. End-
zu-End-Anastomose mit anschließender Silastikschlauchintubation). Bei vollständigem
Verlust ist ein ersatzteilchirurgisches Verfahren (z.B. Konjunktivodakryozystotomie
mit Implantation einer hydrophilen Tränenwegsprothese) in Betracht zu ziehen.

234

Literatur

Busse H (1982) Indications and techniques of implantation of hydrophilic lacrimal tubes. J Maxillofac Surg 9:116−118

Busse H, Jünemann G, Schiffer HP (1977) Zur operativen Therapie der Tränenpunktaplasie. Klin Monatsbl Augenheilkd 171:427−430

Busse H, Müller KM, Mewe L (1981) Zur Therapie der konnatalen Dakryostenose. Klin Monatsbl Augenheilkd 178:341−346

Castillo J del (1973) L'intubation bicanaliculaire dans les sections des canalicules lacrimaux. Bull Mem Soc Fr Ophthalmol 22

Langzeitstudie zur Bioverträglichkeit von Aramid-Fasern

J. Heisel, E. Schmitt und H. Mittelmeier

Orthopädische Universitätsklinik, D-6650 Homburg/Saar

Einführung

Alloplastisches Fasermaterial hat im Bereich der Humanmedizin einerseits für den Sehnen- und Bandersatz wie auch zur Verstärkung von Verbundwerkstoffen Bedeutung. Beim Ersatz oder der Verstärkung von Bandstrukturen sind v.a. hochreißfeste Fasern erforderlich.

Betreffend Einsatz- und Verwendungsmöglichkeiten von Kohlefasern liegen bereits erste Erfahrungsberichte vor (Jenkins u. McKibbin 1980; Burri u. Neugebauer 1981; Neugebauer u. Burri 1981; u.a.). Diese wurden v.a. zur Stabilisierung im Bereich des Sternoklavikular-, Akromioklavikular-, aber auch des Knie- und des oberen Sprunggelenks verwandt.

Die Kohlefaser verfügt bei recht guter Bioverträglichkeit über eine hohe Reißfestigkeit. Ihr Nachteil liegt in der unzureichenden Biegefestigkeit, weswegen diese spröden Strukturen sehr leicht brechen können.

Die Textilfaser Aramid (Kevlar) − abgeleitet von aromatischen Amiden − zeigt neben einer hohen Reißfestigkeit eine hervorragende Flexibilität. Die auf das Eigengewicht bezogene Zugfestigkeit liegt um ein Vielfaches höher als die Werte für Polyester- oder Glasfasergewebe. Darüberhinaus besteht eine gute Hitzebeständigkeit bis 180°C mit der Sterilisierbarkeit im Autoklaven sowie eine gute Säurefestigkeit (Sturgeon u. Wardle 1976). Aus diesem Grunde wird diese Faser für industrielle Zwecke, speziell im Hoch- und Tiefbau, eingesetzt.

Wegen ihrer guten physikalischen und chemischen Eigenschaften unterzogen wir Aramid-Fasern zur Klärung ihrer Biokompatibilität im Hinblick auf einen möglichen biologischen Einsatz einer tierexperimentellen-histologischen Studie.

Biomaterialien und Nahtmaterial
Herausgegeben von H. M. Rettig
© Springer-Verlag Berlin·Heidelberg 1984

Methodik

Ausgehend von den Richtlinien zur Überprüfung anorganischer oder organischer Implantatwerkstoffe (Harms u. Mäusle 1980) wurden zunächst 20 Ratten Aramid-Kurzfasersuspensionen mit einer Länge von 10–100 μm, aufgelöst in Ringer-Lösung, intraperitoneal injiziert. Bei weiteren 10 Tieren wurden Nahtdurchflechtungen der Achillessehne im Sinne von Achterwindungen ohne Durchtrennung der Sehne selbst vorgenommen.

In festgelegten postoperativen Abständen von 2, 5, 8, 11, 25 und 52 Wochen erfolgte jeweils die histologische Aufarbeitung der inneren Organe Lunge, Leber, Milz, der regionären Lymphknoten von Kniekehle und Peritoneum sowie der Achillessehne.

Ergebnisse

Die inneren Organe zeigten makroskopisch leichtere bis z. T. mittelschwere peritoneale Reizreaktionen. Im Bereich der Leber- und v.a. der Milzkapsel, aber auch am Peritoneum selbst ließen sich weißlich-gelbliche, oft nur sehr schwer abwischbare Beläge nachweisen (Abb. 1). Diese Veränderungen waren im Frühstadium am ausgeprägtesten und klangen ab dem 3. postoperativen Monat langsam ab.

Histologisch imponierte im Bauchraum über den gesamten Beobachtungszeitraum in erster Linie eine deutliche fibröse Kapselverdickung der Milz. Unterhalb der Milz-

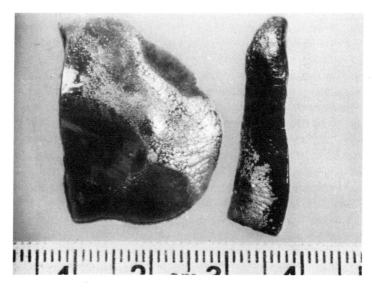

Abb. 1. Makroskopischer Befund von Leber- und Milzkapsel (Kaltlichtquelle; 5 Wochen nach intraperitonealer Applikation der Fasersuspension). Gelblich-weißliche, nur sehr schwer abwischbare Auflagerungen auf der Leber (*links*) und der Milz (*rechts*)

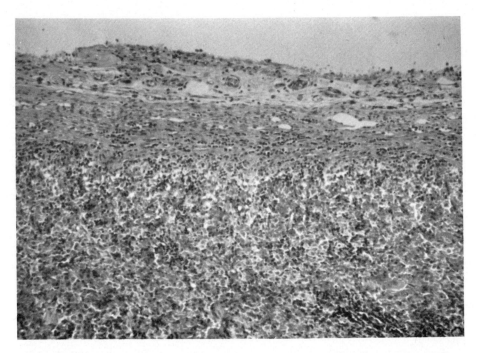

Abb. 2. Histologischer Befund der Milz (Vergr. 10 : 1), Kaltlichtquelle; 5 Wochen nach intraperitonealer Applikation der Fasersuspension). Deutliche, fibröse Verdickung der Milzkapsel. Man erkennt eine Aktivierung mit Vermehrung der ortsständigen Fibrozyten. Aramid-Faseranteile selbst sind nicht nachweisbar

kapsel wurden eine Aktivierung und Vermehrung der ortsständigen Fibrozyten festgestellt (Abb. 2).

Speicherphänomene der doppelt lichtbrechenden Aramid-Faser konnten weder in den Organen noch in den regionären Lymphknoten nachgewiesen werden. Auch Fremdkörpergranulome im Bereich der Organe wurden nicht gesichtet.

Das histologische Bild des untersuchten Achillessehnengewebes ließ im wesentlichen zwei Reaktionsformen unterscheiden. Zunächst zeigte die Sehne am Applikationsort des Aramids eine vom anliegenden Sehnengleitgewebe ausgehende, erhebliche histiozytäre Reaktion von granulomartigem Charakter. Neben dicht gelagerten, ein- und mehrkernigen Histiozyten sowie Fremdkörperriesenzellen fanden sich fragmentierte Aramid-Fasern (Abb. 3). Darüberhinaus entwickelte sich in der Umgebung der Granulome eine massive, knotig umschriebene Fibroblastenproliferation nach Art einer Fibromatose. Während die Fibroblastenaktivierung in der postoperativen Zeit eine stetige Rückbildungstendenz erkennen ließ, nahmen die Einzelgranulome sowohl an Umfang wie an Größe noch deutlich zu. Ab der 25. Woche fiel eine deutlich verstärkte Kapillarproliferation des Sehnengleitgewebes auf; darüberhinaus fanden sich innerhalb der Sehne selbst herdförmige Verkalkungszonen (Abb. 4). Eine Kollagenneubildung konnte nicht nachgewiesen werden. Speicherphänomene im Bereich der regionären Knielymphknoten traten nicht auf.

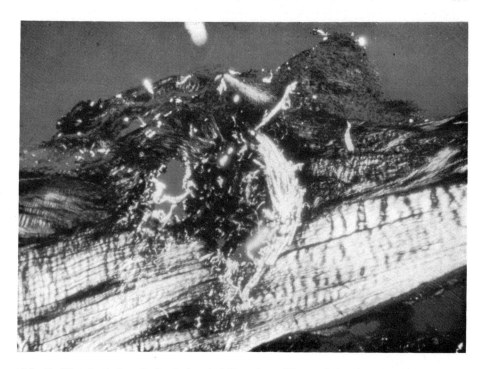

Abb. 3. Histologischer Befund der Achillessehne (Vergr. 2,5 : 1, polarisiertes Licht; 5 Wochen nach Durchflechtung der Sehne mit Aramid-Fasern). Ausgeprägtes Fremd- körpergranulom (Histiozyten und Makrophagen) mit eingeschlossenem, doppelt licht- brechenden Fasermaterial. In der Umgebung des Granuloms erhebliche Fibroblasten- proliferation

Diskussion

Bei dem hier vorgefundenen histomorphologischen Bild handelt es sich offenbar nicht um reaktive, lediglich operationstraumatisch bedingte Gewebeveränderungen, sondern um eine deutlich ausgeprägte Fremdkörperreaktion. Am ausgeprägtesten erschienen diese Veränderungen im Bereich der Achillessehne selbst, wobei hier die Menge des implantierten Fasermaterials wohl die entscheidende Rolle spielte. Die Injektion von Kurzfasersuspensionen im Bereich des Peritoneums hatte lediglich leichte bis mittlere Kapselreaktionen, hier vor allem der Milz, zur Folge. Histiozytäre Reaktionen im Bauchraum waren eher spärlich.

Ob die von uns nachgewiesenen deutlichen feingeweblichen Veränderungen auf das Aramid selbst oder lediglich auf die fabrikmäßige Oberflächenimprägnierung der Fasern zurückzuführen sind, läßt sich von unserer Seite aus nicht sicher beurteilen. Über die Art der Oberflächenbehandlung wurden uns gegenüber vom Hersteller leider keine Angaben gemacht. Es ist jedoch anzunehmen, daß es sich hier um eine Reaktion auf das Aramid selbst handelt, mit großer Wahrscheinlichkeit bedingt durch die in seiner chemischen Struktur enthaltene Terephtalsäure. Ähnliche morphologische

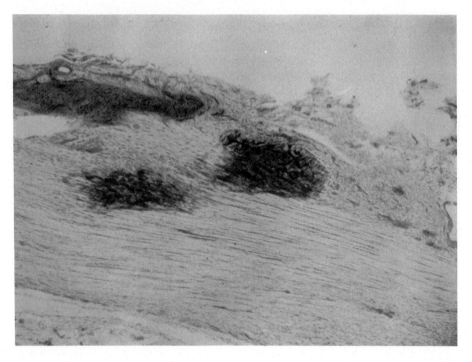

Abb. 4. Histologischer Befund der Achillessehne (Vergr. 2,5 : 1, Kaltlichtquelle; 25 Wochen nach Durchflechtung der Achillessehne mit Aramid-Fasern). Fremdkörpergranulom mit histiozytärer und Makrophagenreaktion. Man erkennt zwei herdförmige Verkalkungszonen innerhalb der Sehne

Erscheinungsbilder wurden bereits in den feingeweblichen Studien von Willert u. Semlitsch (1976) bei der Hüftgelenksalloarthroplastik unter Verwendung von Polyesterverbindungen beschrieben.

Aufgrund unserer durchgeführten tierexperimentellen Untersuchungen erscheint das Aramid-Fasermaterial deshalb für eine biologische Verwendung nicht geeignet.

Literatur

Burri C, Neugebauer R (1981) Technik des alloplastischen Bandersatzes mit Kohlefasern. Unfallchirurgie 7:289

Harms J, Mäusle E (1980) Biokompatibilität von Implantaten in der Orthopädie. Hefte Unfallheilkd 144

Jenkins DHR, McKibbin B (1980) The role of flexible carbonfibre implants as tendon and ligament substitutes in clinical practice. J Bone Joint Surg (Br) 62:497

Neugebauer R, Burri C (1981) Ergebnisse nach alloplastischem Bandersatz mit Kohlefasern. Unfallchirurgie 7:298

Sturgeon D, Wardle M (1976) Kevlar[R] 29- Kevlar[R] 45- Aramidfasern. Eigenschaften von beschichteten Geweben. Informationsschrift 13. Dupont

Willert HG, Semlitsch M (1976) Kunststoffe als Implantatwerkstoffe. Med Orthop Techn 96:94

Implantation des Gore-Tex-Polytetrafluoräthylen-Prothesenbandes am Schafknie

H. Bartsch, K. Zak und M. Stelter

Krankenhaus Am Urban, Abt. für Orthopädie, Berlin-Kreuzberg, Diefenbachstraße 1, D-1000 Berlin

Die Behandlung der chronischen Bandinstabilität am Kniegelenk hat bisher sowohl bei Verwendung von allo-, homo- und autoplastischen Materialien keine befriedigenden Ergebnisse erbracht (Weber 1977; Wolter et al. 1978a, b).

Nachdem in den letzten Jahren umfangreiche Untersuchungen mit dem Karbonband durchgeführt worden sind und sich auch hier noch keine endgültigen Ergebnisse abzeichnen, haben wir Untersuchungen mit dem Gore-Tex-Polytetrafluoräthylenband an Schafsknien durchgeführt (Bartsch et al. 1983) (Abb. 1).

Das Gore-Tex-Prothesenband ist ein Dauerimplantat, das aus reinem Polytetrafluoräthylen besteht, stark expandiert wurde und durch die so entstandene fibrilläre Struktur eine hohe Zugfestigkeit besitzt. Die sich ergebende Mikrostruktur enthält mehr als 70 Volumenprozent Luft.

Die von der Firma angegebenen mechanischen Eigenschaften (Bolton u. Buchmann 1981), insbesondere die Zugbelastung, die Zugfestigkeit bis zur Kriechgrenze und die Rückgangzeit nach Dehnung sowie die zyklische Dauerbelastung wurden von uns überprüft und bestätigt. Mit dem Polytetrafluoräthylenband wurde zunächst unter den In-vitro-Belastungen ein Band entwickelt, das eine klinisch akzeptable Lebensdauer ohne Ruptur und Dehnung zeigt. Es wurde ein System mit hoher Zugefestigkeit ent-

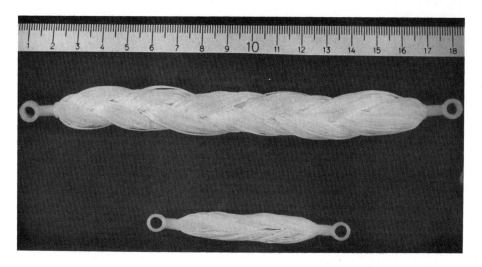

Abb. 1. Das Gore-Tex-Polytetrafluoräthylenband

Biomaterialien und Nahtmaterial
Herausgegeben von H. M. Rettig
© Springer-Verlag Berlin·Heidelberg 1984

240

wickelt, um dem viskoelastischen Material unter In-vivo-Bedingungen gerecht zu werden.

Es wurde das Gore-Tex-Prothesenband an 8 Schafsknien nach Resektion des vorderen Kreuzbands implantiert. Die Tiere wurden nicht immobilisiert und belasteten die Beine sofort. Nach 6 Monaten erfolgte die mechanische und histologische Aufarbeitung der Präparate.

Der makroskopische Befund (Abb. 2) ergab eine geringgradige Kapselfibrose des Kniegelenks. Das Prothesenband war in der Gelenkhöhle von einer dünnen, bindegewebigen synoviaähnlichen Membran umgeben. In den Bohrkanälen von Tibia und Femur war das Band teilweise makroskopisch von kollagenem Bindegewebe und Spongiosaappositionen eingescheidet.

Histologisch war das Prothesenband von einer schmalen Hülle aus kollagenem Bindegewebe, das zahlreiche Gefäße enthielt und auf der Oberfläche von Synovialisdeckzellen besetzt war, umgeben (Abb. 3). Im kollagenen Bindegewebe fanden sich geringe Mengen von Fibroblasten, Makrophagen und vereinzelten Lymphozyten. Von der gemeinsamen Bindegewebehülle strahlten Fortsätze in das Band ein, die als schmale Septen die Einzelfasern des Bandes umspannten. In den Bohrkanälen war das Band von einer schmalen Hülle aus faserdichtem kollagenem Bindegewebe endostalem Ursprungs eingescheidet, das sich in den Spongiosaräumen an der Oberfläche der Trabekel entwickelt hatte. Die angrenzenden Spongiosabälkchen zeigten eine ausgeprägte Apposition von Knochengewebe in Form einer schmalen schalenförmigen Osteosklerose um den Bohrkanal. An den Randpartien des Bandes fanden sich in den Septen geflechtartiges und lamelläres Knochengewebe (Abb. 4). Sowohl das Knochengewebe als auch das septale Bindegewebe grenzte unmittelbar an das Bandmaterial an.

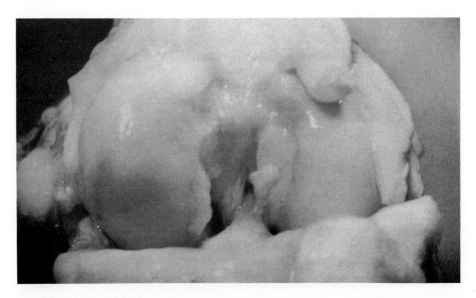

Abb. 2. Makroskopischer Befund 6 Monate nach Resektion des vorderen Kreuzbandes und Implantation des Polytetrafluoräthylenbandes

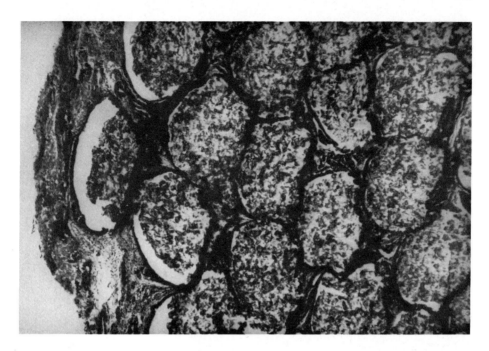

Abb. 3. Das Polytetrafluoräthylenband ist von kollagenem Bindegewebe eingescheidet und durchdrungen und mit zahlreichen Gefäßen durchsetzt. An der Oberfläche finden sich Synovalisdeckzellen

Teilweise waren die Septen fast vollständig von lamellärem Knochengewebe ersetzt, das direkt den Fasern anlag, wobei die Fasern, in den äußeren Abschnitten oder vollständig durchsetzt, zwischen den Filamenten Matrixbildung mit Mineralisation zeigten. Im Zentrum des Bandes war die Knochengewebebildung noch geringer ausgebildet. Es fanden sich jedoch zahlreiche Fasern von kollagenem Bindegewebe zwischen den Filamenten mit teilweiser Vaskularisierung.

Fremdkörperriesenzellen fanden sich wieder im Bereich des Periostes, der Verankerung in Femur und Tibia oder in der Gelenkhöhle.

Zusammenfassend kann nach Auswertung der Tierversuche daher festgestellt werden, daß das PTFE-Band extrem inert und biokompatibel ist. Ein Verlust der mechanischen Eigenschaften trat nicht ein. Eine Ruptur oder Dehnung beobachteten wir nicht. Bis auf ein infiziertes Kniegelenk hatten alle übrigen Tiere eine weitgehend freie Beweglichkeit zurückerlangt, und die Kniegelenke waren stabil.

Aufgrund der überaus guten Erfahrungen im Tierversuch haben wir nunmehr begonnen, auch am Menschen das Gore-Tex-Polytetrafluoräthylenband zu implantieren, worüber an anderer Stelle berichtet werden wird.

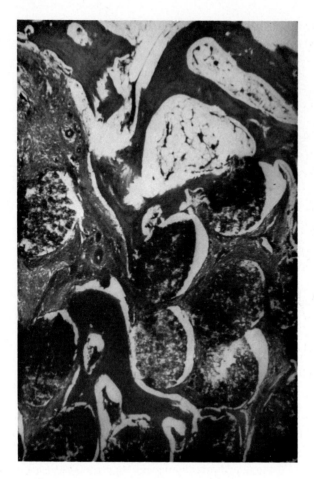

Abb. 4. Im Bohrkanal finden sich ausgeprägte Appositionen von Knochengewebe aus den angrenzenden Spongiosabälkchen, die die Septen des Bandes gemeinsam mit kollagenem Bindegewebe fest umschließen

Literatur

Bartsch H (im Druck) Ergebnisse der Implantation des PTFE-Prothesenbandes am Schafknie. Kongreßband DGOT Essen. Z Orthop

Bolton W, Bruchman B (1981) Mechanische Eigenschaften des gestreckten Gore-Tex-Polytetrafluoräthylen-Prothesenbandes. Reisensburg-Workshop, Dez. 1981

Weber U (1977) Mechanische Aspekte des Kohlenstoffes als Mehrzweck-Implantatwerkstoff in der orthopädischen Chirurgie. Arch Orthop Unfallchir 89:169−177

Wolter G, Burri C et al. (1978a) Der alloplastische Ersatz des medialen Knieseitenbandes durch beschichtete Kohlenstoffasern. Unfallheilkunde 81:390−397

Wolter G, Burri C et al. (1978b) Die Reaktion des Körpers auf implantierte Kohlenstoffmikropartikel. Arch Orthop Trauma Surg 91:19−29

Entwicklung und tierexperimentelle Erpobung einer künstlichen Harnblase*

R. Gerlach, B. Heinrichs und W. Lutzeyer

Abt. Urologie der Medizinischen Einrichtungen der RWTH Aachen (Vorstand: Prof. Dr. med. W. Lutzeyer, Goethestraße 27–29, D-5100 Aachen

Einleitung

Die Indikation zur Implantation einer künstlichen Blase ist bei jeder Zystektomie als Fernziel anzustreben, da die Rekonstruktion der harnableitenden Wege ein großes Problem darstellt. Für den Patienten können die heute angwandten Techniken der Implantation der Ureteren in die Haut oder in ausgeschaltete Darmsegmente zu psychosomatischen Problemen führen, zumal die soziale Wiedereingliederung erschwert ist.

Schon seit mehreren Dekaden wird in der Literatur (Wagenknecht et al. 1981) über den partiellen und totalen Harnblasenersatz mittels biologischer Gewebe oder alloplastischer Materialien berichtet. Trotz teilweise ermutigender Ergebnisse hat sich jedoch noch keine dieser Techniken durchsetzen können. Die Hauptursache für die bisherigen Mißerfolge waren:
– Dilatation der oberen Harnwege, hervorgerufen durch die veränderten Druckverhältnisse,
– aufsteigende Infektionen,
– Steinbildung und Inkrustation.

Methodik

Zur Vermeidung langfristig auftretender Stauung der Nieren wurde die neue künstliche Blase so konzipiert, daß während der Füllungsphase ein Unterdruck in der Blase herrscht. Die Blase besteht aus zwei miteinander verklebten Kugelkalotten. In Abb. 1 ist die Blase in ihrem Ruhezustand, d.h. dem gefüllten Zustand dargestellt; die Wände sind spannungsfrei. Die Entleerung der Blase erfolgt durch Kompression von außen. Die Rückstellkräfte in der deformierten Wand erzeugen dann während der Füllung in der Blase einen Unterdruck, der die Urinförderung von der Niere zur Blase bewirkt. Gleichzeitig stellen diese Kräfte die Raumforderung bei zunehmendem Volumen im Abdomen sicher. Die Wandstärke nimmt vom Rand zur Mitte hin zu. Dadurch entleert sich die Blase von der Zirkumferenz zur Mitte hin, so daß eine restharnfreie Entleerung sichergestellt ist.

---

* Diese Arbeit entstand mit Unterstützung der Deutschen Forschungsgemeinschaft im Rahmen des Sonderforschungsbereiches 109 in Zusammenarbeit mit dem Aerodynamischen Institut der RWTH Aachen

Unterdruck = ca.40÷0 cm H_2O
Volumen = 150 ml
Gewicht = 130 g
Durchmesser = 110 mm
Höhe = 60 mm
Material : Silikon

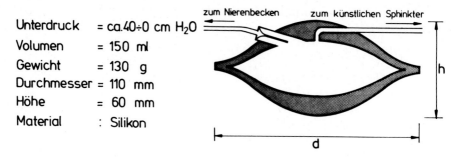

Abb. 1. Alloplastische Unterdruckblase

Die Implantation erfolgt in eine Tasche zwischen Haut und Muskulatur, so daß beim Entleeren die Muskulatur als Widerlager dient. Die Entleerungsintervalle werden je nach Flüssigkeitszufuhr nach der Uhr festgelegt, wie es z.B. auch bei allen Patienten mit gestörter Blasensensorik geschieht.

Der Urinrückfluß zur Niere wird mittels eines vorgeschalteten Rückschlagventils verhindert. Das Ventil besteht aus einem Führungsschlauch und 2 miteinander verschweißten Ventilfolien. Bei Durchtritt von Urin öffnet sich das Folienpaar. Im geschlossenen Zustand steht eine Dichtfläche von ca. 120 mm^2 zur Verfügung. Damit ist ein dichter Verschluß auch bei geringen kristallinen Ablagerungen gewährleistet.

Ein sicherer Verschluß der Blase nach distal wird über einen künstlichen Sphinkter erreicht. Alle bisher klinisch eingesetzten Sphinktere arbeiten nach dem Prinzip, daß die Harnröhre von einer umliegenden Manschette komprimiert wird. Bei unserem Konzept wird ein Segment der Harnröhre durch einen alloplastischen Schlauch substituiert (Abb. 2). In diesem Druckschlauch befinden sich 2 dünne weiche Folien. Mittels Federkraft und einem Kolben wird in dem Druckschlauch ein Druck von 50 cm H_2O aufgebracht, der die Folien zusammenpreßt. Somit ist ein dichter Verschluß der Blase gewährleistet.

Bei Beginn der Miktion steigt der Druck in der Blase an. Dieser Druckanstieg bewirkt eine Verdrängung der Flüssigkeit aus dem kleinen torusförmigen Meßballon in den Differentialkolben. Dieser wird gegen die Federkraft angehoben und saugt Flüssigkeit aus dem Druckraum ab. Das Ventil gibt den Weg für den austretenden Urin frei. Nach beendeter Miktion fällt der Druck in der Blase ab, und die Feder verschließt das Ventil erneut. Das System ist mit einer hochviskösen Flüssigkeit gefüllt, um eine mechanische Dämpfung zu gewährleisten. Somit wird eine Inkontinenz bei kurzzeitigen Druckerhöhungen, wie z.B. Hustenstößen, verhindert. Eine spätere Darstellung des Systems bei röntgenologischen Untersuchungen wird durch Zugabe eines röntgenkontrastgebenden Mittels sichergestellt. Die Ausgleichsleitung, die in das distale Urethrasegment mündet, dient dem Flüssigkeitsaustausch bei Anheben des Differentialkolbens. Gleichzeitig bietet sie den Vorteil, daß bei Verschluß des Sphinkters nach beendeter Miktion die Flüssigkeit aus dem Übergangsbereich zwischen Sphinkter und Urethra abgesaugt wird. Damit ist ein Nachträufeln von Urin weitgehend verhindert.

Die Verbindung des Urethrasegments mit dem Differentialkolben wurde mit 10 cm relativ lang gewählt. Damit ist eine subkutane Implantation des Differentialkolbens

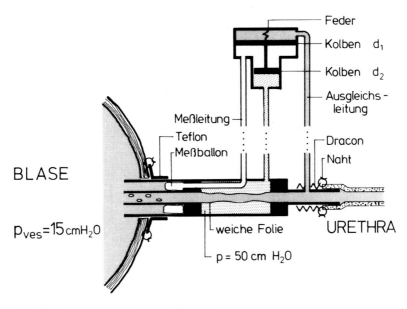

Abb. 2. Selbsttätiger urethraler Sphinkter

gewährleistet; er liegt weit außerhalb des Operationsgebietes. Sein Durchmesser beträgt 52 mm bei einer Höhe von 18 mm. Sowohl das Rückschlagventil als auch das Verschlußventil der Urethra wurden in Laborversuchen bezüglich ihrer Sperrfunktion gegenüber aszendierenden Bakterien getestet. Die Ventile wurden dazu zwischen einem sterilen und einem mit Colibakterien (10^4/ml) infizierten Reservoir montiert. Das Rückschlagventil wurde mit der physiologischen Frequenz von 4 Boli pro Minute (0,13 ml/Bolus) durchspült, das Verschlußventil der Urethra mit 100 ml alle 3 h. Unmittelbar vor und hinter den Ventilen wurden in regelmäßigen Zeitabschnitten Proben entnommen.

Es zeigte sich, daß beide Ventile über eine Versuchsdauer von 8 Tagen eine Barriere für diese Bakterien darstellen.

Ergebnisse

Alle beschriebenen alloplastischen Prothesen (Abb. 3) wurden in In-vitro-Untersuchungen getestet. Es zeigte sich, daß alle Bauelemente funktionell die geforderten Parameter erfüllen. In einem Langzeittest überlebte das gesamte System rund 45 000 Lastwechsel, d.h. Füllungen und Entleerungen. Das entspricht bei einer Miktionsfrequenz von 4/Tag einer Lebensdauer von 32 Jahren.

Tierexperimentell wurden die Prothesen bisher nur als Einzelorgane erprobt. Ein Totalersatz des gesamten harnableitenden Systems wurde bisher noch nicht implantiert. Bei 8 Tieren wurden die Rückschlagventile beidseitig implantiert (Gerlach 1980).

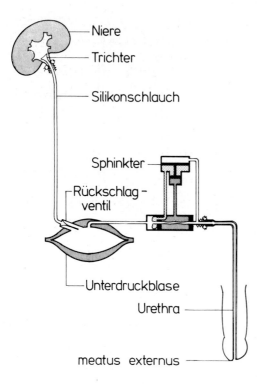

Niere

Trichter

Silikonschlauch

Sphinkter

Rückschlag-
ventil

Unterdruckblase

Urethra

meatus externus

Abb. 3. Totalersatz des Hohlsystems

Die Versuchsdauer betrug bis zu 18 Monaten. Es zeigte sich, daß die Ventile einen sicheren Refluxschutz bieten. Infektionen der Nieren traten nicht auf.

Rasterelektronenmikroskopische Untersuchungen der Materialoberflächen zeigten nur Einzelkristalle und kleine Kristallinseln, eine zusammenhängende funktionsbeeinträchtigende Schicht konnte nicht nachgewiesen werden. Der instationäre Füllungs- und Entleerungsvorgang führt zu stetigen Änderungen der Kontur der alloplastischen Prothesen. Das führt zum Zerbrechen größerer Kristallanhäufungen, die Bruchstücke werden mit dem Urin per vias naturales ausgespült.

Die künstlichen Sphinktere wurden bei 16 Tieren implantiert. Zur Zeit leben noch 5 Tiere, das älteste seit 25 Wochen, also rund 0,5 Jahre. Messungen der Miktionsvolumina ergaben eine proportionierte Miktion mit Volumina zwischen 60 und 120 ml. Eine Streßinkontinenz trat bei keinem der Versuchstiere auf. Anfängliche Probleme des Abknickens der Verbindungsschläuche und der daraus resultierenden Dysfunktion der Prothesen konnten durch Verstärkung der Schläuche gelöst werden. Dazu wurde ein spiralförmig gewickelter Nylonfaden in die Schlauchwand eingegossen.

Die Abb. 4 zeigt den Druckverlauf der Kunstblase während der Füllungsphase in einem akuten Tierversuch über eine Versuchsdauer von 5 h. Aufgetragen ist der Unterdruck in der Blase über dem Blasenvolumen. Es zeigt sich, daß während der gesamten Füllungsphase ein Unterdruck im Hohlsystem herrscht, der die Urinförderung bewirkt. Langzeittierversuche müssen zeigen, ob dieser willkürlich gewählte Wert von 40 cm H_2O vom Hohlsystem toleriert wird, bzw. ob er langfristig nach Einbettung der Kunstblase in narbige Gewebestrukturen ausreichend ist.

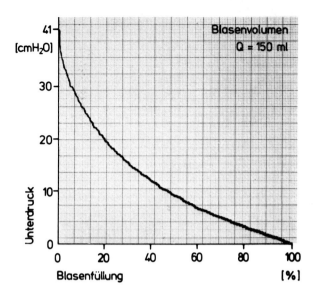

Abb. 4. Unterdruckkennlinie
der künstlichen Blase

Die künstliche Blase wurde bisher bei 6 Versuchstieren implantiert. Die nicht ausreichende Fixation der Prothese führte anfangs zum „Wandern" des Organs, was Undichtigkeiten der Anastomosen und Verschluß der Schläuche zur Folge hatte. Durch einseitige Beschichtung der Prothese mit Davron Velour wurde hier eine Besserung erzielt. Die einfache Fixation der Prothese an der Muskulatur und das Einwachsen biologischen Materials in den Dacron Velour lassen keine Verschieblichkeit der Kunstblase zu.

Zur Erprobung der Körperverträglichkeit des relativ großen Fremdkörpers wurde bei einem Versuchstier die Prothese ohne Anschluß an die Nieren implantiert. Die Versuchsdauer beträgt z. Zt. 4,5 Monate ohne Komplikationen.

Bei 3 weiteren Versuchstieren sind 4 bzw. 2 Wochen die Nieren an die Kunstblase angeschlossen. Die Blasen werden in regelmäßigen Zeitabständen manuell entleert.

Zusammenfassung

Es wird ein alloplastisches System der künstlichen Harnableitung beschrieben, das aufgrund eines Unterdrucks in der Kunstblase die Niere entlastet. Der urethrale Sphinkter ist so konzipiert, daß er eine Streßinkontinenz verhindert und bei Druckerhöhung selbsttätig den Weg für den austretenden Urin freigibt. Ein „vesico"-renaler Reflux wird durch Rückschlagventile verhindert. Das System ist so konstruiert, daß es einen Schutzmechanismus gegenüber aszedierenden Bakterien enthält. Inkrustationen sind durch das instationäre Verhalten aller Bauelemente weitgehend vermieden. In tierexperimentellen Untersuchungen wurden die Prothesen getestet, es zeigte sich, daß sie die geforderten Bedingungen zufriedenstellend erfüllen. Die Prothesen sind in weiteren Langzeituntersuchungen zu erproben, evtl. zu miniaturisieren und zu optimieren.

Literatur

Gerlach R (1980) Harnleiterdynamik und Harnleiterersatz – Forschung und Lehre. Schriftenreihe Medizin, Bd 11. Stippak, Aachen

Wagenknecht LV, Furlow WL, Auvert J (1981) Genitourinary reconstruction with prostheses. Thieme, Stuttgart New York

Alterungsprozesse von Kunstaugen und deren klinische Relevanz

F. Härting, O.W. Flörke, N. Bornfeld und W. Trester

Universitäts-Augenklinik, Hufelandstraße 55, D-4300 Essen
z. Zt. Orbita Centrum Academisch Medisch Centrum, Meibergdreef 9,
NL-1105 AZ Amsterdam

Augenprothesen werden seit langer Zeit aus Glas hergestellt (Martin u. Clodius 1979; Müller FA u. Müller CA 1910; Trester 1982).

Anfangs werden diese Glasprothesen, die in den Konjuntivalsack eingesetzt werden, normalerweise exzellent vertragen. Nach 1–3 Jahren treten jedoch häufig Beschwerden in Form einer chronischen Konjunktivitis auf. Diese können meist nur durch den Austausch der Prothese gegen eine neue beseitigt werden.

Im Ausland werden seit dem 2. Weltkrieg überwiegend Kunststoffprothesen benutzt. Hier kommt es häufig schon nach kürzerer Tragezeit zu ähnlichen Beschwerden.

Wir sind der Frage nachgegangen, ob dies durch Veränderungen der Prothese während des Tragens, d.h. durch spezifische Eigenschaften des Werkstoffs und dessen Reaktion mit seiner Umgebung erklärt werden kann.

Material und Methode

Wir haben die Oberfläche von 8 Glasprothesen mit dem Rasterelektronenmikroskop (Philipps) untersucht. Die Tragezeiten lagen bei: ungetragen, 10 h, 5 Tage, 1 Jahr, 2 Jahre, 10 Jahre, 37 Jahre. Vergleichend standen 2 Kunststoffprothesen (Acrylat) zur Verfügung (ungetragen, 4 Jahre). Von jeder Prothese wurden Teile aus dem Rand (unbeeinflußt vom Lidschlag) und Teile aus dem Lidspaltenbereich (Beanspruchung durch Lidschlag) untersucht.

Biomaterialien und Nahtmaterial
Herausgegeben von H. M. Rettig
© Springer-Verlag Berlin·Heidelberg 1984

Ergebnisse

Die Oberfläche einer frisch hergestellten Glasprothese ist glatt, ohne Risse oder Ablagerungen (Abb. 1). Schon nach einem Jahr kann die Oberfläche zerklüftet sein (Abb. 2). Diese Entwicklung setzt sich kontinuierlich fort, wie das Beispiel nach einer Tragezeit von 37 Jahren zeigt.

Im Vergleich hierzu zeigt schon eine ungetragene Kunststoffprothese eine rauhe, zerklüftete Oberfläche (Abb. 3). Auch hier kommt es durch das Tragen zu einer weiteren Korrosion (Abb. 4). Bei allen untersuchten Prothesen zeigte sich kein Unterschied in den unterschiedlichen Teilstücken aus dem Rand und dem Lidspaltenbereich.

Diskussion

Die Entwicklung des Oberflächengefüges der Glasprothese mit zunehmender Tragezeit verdeutlicht, daß die Oberfläche zunehmend rauher wird.

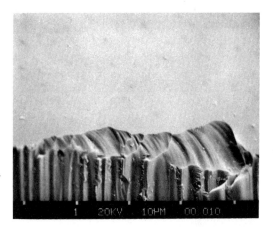

Abb. 1. REM-Bild Glasprothese ungetragen (Vergr. 2700 : 1). Dargestellt ist eine künstliche Bruchkante, um die absolut glatte Oberfläche zu verdeutlichen

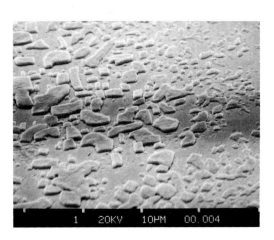

Abb. 2. REM-Bild Glasprothese 1 Jahr getragen. (Vergr. 780 : 1)

250

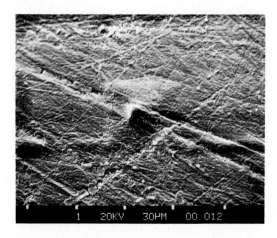

Abb. 3. REM-Bild Kunststoffprothese (Arylat) ungetragen. (Vergr. 780 : 1)

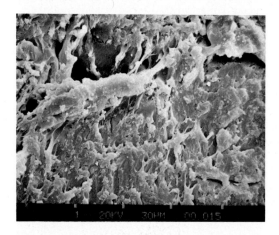

Abb. 4. REM-Bild Kunststoffprothese (Arylat) 4 Jahre getragen. (Vergr. 780 : 1)

Eine Bewegung der Prothese ist jedoch nur durch Gleiten im Konjunktivalsack möglich. Somit wird mit fortschreitender Alterung zunehmend ein mechanischer Reiz auf die Bindehaut ausgeübt, der die Beschwerden einer chronischen Konjunktivitis durchaus auslösen kann.

Als Werkstoff dient ein Silikatglas mit dreidimensional verknüpften Baugruppen. In dieses Grundgerüst sind Alkali-, Erdalkali sowie vereinzelt Aluminiumionen eingebaut, die durch strukturelle Änderungen für die spezifischen physikalisch-chemischen Eigenschaften verantwortlich sind (Scholz 1977). Die demonstrierten Veränderungen sind nur zu erklären, wenn man sich vergegenwärtigt, daß das Kunstauge im Konjunktivalsack von der wässrigen Tränenflüssigkeit umspült wird. Glas ist jedoch gegenüber wässrigen Lösungen nicht inert. Im sauren Milieu kommt es vorwiegend zum Austausch der im Netzwerk nur locker verankerten Alkaliionen. Das Glasgerüst wird ausgelaugt, während es selbst als Kieselgel übrigbleibt.

In basischer Umgebung wird die kovalente Bindung zwischen Silizium und Sauerstoff durch Hydroxylionen gespalten, d.h. das strukturelle Gerüst selbst wird abgebaut. Hierbei können auch niedermolekulare, wasserlösliche Kieselsäureanionen abgespalten werden. Es kommt zum Abbau der Glassubstanz. Die Tränenflüssigkeit reagiert mit einem ph von 7,3–7,7 schwach basisch (Milder 1981). Somit ist eine Auflösung der exponierten Prothesenoberfläche zu erwarten.

Weiterhin kommt es durch Fällung von Eiweiß aus der Tränenflüssigkeit durch die freigesetzte Kieselsäure zu vermehrten Ablagerungen.

Im Vergleich zur Glasprothese weist eine Kunststoffprothese primär schon eine erheblich rauhere Oberfläche auf. Dies ist schon 1981 von Clodius et al. beschrieben worden. Sehr wahrscheinlich handelt es sich hier um ein Verarbeitungsproblem. Die Oberfläche einer Glasprothese ist das Resultat eines Schmelzvorganges, d.h. feuer-poliert. Die Kunststoffprothese muß dagegen mechanisch poliert werden. Der Alte-rungsprozeß der Kunststoffaugen hat wahrscheinlich ebenfalls eine mechanische Ursache.

Hinzu kommt, daß die Oberfläche von Acrylaten schlecht benetzbar ist (Payton u. Craig 1970). Deshalb müssen häufig benetzende Augentropfen verschrieben werden (Noble et al. 1974).

Die dargestellten Ergebnisse könnten jedoch erklären, daß immer wieder Patienten mit erheblichen Beschwerden beim Tragen einer Kunststoffprothese nach Umstellung auf eine Glasprothese beschwerdefrei werden.

Die in Deutschland überwiegend verwandte Glasprothese hat sich seit über 100 Jahren bewährt und gewährleistet ein hervorragendes kosmetisches Ergebnis mit guten Trageeigenschaften und toxikologischer Unbedenklichkeit.

Um Beschwerden für den Patienten, ausgelöst durch den dargestellten Auflösungs-prozeß, zu vermeiden, ist eine regelmäßige Erneuerung nötig. Polieren oder erneutes Erwärmen führt nicht zur Glättung der Oberfläche, sondern im Gegenteil zur Be-schleunigung des Alterungsprozesses. Eine tägliche Reinigung ist nötig, um dauerhafte Ablagerungen zu verhindern. Über Nacht sollte die Prothese, wenn sie nicht getragen wird, trocken aufbewahrt werden, um den Auflösungsprozeß nicht zu beschleunigen.

Diskussionsbemerkungen

Das Problem der Glasprothese am Auge besteht darin, daß nicht ein isoliertes Material zu verwenden ist. Iris und aufgezeichnete Adern verändern den Werkstoff. Die Be-schichtung der Prothesen wäre selbstverständlich möglich, wenn sie durchsichtig ist. Sie scheitert aber an der Kostenfrage. Außerdem ist auch die Reaktion des Konjunkti-valsackes nicht unentscheidend.

Literatur

Clodius L, Schölzel E, Martin O (1981) Artificial eyes surface changes following use, as observed by the scanning electron microscope. Chir Plast 6:17–23

Martin O, Clodius L (1979) The history of the artificial eye. Ann Plast Surg 3:168–171

Milder B (1981) The lacrimal apparatus in Adler's physiology of the eye, 7th edn. Mosby, St. Louis

252

Müller FA, Müller AC (1910) Das künstliche Auge. Bergmann, Wiesbaden
Noble RI, Hill JC, Webb C (1974) The dry socket a new lumbricant. In: Gibor P, Gougelmann HP (eds) Problems and treatment of enucleation, evisceration, exposure. Grune & Stratton, New York
Payton FA, Craig RG (1970) Restorative dental materials, 4th edn. Mosby, St. Louis
Scholze H (1977) Glas, 2. Aufl. Springer, Berlin Heidelberg New York
Trester W (1982) History of artificial eye and the evolution of the ocularistic profession. J Am Soc Ocularist 12:5−13

Mikrohärtebestimmung und histologische Untersuchungen an Knochenschrauben aus Polydioxanon (PDS) im Tierexperiment

B. Gay, H. Bucher, W. Romen, H.-P. Bruch, W. Düsel und B. Gutzeit

Chirurgische Universitätsklinik und Poliklinik (Direktor: Prof. Dr. E. Kern), Josef-Schneider-Straße 2, D-8700 Würzburg

Als Neuentwicklung auf dem Sektor absorbierbarer Nahtmaterialien ist seit 1981 Polydioxanon (PDS) in Deutschland zugelassen. Es handelt sich um ein vollsynthetisches Polymer, das durch Hydrolyse absorbiert wird (Berry et al. 1981). Die Auflösungszeit von PDS-Fäden beträgt 180 Tage. Die Zugfestigkeit geht nach 60 bis 80 Tagen verloren (Lunstedt u. Thiede 1983). Nach Dahlke (1983, persönliche Mitteilung) besitzt der PDS-Faden nach ca. 4 Wochen noch 50% der Reißfestigkeit, während bei Polyglykolsäure bereits keine Reißfestigkeit mehr besteht. Die Auflösezeit ist gegenüber Polyglykolsäure auf das 2,5fache verlängert (Nockemann 1982).

Es lag nahe zu überprüfen, ob die Herstellung und Anwendung von Osteosynthesematerialien aus PDS möglich ist. In Zusammenarbeit mit der Firma Ethicon, Hamburg, wurden Kortikalisschrauben aus Polydioxanon entwickelt und im Tierexperiment geprüft. Die Schrauben wurden im Spritzgußverfahren hergestellt. Die Abmessungen entsprachen der 3,5-Kortikalisschraube der AO.

Ziel dieser Arbeit war es zu untersuchen, inwieweit in vivo
1. die mechanischen Eigenschaften verändert werden,
2. die Einheilung osteochondraler Fragmente makroskopisch und mikroskopisch verläuft und,
3. die Absorption des Fremdmaterials erfolgt.

Methode

In 40 Versuchen wurde in Allgemeinnarkose bei Bastardhunden das Kniegelenk des Hinterlaufes eröffnet. Mit der oszillierenden Säge wurde ein Knorpelknochensegement

Biomaterialien und Nahtmaterial
Herausgegeben von H. M. Rettig
© Springer-Verlag Berlin·Heidelberg 1984

von 10 · 5 mm Größe ausgeschnitten und anschließend mit der Polydioxanonschraube refixiert. Der Schraubenkanal wurde gebohrt, das Gewinde vorgeschnitten. Überstehende Schraubenanteile wurden mit dem Meißel geglättet. Eine Immobilisation der Gelenke erfolgte nicht. Beim Eindrehen der Schraube fiel auf, daß das Material etwas biegsam und in Drehrichtung elastisch war. Wurde die Schraube zu fest angezogen, brach der Kopf ab, so daß eine Kompression auf die Bruchstücke nicht ausgeübt werden konnte. Nach 2, 4, 6 und 8 Wochen wurden die Gelenke erneut eröffnet.

Ergebnisse

Bereits nach 14 Tagen konnte eine Knochenneubildung im Frakturspalt festgestellt werden. Nach 4 Wochen war der Spalt knöchern überbrückt. Nach mehr als 6 Wochen fand sich nur noch ein Restspalt in der Knorpelfläche, der teilweise mit Bindegewebe überbrückt war.

In der Umgebung der Schraube wurde eine überwiegend histiozytäre Gewebereaktion mit zahlreichen Schaumzellen und vereinzelten Riesenzellen festgestellt (Abb. 1). Nach 6–8 Wochen traten an den Schrauben Mikrorisse auf, in die Bindegewebe und Makrophagen eindrangen (Abb. 2). Nach längeren Untersuchungszeiten zeigte sich diese Veränderung besonders ausgeprägt, bis schließlich nur noch Brocken des Osteosynthesematerials von unterschiedlicher Größe zu sehen waren (Abb. 3).

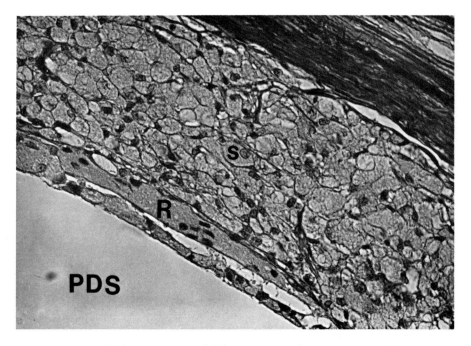

Abb. 1. Riesenzelle (*R*), Schaumzelle (*S*) (Vergr. 375 : 1)

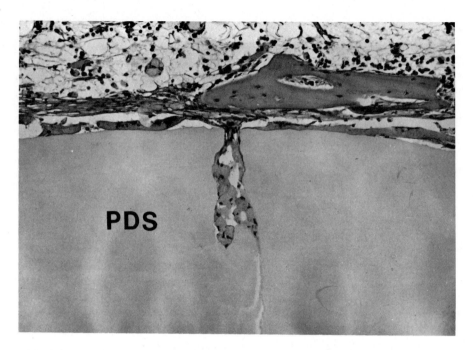

Abb. 2. Mikroriß mit eindringenden Makrophagen (6. Woche) (Vergr. 150 : 1)

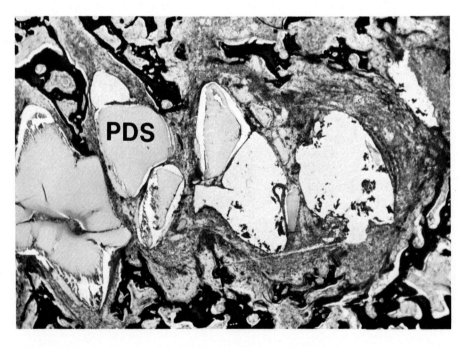

Abb. 3. PDS-Brocken nach über 8 Wochen (Vergr. 16 : 1)

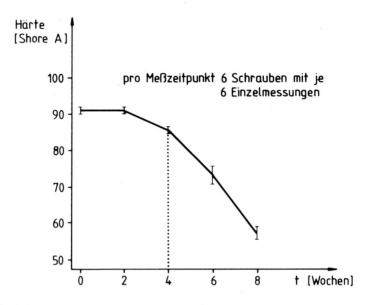

Abb. 4. Härtewerte (x ± s $_x$) in Abhängigkeit von der Implantationszeit

Zur Untersuchung der Festigkeit wurde ein Härtemeßverfahren entwickelt, das auf der Härteprüfung nach Shore für Elastomere nach DIN 53.505 beruht (Carlowitz 1972; DIN-Deutsches Institut für Normung 1980). Dazu wurde der Knochen mit dem Osteosynthesematerial durch eine Trennsäge senkrecht zur Schraubenlängsachse in 6 mm dicke Scheiben geschnitten. Mit dem Durometer nach Shore wurde ein Metallstift mit einer Kraft von 12,5 N 3 s lang in den Schraubenquerschnitt gedrückt und am Meßgerät die Eindringtiefe des Stiftes registriert. Dieses ist als Maß für die Härte anzusehen. Die Messung erfolgte nach 0, 2, 4, 6 und 8 Wochen Implantationszeit (Abb. 4).

Die Schraubenhärte war nach 2 Wochen unverändert gegenüber dem Ausgangswert. Nach 4 Wochen ließ sich ein geringer Abfall erkennen, danach nahm die Härte jedoch stärker ab. Auffallend war, daß ab der 6. Woche beim Meßvorgang Risse im Schraubenmaterial auftraten, was für eine zunehmende Sprödigkeit spricht.

Zusammenfassung

Prinzipiell sind Schrauben aus Polydioxanon geeignet, osteochondrale Fragmente zu fixieren. Für eine breite klinische Anwendung sind jedoch im wesentlichen 2 Punkte zu verbessern:
1. Die primäre Härte muß durch Veränderung der Herstellung oder der Grundsubstanz erhöht werden,
2. wäre eine langsamere Absorptionszeit wünschenswert.

Literatur

Berry AR, Wilson MC, Thomson JWW McNair TJ (1981) Polydioxanone: A new synthetic absorbable suture. J R Coll Surg (Edinb) 26:170–172

Carlowitz B (1972) Tabellarische Übersicht über die Prüfung von Kunststoffen, 4. überarb. u. erw. Aufl. Umschau, Frankfurt

DIN-Deutsches Institut für Normung e.V. (Hrsg) (1980) DIN-Taschenbuch 18 (Kunststoffe 1). Prüfnormen über mechanische, thermische und elektrische Eigenschaften, 7. Aufl. Beuth, Berlin Köln

Lünstedt B, Thiede A (1983) Polydioxanon (PDS) – ein neues monofiles synthetisches absorbierbares Nahtmaterial. Chirurg 54:103–107

Nockemann PF (1982) Übersicht der Nahtmaterialien: Grundsubstanz, Aufbau und physikalische Nahtparameter. In: Thiede A, Hamelmann H (Hrsg) Moderne Nahtmaterialien und Nahttechniken in der Chirurgie. Springer, Berlin Heidelberg New York

Ein neuer biokeramischer Knochenzement – Experimentelle Prüfung

F. Hahn, M. Faensen, U.M. Gross und V. Strunz

Abteilung für Unfall- und Wiederherstellungschirurgie am Klinikum Steglitz, Hindenburgdamm 30, D-1000 Berlin 45

Der zu testende Knochenzement Palavital wurde aus herkömmlichem PMMA-Palacos und der Glaskeramik Ceravital entwickelt (Tabelle 1). Die Bioaktivität der Glaskeramik ist durch einen bindegewebsfreien Verbund mit dem Knochen charakterisiert. Zusätzlich dienen im Zement silanisierte Glasfasern als Verstärkung wie bei Spannbeton (Abb. 1). Unter den physikalischen Materialkennwerten sind die Steigerung des Elastizitätsmoduls auf 9 600 U/mm^2 und die Absenkung der exothermen Polymerisationsreaktion um 10°C auf 52°C gegenüber herkömmlichem Palacos hervorzuheben (Blüthgen et al. 1979; Ege et al. 1978).

In der Verarbeitung ist Palavital spröder und von höherer Viskosität, seine starke Haftung auf Metallflächen ist auffällig (Hahn 1982).

Verbundosteosynthesen (Hund)

In einer ersten Versuchsserie wurde mit dem Modell der Verbundosteosynthese am Femurschaft von 18 Beagle-Hunden im direkten Seitenvergleich zu Palacos getestet. Ein 5 mm breiter Defekt in Schaftmitte und der Markraum wurden mit Knochen-

Biomaterialien und Nahtmaterial
Herausgegeben von H. M. Rettig
© Springer-Verlag Berlin·Heidelberg 1984

Tabelle 1. Zusammensetzung des bioaktiven Knochenzementes Palavit

Substanz	Gewichtsprozent
PMMA-Pulver	25–30
Glasfasern (Länge ca. 3 mm, ,,silanisiert")	10
Glaskeramikpartikel (Durchmesser: 80–100 μm)	65–70
Benzoylperoxid	als Starter
2-Methylparatoluidine	als Starter
Verhältnis Pulver : Flüssigkeit (Monomer) (bei Palacos-R 10 : 5)	10 : 4

zement aufgefüllt, das Femur mit einer Doppelplattenosteosynthese stabilisiert. Das einzeitige Verfahren an beiden Femurseiten zwang den Versuchshund zur sofortigen gleichmäßigen Belastung der operierten Hinterläufe durch den natürlichen Bewegungsdrang des Rudels im Freilaufgehege.

Der klinische Verlauf wurde qualitativ bewertet, beide Zementsorten schnitten etwa gleichwertig ab (Tabelle 2).

Die Röntgenverlaufskontrollen zeigten etwa gleiche Verhältnisse bei empfindlicher Registrierung der aufgetretenen Komplikationen.

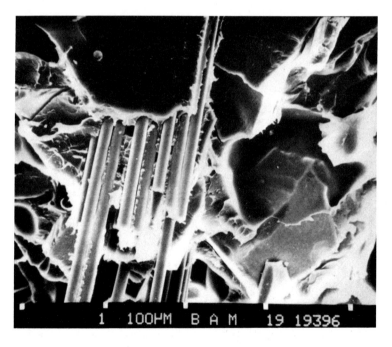

Abb. 1. REM – Bild der Bruchfläche von Palavital

Tabelle 2. Klinischer Verlauf nach Verbundosteosynthese beider Femura

	Palavital-seite	Vergleich zur Gegenseite			Palacos-seite	Kontrollzeit		
		besser	gleich	schlechter		re	li	bd
Gut (0/1)	13	3	6	4	12	13	12	25
Mittel (2)	2	1	–	–	3	2	3	5
Schlecht (3/4)	3	–	–	3	2	2	3	5
Summen:		4	6	7				

Tabelle 3. Autoptische Ergebnisse: Verbliebene Gesamtfestigkeit der Montage (*mit* Platten und Schrauben)

	Palavital-seite	Vergleich zur Gegenseite			Palacos-seite	Kontrollzeit		
		besser	gleich	schlechter		re	li	bd
Gut (0)	7	3	4	–	9	5	11	16
Mittel (2)	5	–	1	4	6	8	3	11
Schlecht (4)	5	–	1	3	1	3	3	6
Summen:		3	6	7				

In zwei Versuchsgruppen wurden die Beagle-Hunde nach 2–3 bzw. 8–12 Monaten getötet, die Femurpräparate einer makroskopischen und grobmechanischen Prüfung unterzogen.

Auch hier waren die zur Häfte guten und zu einem Drittel schlechten Ergebnisse gleichmäßig auf die mit Palavital oder mit Palacos operierten Femura verteilt (Tabelle 3).

Histologisch ist die Struktur der beiden Zemente auffällig verschieden, die binde-gewebige Knochenzementgrenze im Kortikalis- und Spongiosabereich jedoch identisch. Zwar zeigten einzelne Glaskeramikpartikel im spongiösen Bereich regelmäßig das Phänomen des direkten bindegewebefreien Knochenverbundes (Abb. 2) (Hahn 1982; Gross et al. 1981; Strunz et al. 1980).

Bei der quantitativ morphometrischen Auswertung blieben aber diese Kontakt-stellen deutlich unterhalb von 5% der gesamten Knochen/Zementoberfläche. Die topographischen und versuchsgruppenmäßigen Korrelationen ließen dabei keine signifikante Regelmässigkeit für das Auftreten des Knochen/Keramikverbundes er-kennen (Abb. 3).

Haftfestigkeit Knochen/Zementgrenze (Schaf)

In einer zweiten Versuchsserie wurden die Zugfestigkeit und die Scherkraft der Kno-chen/Zementgrenze in vivo bestimmt (Abb. 4a, b). Dazu wurden mit Hilfe eines speziell entwickelten Instrumentariums am Schafsfemur Knochenzementproben von Palavital und von 2 anderen gebräuchlichen Knochenzementen appliziert: Zylindrische Proben in Kortikalislöchern des Schaftes für den Ausstoßversuch, halbkugelförmige Proben auf plangefräßten Flächen für den Abzugsversuch.

Nach 8 bzw. 16 Wochen Einheilung wurden die Knochenzementproben in der Materialprüfmaschine ausgestoßen (zur Bestimmung der Scherkräfte) bzw. abgezogen (zur Messung der Normalhaftkräfte). Nach 8 Wochen zeigte Sulfix die relativ besten

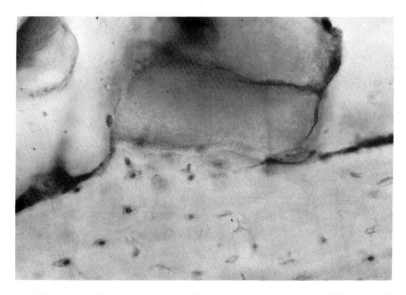

Abb. 2. Vergr. 300fach; die Grenze zwischen Knochen (*unten*) und dem Glaskeramik-partikel ist fließend (Versuchstier 3, Laufzeit 10 Wochen, klinisch mittelgutes Ergebnis)

260

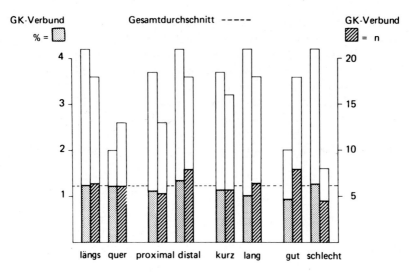

Abb. 3. Ergebnisse der mikromorphometrischen Bestimmung

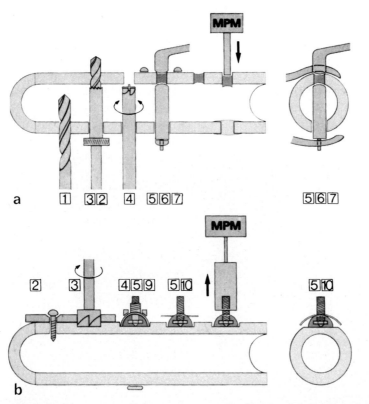

Abb. 4. a Schema Ausstoßversuch, operative Präparation des Schafsfemurschaftes und Auswertung (von links und rechts). b Schema Abzugsversuch: Fräsen, Aufbringen des Zementes mit Formschalen, Abdecken der Proben mit Titanplättchen (von links und rechts)

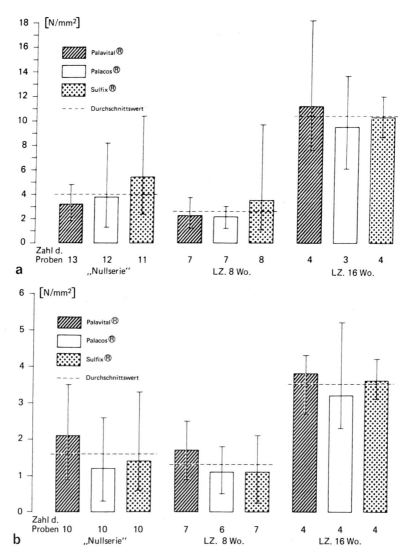

Abb. 5a, b. Ergebnisse nach 8 und 16 Wochen Einheilung (Durchschnittswerte und Maxima/Minima). **a** Ausstoßversuch; **b** Abzugsversuch

Ergebnisse nach 16 Wochen war dann Palavital besser. Infolge der Streuung sind die Ergebnisse jedoch bei 6 Versuchstieren als nicht signifikant zu werten (Abb. 5).

Diskussion

In beiden Versuchsserien schnitt also Palavital nicht wesentlich besser, aber auch nicht schlechter als herkömmliche Knochenzemente ab. Der biokeramische Knochenverbund kam im Verhältnis zum Materialaufwand in verschwindend geringem Umfang zum Tragen, dagegen war die erhöhte Viskosität in der Verarbeitung ein deutliches Hindernis. Nicht zuletzt wegen der vorliegenden Ergebnisse kommt diese Form des biokeramischen Knochenzementes nicht in die klinische Prüfung. Andere Herstellungstechnologien sind erforderlich, um das faszinierende Phänomen des Keramikknochenverbundes wie bei kopfchirurgischen Eingriffen auch für die extremitätenchirurgische Klinik nutzbar zu machen.

Literatur

Blüthgen W, Brömer H, Deutscher K (1979) DEAS 25 01 683 (Patentschrift), angemeldet 17.1.75, offengelegt 29.7.76, bekanntgemacht 5.4.1979

Ege W, Gross A, Brömer H, Deutscher K, Blencke B, Henning H (1978) The mechanical and thermal properties of bioactive bone cement. Trans 10th Ann Int Biomat Symp, San Antonio/Texas 2:133

Hahn F (1982) Biomechanische und tierexperimentelle Untersuchungen von Verbundosteosynthesen im Schaftbereich unter besonderer Berücksichtigung eines neuen biokeramischen Knochenzementes. Habilitationsschrift, Universität Berlin

Gross UM, Brandes I, Strunz V, Bab I, Sela I (1981) The ultrastructure of the interface between a glass-ceramic and bone. J Biomed Mater Res 15:291–305

Strunz V, Hahn F, Zühlke H et al. (1980) Bioaktiver Zement im Tierversuch. Z Orthop 118:659

Resorbierbares Material als Bauchdeckenersatz im Tierexperiment. Ergebnisse

M. Kaminski, J. Wortmann und J. Boese-Landgraf

Chirurgische Klinik und Poliklinik des Klinikum Steglitz, Hindenburgdamm 30, D-1000 Berlin 45

Komplikationen nach Implantation von synthetischen, nicht resorbierbaren Materialien als Bauchwandprothese sind zwar nicht häufig, doch ist mit ihrem Auftreten immer wieder zu rechnen.

So z. B. wurde nach Implantation von Polypropylennetzen über Abstoßungsreaktionen und Darmfisteln berichtet. Bei Dacron- und Nylonnetzen ist ein nicht unerhebliches Infektionsrisiko des Implantatlagers bekannt, so auch bei Teflonnetzen. Gegebenenfalls treten auch Wundheilungsstörungen auf, die das Operationsziel, nämlich den temporären oder endgültigen Bauchwandersatz in Frage stellen.

Biomaterialien und Nahtmaterial
Herausgegeben von H. M. Rettig
© Springer-Verlag Berlin·Heidelberg 1984

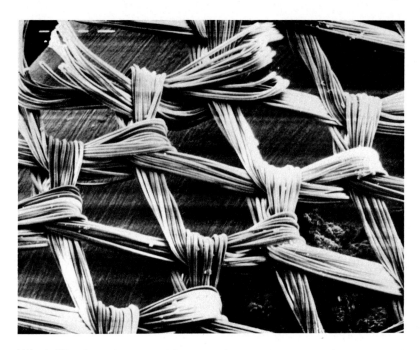

Abb. 1. Vicrylnetz im rasterelektronenmikroskopischen Bild (Vergr. 1 : 60)

Die oben genannten Überlegungen veranlaßten uns, den Wert eines resorbierbaren Netzes aus Polyglactín 910 tierexperimentell zu untersuchen. Es handelt sich hierbei um ein Netz aus Vicrylfaden mit einer Maschenweite von 0,5 und einer Schichtdicke von 0,2 mm. Es ist geschmeidig und in allen Richtungen verformbar, der Faden besteht aus mehreren einzelnen Filamenten (Abb. 1).

Sprague-Dawleys-Ratten mit einem Gewicht von 250–300 g wurde ein 2 · 3 cm großer allschichtiger Defekt der vorderen Bauchwand gesetzt, der durch ein entsprechend großes Vicrylnetz verschlossen wurde. Die Fixation des Netzes an die Bauchwand erfolgte allschichtig mit 4/0 Vicrylfäden (Abb. 2).

Die Ratten wurden in Gruppen von je 5 nach 1, 4, 8 und auch nach 12 Wochen getötet. Die Operationspräparate wurden makroskopisch und histologisch untersucht. Weiterhin wurde durch Setzen eines Pneumoperitoneums die mechanische Belastbarkeit der vorderen Bauchwand der operierten Tiere bestimmt.

Nach einer Woche ist das Vicrylnetz relativ locker in den Verbund der Bauchwand eingeheilt, die Maschen jedoch sind abgedichtet. Es lassen sich Drücke um 140 mm Hg aufbauen, dann entweicht Luft aus der Randzone zwischen Bauchwand und dem Netz. Histologisch sieht man, daß sowohl die Netzmaschen, als auch jedes einzelne Filament von Fibrozyten umwachsen ist. Auffallend ist jedoch eine entzündliche Reaktion mit Fremdkörperriesenzellen, granulozytären und histiozytären Elementen. Beim Schneiden des Präparates mit dem Mikrotom wird das Netz aus dem neugebildeten Bindegewebe herausgerissen. Nach 4 Wochen Implantatzeit ist bei der Ratte keine Bauchwandhernie sichtbar. Das Vicrylnetz ist makroskopisch reizlos eingeheilt, insbesondere

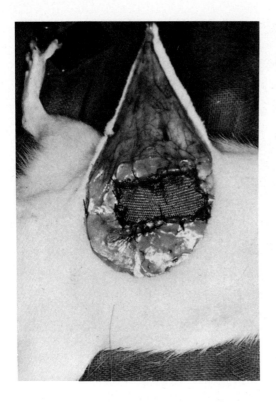

Abb. 2. Vicrylnetz in situ am Operationstag

können weder eine Serumbildung noch Zeichen einer Abstoßung des Implantates beobachtet werden.

Es haben sich jedoch breitflächige Verwachsungen zwischen dem Omentum majus und der Prothese gebildet.

Histologisch dominiert zellreiches Bindegewebe, außerdem erkennbar eine Rundzellinfiltration und reichlich Fremdkörperriesenzellen. Das Vicrylnetz ist jetzt soweit eingeheilt, daß es bei der histologischen Aufarbeitung des Präparates nicht mehr ausreißt.

Nach Setzen eines Pneumoperitoneums lassen sich Drücke um 190 mm Hg aufbauen. Dann kommt es zum Entweichen von Luft aus der Eintrittsstelle des Katheters in die Bauchhöhle.

Nach 8 bzw. 12 Wochen Implantatzeit kann wiederum eine Bauchwandhernie nicht nachgewiesen werden. Ein Kontrolltier, bei dem der Bauchwanddefekt nicht verschlossen wurde, entwickelte erwartungsgemäß einen erheblichen Bauchwandbruch. Das Vicrylnetz ist nicht mehr nachweisbar. Weiterhin bestehen jedoch Adhäsionen zwischen Omentum majus und der „Neobauchwand". Nach 8 Wochen ist die „Neobauchwand" makroskopisch relativ kräftig, nach 12 Wochen imponiert sie jedoch als ausgedünnte Membran (Abb. 3).

12 Wochen nach Implantation stellt sich histologisch eine relativ feine Lamelle, bestehend aus hyalinisiertem, zellarmen Bindegewebe dar. Das Vicrylnetz ist nicht

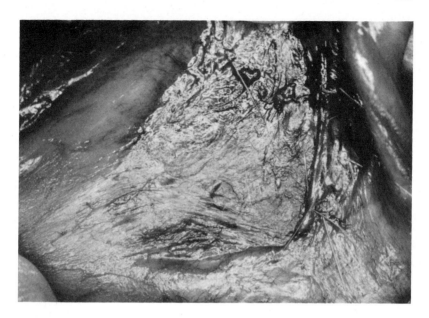

Abb. 3. „Neobauchwand" nach Resorption des Vicrylnetzes. 12 Wochen nach Implantation (makroskopisch)

mehr nachweisbar. Die Abb. 4 zeigt die Schichtdickendifferenz zwischen der Rattenbauchwand und der „Neobauchwand".

Bei Setzen eines Pneumoperitoneums, lassen sich jedoch Drücke um 200 mm Hg aufbauen. Allerdings beult sich die Neobauchwand hernienartig aus, bevor Luft aus der Eintrittsstelle des Katheters entweicht.

Zusammenfassung

Nach Implantation eines Vicrylnetzes in die Bauchwand einer Ratte ist in der 8. bzw. 12. Woche nach Implantation eine „Neobauchwand" nachweisbar. Zu diesem Zeitpunkt gleichen deren biomechanische Eigenschaften denen der intakten Bauchwand. Aufgrund des makroskopischen und nicht zuletzt des mikroskopischen Bildes, das die Neobauchwand in der 12. Woche bietet, würden wir bei der Anwendung von Vicrylnetzen zum Verschluß von Bruchpforten Zurückhaltung empfehlen. Den idealen Indikationsbereich für Vicrylnetze sehen wir in der Versorgung von Bauchwanddefekten bei Auftreten von nekrotisierenden Infektionen der Bauchwand. Vereinzelt wurden für diesen Indikationsbereich schon klinische Erfahrungen gesammelt.

Weitere tierexperimentelle Untersuchungen sollten diesen Indikationsbereich weiter konkretisieren helfen.

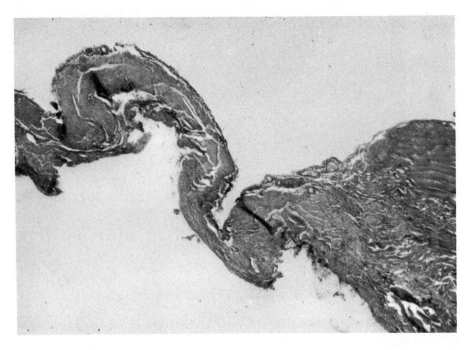

Abb. 4. Grenzzone zwischen „Neobauchwand" und Rattenbauchwand. Histologisches Bild (Vergr. 1 : 37)

Diskussionsbemerkungen

Der Einsatz von Vicryl ist begrenzt, nach 4 Wochen wird die Reißfestigkeit erheblich verändert. Der Autor hat sogar eine entsprechende Veränderung bereits nach 3 Wochen festgestellt. Er warnt daher, dieses Material z.B. für ossäre Nähte, mit denen Herr Kaminski keine Erfahrungen hat, einzusetzen.

VI. Nahtmaterialien

Tierexperimentelle Erfahrungen mit einem neuen monofilen, resorbierbaren Nahtmaterial in der Gefäßchirurgie

T. Schmitz-Rixen, S. Horsch, A. Hofmann und B. Klein

Chirurgische Universitäts-Klinik Köln-Lindenthal, Kreislauflabor, Haus 6, Altbau, Josef-Stelzmann-Straße 9, D-5000 Kön 41

Einleitung

Für die Nahtverbindungen zwischen autogenen Gefäßen, insbesondere Gefäßanastomosen im Wachstumsalter und in der Mikrochirurgie, haben experimentelle und einzelne klinische Untersuchungen den Wert von resorbierbarem Nahtmaterial für die Gefäßwandregeneration und damit das Ergebnis der Gefäßrekonstruktion gezeigt (Dahlke et al. 1979; Ross et al. 1981).

Im Tierexperiment gelang mit resorbierbaren Polyglycolsäurefäden sogar der schichtgerechte Wiederaufbau der Arterienwand nach End-zu-End-Anastomosierung (Beck et al. 1982).

Eine Gefäßinfektion konnte mit diesem Nahtmaterial zur Ausheilung gebracht werden (Sandmann et al. 1982).

Erstmals steht jetzt ein monofiler, resorbierbarer Faden zur Verfügung, der in der Abdominalchirurgie, Traumatologie und insbesondere der septischen Chirurgie schon erfolgreich eingesetzt wird (Artandi 1980).

Material und Methode

Das Nahtmaterial besteht aus Polydioxanon, einem vollsynthetischen Polymer, das durch Hydrolyse absorbiert wird. Es verliert nach ca. 60–80 Tagen seine Zugfestigkeit und weist eine Auflösungszeit von ca. 180 Tagen auf.

Fäden der Stärke 6/0 und 7/0 USP wurden im Tierexperiment hinsichtlich ihrer Eignung für die Anastomosierung autogener Gefäße erprobt. Außerdem wurden In-vitro-Untersuchungen zur Infektionsresistenz des Nahtmaterials durchgeführt.

In einer ersten Gruppe wurde bei 6 Bastardhunden die Druckfestigkeit mit diesem Nahtmaterial an genähten Gefäßen im direkten Vergleich zum nicht resorbierbaren Polypropylenfaden anhand von Berstungsversuchen bestimmt.

Biomaterialien und Nahtmaterial
Herausgegeben von H. M. Rettig
© Springer-Verlag Berlin·Heidelberg 1984

Jeweils 5 End-zu-End-Anastomosen mit resorbierbarem und nicht resorbierbarem Nahtmaterial in Einzelnaht und fortlaufender Nahttechnik wurden genäht und nach definierten Implantationszeiten zwischen 3 und 100 Tagen untersucht (Abb. 1).

Zu Bestimmungen der Gewebereaktion wurden in einer zweiten Gruppe an 9 weiteren Hunden jeweils 8 Gefäßnähte in unterschiedlichen Gefäßprovinzen mit Polydioxanonfäden ausgeführt (Abb. 1).

Diese Anastomosen wurden nach 100 Tagen und danach in monatlichen Abständen nach Angiographiekontrollen durch Reoperation entnommen und licht- und rasterelektronenmikroskopischen Untersuchungen zugeführt.

2 Tiere überleben inzwischen 300 Tage zur Langzeitbeobachtung.

Ergebnisse

Die Auswertung der Berstungsdruckversuche, getrennt nach der angewandten Nahttechnik, hat gezeigt, daß der Polydioxanonfaden ausreichend Reißkraft besitzt, um die Festigkeit der Gefäßnaht zu garantieren. Das gilt auch für den Zeitraum, in dem die

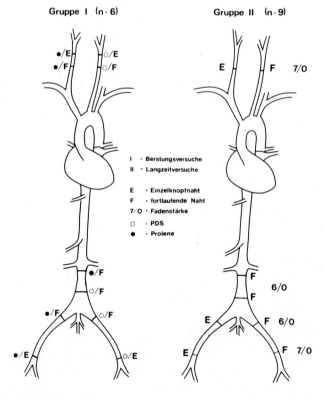

Abb. 1. Versuchsanordnung

Hydrolyse des Polydioxanonfadens bereits eingesetzt, und er seine Eigenzugfestigkeit verloren hat.

Bis auf eine Karotidenanastomose, zeigen alle Anastomosen, angiographisch überprüft, eine einwandfreie Durchgängigkeit. Aneurysmen oder Gefäßinfektionen wurden nicht beobachtet.

Histologisch ließ sich das resorbierbare Nahtmaterial ab dem 100. postoperativen Tag jeweils nur noch in der äußeren Hälfte der Anastomose nachweisen.

Die Fremdkörperreaktion um die Fäden ist sehr gering. Polymorphkernige Granulozyten sowie Riesenzellen vom Fremdkörpertyp waren nicht nachweisbar.

Die chemisch gespaltenen Fadenreste werden durch Phagozyten abtransportiert und sind mit fortschreitender Zeitdauer nur noch im adventitiellen Bereich als doppeltbrechende Substanzen nachweisbar.

Die Gefäßwand ist in der Nahtlinie bindegewebig konsolidiert, faserdicht und in Längsrichtung des Gefäßes ausgerichtet. Die Intima zeigt im Bereich der Anastomose eine diskrete Polsterung.

Narbenbildungen, Nahtwulstbildungen und Fremdkörperreaktionen waren nach 196 Tagen im Vergleich zu den kürzeren Untersuchungszeiträumen vermindert.

Ein schichtgerechter Wiederaufbau der Arterienwand wird auch mit diesem Nahtmaterial nachweisbar; und zwar unabhängig davon, ob Einzelnaht oder fortlaufende Nahttechnik zur Anwendung kam.

Rasterelektronenmikroskopische Untersuchungen nach 140 Tagen Verweildauer zeigen einen sehr zelldichten Endothelbelag der Anastomosen, wobei die spindelförmigen Endothelzellen in ihrer Längsachse parallel zum Blutstrom ausgerichtet sind, entsprechend einer überwiegend laminaren Strömungsqualität.

In-vitro-Untersuchungen der Knotenreißkraft von 7/0-Fäden in verschiedenen Bakterienreinkulturen und einer Pilzkultur demonstrieren die Infektionsresistenz des Nahtmaterials. Diese Untersuchungen umfassen einen Zeitraum von 32 Tagen[1] (Abb. 2–4).

Schlußfolgerungen

Die histologischen Untersuchungen bestätigen die hervorragende Gewebeverträglichkeit synthetischer resorbierbarer Nahtmaterialien. Die Resorption des Nahtmaterials bleibt ohne Einfluß auf die Festigkeit der Anastomose; der monofile Faden führt mit seiner glatten Fadenoberfläche zu einer geringeren Traumatisierung.

Die geringe Fremdkörperwirkung, die langsam nachlassende mechanische Festigkeit sowie die Infektionsresistenz lassen den Einsatz dieses Nahtmaterials auch für den Bereich der infizierten Wunde, speziell des infizierten Gefäßes, als noch geeigneter erscheinen, als die bisher bekannten resorbierbaren Nahtmaterialien.

Während bei Verwendung nicht resorbierbaren Nahtmaterials im Anastomosenbereich makroskopisch erkennbare und histologisch gesicherte Veränderungen persi-

---

[1] An dieser Stelle danke ich Herrn Professor Dr. Schaal, Hygiene-Institut der Universität Köln, recht herzlich für seine freundliche Unterstützung

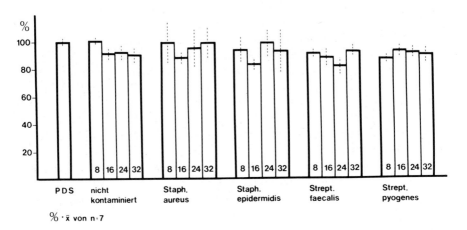

Abb. 2. Knotenreißkraft von Polydioxanonfäden, die grampositiven Kokkenkulturen nach unterschiedlicher Verweildauer entnommen wurden

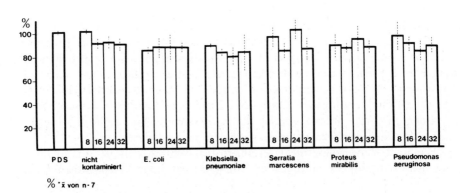

Abb. 3. Knotenreißkraft von Polydioxanonfäden, die gramnegativen Stäbchenkulturen entnommen wurden

KNOTENREISSKRAFT VON P D S 7/0 NACH 8,16,24 bzw. 32 TAGEN VERWEILDAUER IN BAKTERIEN-/PILZREIN-KULTUR

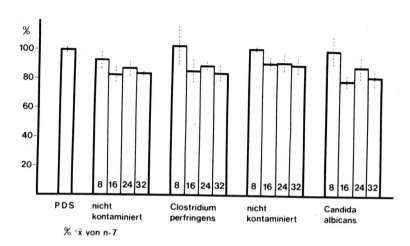

Abb. 4. Knotenreißkraft von Polydioxanonfäden, die einer Anaerobier und einer Pilzkultur entnommen wurden

stieren, sind die Gewebeveränderungen im Anastomosenbereich nach Verwendung von Polydioxanonfäden rückläufig.

Die Gefäßwandregeneration mit einem schichtgerechten Wiederaufbau der Arterienwand wird durch dieses resorbierbare Nahtmaterial gefördert.

Klinische Indikationen sehen wir u.a. im Bereich der Karotischirurgie, für die Kindergefäßchirurgie, die Mikrochirurgie, die Anastomosierung autologen Venenmaterials, die Dialyse-Shunt-Chirurgie sowie die Anastomosierung infizierter Gefäße.

Literatur

Artandi C (1980) A revolution in sutures. Surg Gynecol Obstet 150:235

Beck C, Blunck F, Thiede A (1982) Förderung der Gefäßwandregeneration durch Verwendung absorbierbarer Nahtmaterialien für Mikrogefäßanastomosen. In: Thiede A, Hamelmann H (Hrsg) Moderne Nahtmaterialien und Nahttechniken in der Chirurgie. Springer, Berlin Heidelberg New York

Dahlke H, Dociu N, Thurau K (1979) Synthetisches resorbierbares und synthetisches nicht resorbierbares Nahtmaterial in der mikrovascuklären Chirurgie − Tierexperimentelle Studie. Handchirurgie 11:3−13

Ross G, Pavlides C, Long F, Kusaba A, Perlman M, Matsumoto T (1981) Absorbable suture materials for vascular anastomoses. Am Surg 47:541

Sandmann W, Tarsello G, Karschner A, Lindemann A, Lenz G (1982) Experimentelle Ergebnisse und klinische Erfahrungen mit PDS-Fäden in der Arterienchirurgie. In: Thiede A, Hamelmann H (Hrsg) Moderne Nahtmaterialien und Nahttechniken in der Chirurgie. Springer, Berlin Heidelberg New York

Aspekte und Tendenzen modernen Nahtmaterials

H. Förster

Firma Ethicon GmbH, Wissenschaftliche Abteilung, Robert-Koch-Straße 1,
D-2000 Hamburg-Norderstedt

Die hervorragenden Leistungen der Plastischen- und Wiederherstellungschirurgie und die damit verbundenen Forderungen an Funktionalität und Ästhetik sind nur möglich unter Einsatz ausgefeilter Nahttechniken sowie feinster Nahtmaterialien.

Hinsichtlich des Nahtmaterials werden folgende Ziele angestrebt. Eine hohe Zugfestigkeit des Nahtfadens soll den Einsatz geringer Fadenstärken bei dennoch maximaler Zuverlässigkeit des Wundverschlusses ermöglichen. Die optimierte Oberflächenbeschaffenheit des Nahtmaterials verringert die Traumatisierung wesentlich. Weiterhin wird eine geringe materialspezifische Gewebsreaktion gewünscht, um eine möglichst störungsfreie Wundheilung zu erzielen.

Hohe Zugfestigkeiten werden bei synthetischen Fäden wie Polyestern (Polydioxanon, Polyglactin 910), Polypropylen und Polyamiden durch standardisierte und optimierte Polymerisationsbedingungen erhalten. An die Reinheit der Ausgangsmonomeren werden große Ansprüche gestellt. Das Ergebnis sind hochkristalline, im Falle des Polypropylen isotaktische Materialien mit sehr guten physikalischen Eigenschaften. Synthetische Nahtfäden weisen z. T. bis zu 70% mehr Zugfestigkeit auf als solche natürlicher Ausgangsprodukte.

Die Intensität der Epithelisierung entlang dem Faden und die Narbenbildung sind stark abhängig von der Fadenstärke. Der mögliche Einsatz verminderter Fadenstärken kommt diesen Belangen zugute.

Die optimierte Oberfläche synthetischer monofiler Fäden führt zu starker Reduzierung der Traumatisierung und vermindert die Bildung von Keimherden und ihre Ausbreitung. Damit wird das Auftreten von infektiösen Fadenfisteln weitgehend ausgeschlossen.

Die zu beobachtende Gewebsreaktion bei Einsatz synthetischer Polymere ist gering. Bewirkt wird dieser Vorteil bei nicht resorbierbaren Fäden, Polypropylen oder Polyamid, nicht nur durch deren Oberflächenbeschaffenheit. Die gezielten Herstellungsbedingungen führen insbesondere im Falle des Polypropylens zu einem inerten Faden, der keinerlei Anlaß zu starken Fremdkörperreaktionen gibt. Bei resorbierbaren synthetischen Nahtmaterialien sind die Vorteile der äußerst geringen Gewebsreaktion durch die Art ihres Abbaus gegeben. Die Resorption im Körper geschieht auf rein chemischem Wege durch Hydrolyse. Das heißt, es sind keine enzymatischen oder zellspezifischen Prozesse wie etwa beim Einbringen von Fremdproteinen beteiligt.

Die Hydrolyseprodukte des Polyglactin 910, das einen resorbierbaren Polyester darstellt, sind Glykol- und Milchsäure. Das Polydioxanon weist in seiner Polymerkette außer dieser Esterverknüpfung eine Etherverbrückung auf. Dieses erklärt im wesentlichen seine deutlich verlängerte Resorptionszeit. Die Abbauprodukte sind hier die Glykolsäure und das 1,2-Glykol, welches durch Oxydation in die Säure umgesetzt wird.

Biomaterialien und Nahtmaterial
Herausgegeben von H. M. Rettig
© Springer-Verlag Berlin·Heidelberg 1984

Die genannten Hydrolyseprodukte sind natürliche Bestandteile des menschlichen Metabolismus. Sie werden, wie tierexperimentelle Untersuchungen mit markierten Substanzen zeigen, vollständig ausgeschieden.

Die deutlichen Vorteile synthetischer Nahtmaterialien werden heute nicht mehr angezweifelt. Dennoch stellt der Status quo keinen Endzustand dar. Neuerungen und Verbesserungen sollen auch weiterhin dem Operateur ein optimales Handwerkszeug zur Verfügung stellen.

Resorbierbare Osteosynthesematerialien

R. Ewers und H. Förster

Klinikum der Christian-Albrechts-Universität Kiel, Zentrum Zahn-, Mund- und Kieferheilkunde, Abt. Kieferchirurgie (Direktor: Prof. Dr. Dr. F. Härle), Arnold-Heller-Straße, D-2300 Kiel 1

Einleitung

Mit Hilfe elektronischer und spannungsoptischer Modelluntersuchungen (Abb. 1) sind optimale Formen der Osteosyntheseplatten aus Metall für die Anwendung im Unterkiefer entwickelt worden. Bei diesen Platten wurden spezielle dynamische Kompressionslochbohrungen (Perren et al. 1969) und Lochanordnungen (Schilli et al. 1973) zum Aufbau hoher interfragmentärer Druckzonen entwickelt. Mit diesen sehr stabilen Systemen konnten gute klinische Resultate erreicht werden (Joos et al. 1983; Ewers u. Härle, im Druck).

Weniger stabile Systeme mit kleineren Abmessungen stellten erstmals Champy et al. (1975), Gerlach u. Pape (1980) sowie Becker et al. (1983) vor. Angeregt von diesen sich gut in der klinischen Anwendung bewährten Systemen führten wir zur weiteren Vereinfachung der Osteosynthesesysteme und um die lästige Zweitoperation der Metallentfernung zu vermeiden, Tierexperimente mit resorbierbaren Polydioxanon (PDS)-Osteosynthesematerialien der Firma Ethicon durch. Die Idee der resorbierbaren Osteosynthesematerialien geht auf Cutright (1971) und Getter et al. (1972) zurück.

Material und Methode

An 3 Inzucht-Beagle-Hunden wurden bei Rippenosteotomien 2,5 mm dicke und 4 cm lange 4-Loch-Osteosyntheseplatten und 2,7 mm dicke Osteosyntheseschrauben vom AO-Typ, die im Spritzgußverfahren aus Polydioxanon (PDS) hergestellt wurden, zur Frakturstabilisierung verwendet (Abb. 2). Parallel zu diesem Versuchsansatz wurden

Biomaterialien und Nahtmaterial
Herausgegeben von H. M. Rettig
© Springer-Verlag Berlin·Heidelberg 1984

274

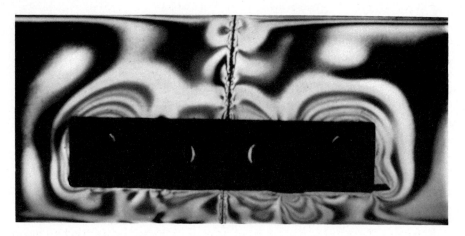

Abb. 1. Spannungsoptischer Versuchsaufbau mit gespaltenem Araldit-Modell mit Freiburger AO-Platte (45° Winkelstellung der lateralen DC-Löcher) mit Druckspannungslinien im plattenfernen Bereich

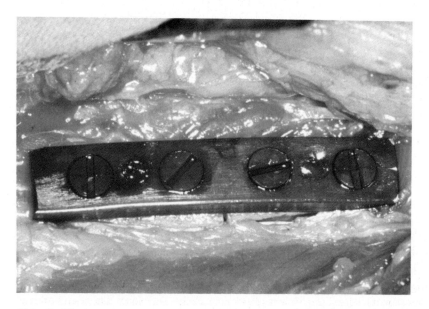

Abb. 2. Tierexperiment: Osteotomierte Beagle-Rippe mit PDS-Platte und -Schrauben in situ

genormte 4-Loch-Metallplatten und unterschiedliche Schraubensysteme getestet (Busch u. Ewers 1983).

Ergebnisse

Um die dynamischen Umbauvorgänge der Osteotomieheilung beurteilen zu können, wurden die Tiere intravital polychrom sequenzmarkiert (Rahn 1976) und nach 9wöchiger Versuchsdauer in tiefer Narkose mit Glutaraldehyd und Tusche perfundiert und anschließend der histologischen Aufbereitung in unentkalkte in Methylmetacrylat eingebettete Hartgewebeschnitte unterzogen (Ewers et al. 1983).

Nichtinfizierte Versuchsreihe. Bei diesem Versuchsansatz heilten die mit PDS-Platten und -Schrauben stabilisierten Rippen reaktionslos per primam. Da die Resorption des PDS-Materials nach dem 9wöchigen Versuch noch nicht abgeschlossen war, hatte das Osteosynthesematerial eine völlig intakte Form und war mit einer dünnen Bindegewebsmembran überzogen. Die mechanischen Eigenschaften des PDS-Materials ermöglichten eine primäre Knochenheilung der deperiostierten und osteotomierten Rippen. Die Röntgenkontrollaufnahme zeigte im Vergleich zur den Metallplattenversuchen die gleiche primäre Knochenheilung mit normal breitem, verheilten Osteotomiespalt. Bei der Auswertung der 7–10 μm dünnen unentkalkten Hartgewebeschnitte (Abb. 3) imponierte das noch nicht resorbierte PDS-Material, unter dem im plattennahen Bereich eine primäre Kontaktheilung (weißer Pfeil) und im plattenfernen Bereich eine primäre Spaltheilung (zwei schwarze Pfeile) zu erkennen war, wie sie bereits Schenk u. Willenegger 1964 beschrieben haben. Das PDS-Material erwies sich als stabil genug, um die osteotomierten Rippen zumindest im plattennahen Bereich so eng aneinander zu adaptieren, daß keine Gefäße zwischen die Knochenstümpfe einsprossen konnten und die Osteone sich gegenseitig überbrücken konnten.

Infizierte Versuchsreihe: Den Beagle-Hunden wird eine sehr starke osteogenetische Potenz mit dem Faktor 1,6 (Lee 1964) zugeschrieben. Bei einer bewußten Infektion der Osteotomiestellen mit 10^6-Keimen der Spezies Staphylococcus aureus induzierten wir eine Knochenheilungsstörung. Die bewußte Infektion bewirkt neben einer ausgeprägten Knochenheilungsstörung eine frühzeitige Resorption und Instabilität der PDS-Platte und PDS-Schrauben, so daß eine sekundäre Heilung mit Kallusbildung eintrat. Aufgrund der Sequenzmarkierung mit unterschiedlichen Fluorochromen erkennt man durch die Abwesenheit der erstgespritzten Substanzen eine ausgeprägte infektinduzierte Vaskularisationsstörung, so daß das zuletzt gespritzte Tetracyclin den kalzifizierten Kallus markiert (Abb. 4).

Diskussion der Ergebnisse

Die Idee, Osteosynthesesysteme aus resorbierbarem Material herzustellen, sollte trotz ihrer Faszination als Gedankenansatz verstanden werden. Nur an sehr wenig belasteten, biodynamisch günstigen Orten können die bisher zur Verfügung stehenden PDS-Platten

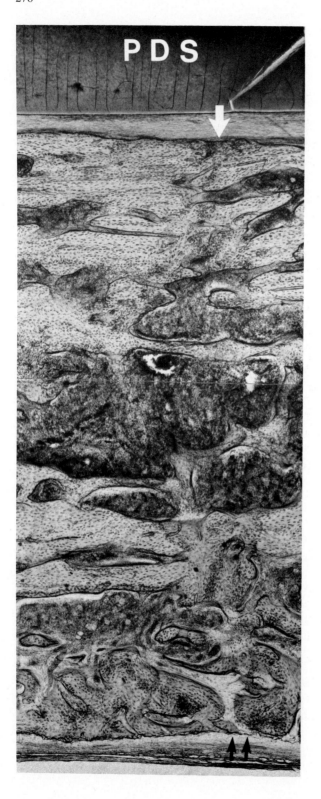

Abb. 3. Knöchern durch-
baute Osteotomielinie
unterhalb der PDS-Platte
mit plattennaher pri-
märer Kontaktheilung
(*weißer Pfeil*) und platten-
ferner primärer Spalt-
heilung (*schwarze Pfeile*).
Unentkalkter, in Methyl-
metacrylat eingebetter
8 μm dünner Toloidin-
blaugefärbter Sägeschliff-
schnitt (Vergr.: 24 : 1)

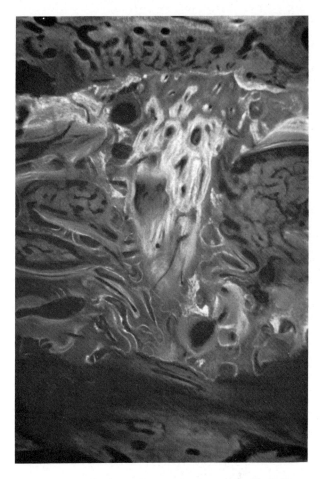

Abb. 4. Sekundäre Knochenheilung mit Kallusformation und sehr später Verkalkung des Kallus, markiert durch das in der 6. und 7. postoperativen Woche gespritzte Tetracyclin (*Pfeile*). Unentkalktes 60 μm dickes Sägeschliffpräparat, Fluoreszenzblau-Anregung (Vergr. 70 : 1)

und -Schrauben Anwendung finden. An den Osteotomiestellen der Beagle-Rippen scheinen trotz kompletter Deperiostierung geringe Zugkräfte aufzutreten, denen diese mechanisch nicht sehr stabilen PDS-Materialien standhalten konnten, so daß eine primäre Spalt- und Kontaktheilung eintreten konnte. Die bewußte Infektion führte wie erwartet zu einer Beschleunigung der PDS-Resorption und somit zur Ausbildung eines Kallus und sekundärer Knochenheilung. Weitere Versuche mit Platten und Schrauben, bei denen zur Erhöhung der Stabilität Zumischungen anderer Materialien erfolgen müssen, werden durch die erhöhte Stabilität ausschließlich zu primären Knochenheilungen führen.

Zusammenfassung

Aufbauend auf die Untersuchungen von Cutright im Jahre 1971 werden an Inzucht-Beagle-Hunden Rippenosteotomien mit resorbierbaren PDS-Platten und -Schrauben stabilisiert. Bei dem nichtinfizierten Versuchsansatz fanden wir den üblichen Metallplattenüberbrückungsmethoden vergleichbare primäre Kontakt- und Spaltheilung der Osteotomiestelle. Bei bewußter Infektion der Osteotomiestelle fand eine vorzeitige Resorption der resorbierbaren Osteosynthesematerialien mit sekundärer Knochenheilung und ausgeprägter Kallusformation statt.

Literatur

Beckers H, Freitag V, Beyer M (19183) Bruchheilungen von Unterkieferfrakturen nach funktionsstabiler DC-Plattenosteosynthese und übungsstabiler Miniplattenosteosynthese. Fortschr Kiefer Gesichtschir 28:31

Busch HP, Ewers R (1983) Experimental comparison of different mini-screws for the osteosynthesis. Proceedings 8th International Conference on Oral Surgery. Quintessenz, Berlin

Champy M, Wilk A, Schnebelen JM (1975) Die Behandlung der Mandibulafrakturen mittels Osteosynthese ohne intermaxilläre Ruhigstellung nach der Technik von F.X. Michelet. Zahn Mund Kieferheilkd 63:339

Cutright DE (1971) Fracture reduction using a biodegradable material, polylactic acid. J Oral Surg 29:393

Ewers R, Härle F (im Druck) Experimental and clinical results of new advances to facial trauma. Plast Reconstr Surg 72

Ewers R, Meier S, Ingrisch U, Schönfeldt C, Alai-Omid W (1983) Die histologische Aufarbeitung von Hartgewebsstrukturen durch Kombination von drei Methoden und der Möglichkeit, nachträglich unentkalkte 5–10 μm Dünnschnitte herzustellen. Dtsch Zahnärztl Z 38:1160

Gerlach KL, Pape HD (1980) Prinzip und Indikation der Miniplattenosteosynthese. Dtsch Zahnärztl Z 35:346

Getter L, Cutright DE, Bhaskar SN, Augsburg JK (1972) A biodegradable intraosseous applicance in the treatment of mandibular fractures. J Oral Surg 30:344

Joos U, Schilli W, Niederdellmann H, Scheibe B (1983) Komplikationen und verzögerte Bruchheilung bei Kieferkrankheiten. Dtsch Zahnärztl Z 38:387

Lee WR (1964) Appositional bone formation in canine bone: A quantitative microscopic study using tetracycline markers. J Anat 98:665

Perren SM, Russenberg M, Steinemann S, Müller ME, Allgöwer M (1969) A dynamic compression plate. Acta Orthop Scand (Suppl) 125:29

Rahn BA (1976) Die polychrome Fluoreszenzmarkierung des Knochenanbaus. Instrumentelle Aspekte und experimentelle Anwendung. Zeiss Inform 22:36

Schenk R, Willenegger H (1964) Zur Histologie der primären Knochenheilung. Langenbecks Arch Klin Chir 308:440

Schilli W, Niederdellmann H, Ewers R (1973) Probleme der funktionsstabilen Osteosynthese am Unterkiefer. Aktuel Traumatol 3:173

Eigenschaften und Anwendungstechniken von monofilem Stahldraht beim plastischen Wundverschluß

R. Münker

Eberhardstraße 61, D-7000 Stuttgart 1

Als Schmid (persönl. Mitteilung) Ende des 2. Weltkrieges begann, Hautwunden mit Stahldraht zu vernähen, machte er sich hauptsächlich dessen ungewöhnlich niedrige Gewebereaktion (Nockemann 1966) zunutze. Wir konnten in einer klinischen Studie von Wundheilungsverläufen feststellen, daß die günstige Gewebeverträglichkeit des monofilen Stahldrahtes auch im Vergleich zu modernem nichtresorbierbaren Nahtmaterial nachweisbar ist. 128 mit Stahldraht und 90 mit Polypropylen vernähte Hautwunden zeigten an 3 verschiedenen Kontrollterminen Primärheilungen in 88—95% bei Stahl und in 84—87% bei Polypropylen. Eine geringe zelluläre Infiltration ergab sich in 3—12% bei Stahl und in 12—15% bei Polypropylen. Sekundärheilungen waren in beiden Gruppen mit 0—4% nahezu gleich häufig (Abb. 1).

Mechanische Eigenschaften des Stahldrahtes im Verhältnis zu Polypropylen bzw. Polyester wurden von Nilsson (1981) und Nockemann (1982) mitgeteilt: Stahl hat eine 64% höhere Knotenbruchsicherheit als Polyester, eine 78% höhere Fadenbruchsicherheit als Polypropylen, eine 664% höhere elastische Steifheit als Polypropylen, und Polypropylen besitzt eine 194% höhere Elongation bei Zugbelastung als Stahldraht.

Die subjektiven Eigenschaften (Handling) sind gekennzeichnet durch:
1. geringe Geschmeidigkeit,
2. Oberflächeneigenschaften
   — geringerer Reibungswiderstand
   — erhöhte Sägewirkung,

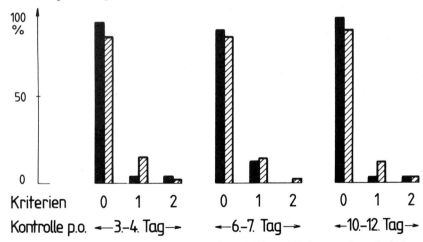

Abb. 1. Wundheilungsverlauf mit Stahlnaht ■ (n = 128) und Polypropylennaht ▨ (n = 90). Wundkriterien: *0* reizlos, *1* gerötet, *2* serös, purulent

Biomaterialien und Nahtmaterial
Herausgegeben von H. M. Rettig
© Springer-Verlag Berlin·Heidelberg 1984

3. erschwerte Knüpftechnik bei normalem Knoten,
4. exzellente Knotenplazierbarkeit und -sitz beim „Rödeln".

V$_2$A-Stahl könnte als ideales Nahtmaterial für die Hautnaht gelten, wären da nicht einige ungünstig empfundene subjektive Eigenschaften. Nun ist aber gerade die geringe Geschmeidigkeit verantwortlich für hervorragendes Knüpfverhalten, wenn man die Technik des „Rödelns" anwendet. Dieser Begriff stammt aus dem bautechnischen Bereich und bezeichnet den Vorgang des Verdrehens von Stahlenden miteinander. Ebenso verfahren wir mit monofilem Stahldraht, dessen beide Enden durch 5/2 Drehungen miteinander verbunden werden und Einzelnähte ergeben, die sich durch ihre mit keinem anderen Nahtmaterial erreichbare genaueste Knotenplazierbarkeit bei festem Knotensitz auszeichnen.

Bei vergleichenden Messungen an einem Instrom-Tensiometer Modell 1026 (Tension load cell Type 2512–120) konnten wir bereits durch eine 1/2 Drehung der Enden eines 4/0 monofilen V$_2$A-Stahldrahtes eine 3fach höhere Knotenbruchsicherheit gegenüber einem einfachen chirurgischen Polypropylenknoten (4/0) ermittelt. Eine 5fach höhere Knotenbruchsicherheit wurde erreicht bei 5/2 Drehungen des Stahldrahtes. Eine vergleichbare Knotenqualität wurde beim Polypropylen für den 3fach gesicherten Knoten ermittelt (Tabelle 1). Diese Werte sind für unter Spannung zu adaptierende Wundränder von besonderer Bedeutung.

Für den intrakutanen Wundschluß werden heute entweder nichtresorbierbare Nähte mit subdermalen Polyglactin 910-Einzelnähten kombiniert oder doppelte fortlaufende intrakutane und subdermale Nähte empfohlen (Bohmert 1982). Beide Techniken haben sich bei uns so gut bewährt, daß auf meistens zusätzliche Einzelnähte verzichtet werden kann. Als Nahtmaterial für alle fortlaufenden Hautnähte ist Stahldraht aufgrund seiner elastischen Steifheit besonders geeignet, wie unsere tensiometrisch ermittelten Biege-Dehnungskurven ergaben. V$_2$A-Stahl (4/0) als monofile Intrakutannaht erfährt erst bei einer 3,7fach höheren Kraft eine Nahtdehiszenz als Polypropylen (4/0). In diesem Versuch wurden standardisiert intrakutan vernähte Rehlederstücke um 5,5 mm gedehnt und die hierzu erforderlichen Kräfte gemessen (Abb. 2). Besonders interessant war die Beobachtung, daß die stahlgenähten Proben nach dem Dehnungsversuch wieder adaptiert waren, während beim Polypropylen als Ausdruck der eingetretenen plastischen Deformierung des Nahtmaterials die Proben bleibend auseinanderklafften.

Tabelle 1. Knotenbruchfestigkeit von Polypropylen und V$_2$A-Stahldraht 4/0 USP

Polypropylen		
	chirurgischer Knoten	1,5 N
	3fach paralleler Knoten	10,8 N
V$_2$A-Stahldraht		
	gerödelt 1/2 Drehung	4,7 N
	gerödelt 5/2 Drehungen	8,0 N

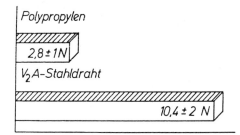

Abb. 2. Zugkraft zur Erzeugung einer Nahtdehiszenz von 5,5 mm bei ungesicherter Intrakutannaht (4/0 USP)

Tabelle 2. Klinische Anwendung von V_2A-Stahldraht

1. Hautnaht
   a) als Einzelkopfnaht „gerödelt"
   b) als Intra- und Subdermal-Halstednaht
2. Halte- oder Entlastungsnaht
   a) Wundverschluß unter Spannung
   b) Lappenplastiken
3. Fixationsnaht
   a) mobilisiertes Gewebe
      (Muskelrotation, Knorpelmobilisation, Knochenfixation)
   b) implantiertes Gewebe
      (Knorpel-, Dermis-Fettimplantate)

Wir fassen zusammen: Die biomechanischen Eigenschaften wie
- höchste lineare Zugfestigkeit und Knotenbruchsicherheit,
- beste Knotenplazierbarkeit sowie
- geringste Fadendehnbarkeit, Kapillarität und Gewebereaktion

lassen uns den Stahldraht besonders geeignet erscheinen für die plastische Hautnaht, als Halte- oder Entlastungsnaht und als Fixationsnaht (Tabelle 2).

Die genannten Anwendungsmöglichkeiten des monofilen Stahldrahtes werden durch klinische Beispiele an Narbenkorrekturen, Haut- und Muskellappenplastiken, Versorgung großer Vollhautentnahmestellen und Knorpelfixation an Ohr, Nase und Orbita demonstriert.

Literatur

Bohmert H (1982) Anatomische und funktionelle Grundlagen für die Wahl von Naht-mitteln und Nahttechniken in der plastischen Chirurgie. In: Thiede A, Hamelmann H (Hrsg) Moderne Nahtmaterialien und Nahttechniken in der Chirurgie. Springer, Berlin Heidelberg New York
Nilsson T (1981) Mechanical properties of Prolene[R], Ethilon[R] and surgical steel loops. Scand J Plast Reconstr Surg 15:111

Nockemann PF (1966) Die Bedeutung von Nahtmaterial und Nahttechnik für die normale und gestörte Wundheilung. In: Ungeheuer E (1967) Wundheilund und Wundnaht. Urban & Schwarzenberg, München Berlin Wien

Nockemann PF (1982) Übersicht der Nahtmaterialien: Grundsubstanz, Aufbau und physikalische Nahtparameter. In: Thiede A, Hamelmann H (Hrsg) Moderne Nahtmaterialien und Nahttechniken in der Chirurgie. Springer, Berlin Heidelberg New York

Meniskusnaht und Meniskusreinsertion mit langsam resorbierbarem synthetischen Nahtmaterial – Eine tierexperimentelle Studie

I. Scheuer, W.P. Oellig und A. Lies

Chirurgische Klinik der Berufsgenossenschaftlichen Krankenanstalten „Bergmannsheil", Hunscheidtstraße 1, D-4630 Bochum

Über die Anwendung von langsam resorbierbarem, synthetischen Nahtmaterial (Polyglaktin) zur Meniskusreinsertion und Meniskusnaht wird berichtet. 11mal wurde eine komplette quere Durchtrennung am Hundemeniskus durchgeführt und anschließend genäht; 7mal sind Längsschnitte sowohl kapselnahe wie auch im Meniskuskörper gesetzt und durch Naht versorgt worden. Postoperativ wurden die operierten Hundekniegelenke regelmäßig arthroskopisch kontrolliert. Die kürzeste Standzeit nach Meniskusnaht betrug 6 Wochen, die längste 7 Monate. Die entnommenen Hundemenisken wurden histologisch aufgearbeitet. Das verwendete Nahtmaterial zeigte keine Fremdkörperreaktionen, allenfalls eine geringfügige reaktive Granulomatose wurde beobachtet. Die Heilung der Menisken ist dem Heilvorgang im Bindegewebe vergleichbar. Überschießende, entzündliche Veränderungen waren nicht nachweisbar. Eine narbige Konsolidierung der gesetzten Verletzung ist zu erreichen, wenn Gefäße im Bereich des Meniskusrisses liegen oder über einen Synoviallappen in den Rißzonenbereich gebracht werden. Belastbare Narbenbildungen, die nach Monaten auch Knorpelzellen aufweisen können, waren nachweisbar. Es werden zusätzlich klinische Beispiele gezeigt, die darlegen, daß die experimentellen Ergebnisse unter bestimmten Bedingungen auch am Menschen nachzuvollziehen sind. Das Gelingen der Meniskusnaht wird auf das rißfeste, gut verträgliche Nahtmaterial (Polyglaktin) und die spezielle chirurgische Technik, die dargestellt wird, zurückgeführt.

Biomaterialien und Nahtmaterial
Herausgegeben von H. M. Rettig

Nahtmaterialien in der plastischen und wiederherstellenden Chirurgie der HNO-Heilkunde

H. Weerda

Univ.-HNO-Klinik, Killianstraße 5, D-7800 Freiburg i. Br.

Spielt die Wahl des Nahtmaterials in der plastischen Chirurgie eine große Rolle, so entscheidet das Nahtmaterial und sein Einfluß auf die Narbenbildung über Erfolg oder Mißerfolg in röhrenförmigen Organen wie Gefäßen, Urethra, Darm, Trachea oder Bronchien. Überschießende Reaktionen im Bereich der zirkulären Narbe führen zu einer schnellen Stenosierung, da die Verkleinerung des Radius im Quadrat auf die durchgängige Fläche dieses Hohlorganes eingeht.

Mit dem Modell einer zirkulären Trachealnarbe am Kaninchen haben wir experimentell untersucht, welchen Einfluß verschiedene Nahtmaterialien und Kortison auf Wundheilung und Narbenbildung haben.

Methode

Es wurde die Kaninchentrachea zwischen 2 Trachealringen quer durchtrennt und mit jeweils 10 Einzelknopfnähten verschiedener Nahtmaterialien eine End-zu-End-Anastomose durchgeführt. In verschiedenen zeitlichen Abständen wurden die Tiere getötet, die Trachea entnommen und das Lumen der Trachea ausgemessen. Die Einengung der zirkulären Narbe an der Nahtstelle wurde als direkter Parameter für die Bewertung der Eignung des Nahtmaterials genommen; weiterhin wurden die Ergebnisse mit den histologischen Präparaten von Serienschnitten aus dem Stenosenbereich verglichen. In einer zweiten Studie wurde der Einfluß einer systemischen Kortisongabe untersucht (Weerda et al. 1972, 1974).

Ergebnisse

Nahtmaterial und Fremdkörperreaktion (Abb. 1)

Wir untersuchten einen 4/0 und einen 6/0 Polyesterfaden (1 und 2 metric). Mit dem 6/0 Faden fanden wir eine hochsignifikant geringere Narbenbildung ($p \leqslant 0{,}001$). Außerdem zeigte die Gruppe mit dem dünnen Nahtmaterial eine hochsignifikant geringere Streubreite der Einzelergebnisse, d.h. wir können bei Verwendung des dünnsten, für die Wundadaption noch gerade verwendbaren Fadens mit einer sehr viel höheren Wahrscheinlichkeit ein besseres Ergebnis oder eine bessere Narbe erwarten. Errechnet man die benötigte Fadenmenge bei beiden Versuchsgruppen, so benötigt man in der 6/0 Gruppe bei der Hälfte des Fadendurchmessers (1/metric gegenüber

284

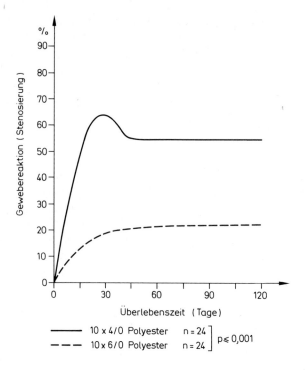

Abb. 1. Naht mit 4/0 und 6/0-Polyester. Deutlich stärkere, zunächst überschießende Gewebereaktion bei dem Polyesterfaden und ein schlechtes Endergebnis nach Konsolidierung der Narbe. Wesentlich geringerer Gewebereiz bei Verwendung eines halb so dicken 6/0-Polyesterfadens (p ≤ 0,001)

2/metric) 1/3 weniger an Nahtmaterial und implantiert nur 1/6 der Fadenmenge der 4/0 Gruppe.

Nach Lindner (1973) und Gay (1976) ist die Fremdkörperreaktion um den Faden herum mehr von den Größenverhältnissen und weniger von seiner Eigenschaft bestimmt.

Resorbierbare und nicht resorbierbare Fäden (Abb. 2)

In dieser Gruppe wurde das Verhalten von 4/0 Polyester und 4/0 Chromcatgut getestet. Während es bei der Polyestergruppe zu einer überschießenden Bindegewebeproliferation mit einer hypertrophischen Narbenbildung kam, sahen wir bei dem gleich starken Chromcatgut zunächst ein ähnliches Verhalten; mit zunehmender Resorption aber kam es zu einer abnehmenden Kapsel um den Faden und zu einer Rückbildung der überschießenden Reaktion mit einer wesentlich geringeren Narbenbildung. Dieses Verhalten war im histologischen Bild gut zu verfolgen, durch die Resorption im Bereich des Fadens kam es zu einer Abnahme des wesentlich unreiferen Bindegewebes.

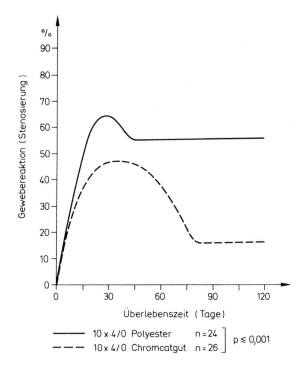

Abb. 2. Naht mit einem 4/0-Polyester- und einem 4/0-Chromcatgutfaden. Zunächst gleiches Verhalten des Chromcatgutfadens, mit zunehmender Resorption des Catgutfadens, Abnahme der Gewebereaktion und hochsignifikant besseren Endergebnissen (p ⩽ 0,001)

Die Unterschiede waren insgesamt signifikant (p ⩽ 0,01), die Unterschiede zwischen dem 70. und 120. Tag waren hoch signifikant (p ⩽ 0,001).

Das Ergebnis zeigt, daß versenkte, nicht resorbierbare Fäden ständig einen Reiz für das umgebende Gewebe darstellen. Vereinzelt konnten Mikroabszesse beobachtet werden, in diesen Abszessen, insbesondere in Knotennähe, schwammen nicht selten Fäden an die Oberfläche (Sezeur et al. 1980). Zu ähnlichen Ergebnissen kommt Dociu (1978), der in seinen Untersuchungen über 50 Wochen bei Seide und Polyester noch eine starke Gewebereaktion sah. Winkle et al. (1975) fanden bei gleich dicken Fäden einen annähernd gleichen Gewebereiz, wobei monofile Fäden eine geringere bindegewebige Reaktion auslösten als geflochtene Fäden mit ihrer etwas größeren Gesamtoberfläche.

Wegen der experimentellen Ergebnisse haben wir bei allen Nähten, die nicht mehr entfernt werden können, etwa bei Subkutannähten, bei Nähten im Bereich der Trachealschleimhaut, des Ösophagus, oder an den Gefäßen in den letzten Jahren nur noch resorbierbare Nahtmaterialien verwendet, im letzten Jahr nur noch das monofile PDS (Fa. Ethicon, Hamburg-Norderstedt). Wegen der hohen Reißkraft können beim PDS sehr dünne Fäden verwendet werden. Allerdings stört uns etwas die sehr lange Resorp-

tionszeit. Es wäre zu wünschen, daß ein Faden mit chromcatgutähnlichen Resorptions-
eigenschaften auf den Markt käme.

Nahtmaterial und Kortison

Wir wissen, daß durch Kortison eine starke Hemmung der Granulationsgewebebildung
stattfindet, dabei wird die Neubildung von Fibroblasten stark reduziert (Hernandez-
Richter 1969).

In der mit Kortison behandelten Tiergruppe wurde 1 mg pro kg Körpergewicht
über 5 Wochen gegeben.

Ergebnis: Sowohl in der 4/0 als auch in der 6/0-Polyestergruppe fanden wir bei den
mit Kortison behandelten Gruppen hochsignifikant bessere Ergebnisse ($p \leqslant 0{,}001$).

In der unbehandelten Gruppe fanden wir eine überschießende Gewebereaktion und
eine Konsolidierung der Narbe nach ca. 60 Tagen. In der mit Kortison behandelten
Gruppe zeigte sich nur eine geringe überschießende Bindegewebereaktion und eine
deutlich geringere Narbenbildung nach 120 Tagen (Abb. 3).

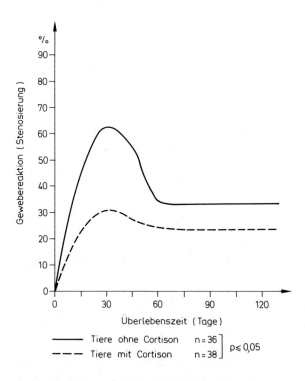

Abb. 3. Verhalten des Gewebes um Nahtmaterialien in kortisonfreien Gruppen (—)
und bei Gruppen mit Kortisontherapie (− −). Durch Kortison findet man eine signifikant geringere Gewebereaktion ($p \leqslant 0{,}05$) und eine hochsignifikant geringere Streubreite der Einzelergebnisse ($p \leqslant 0{,}001$)

In den 6/0-Gruppen war wegen des geringen Fremdkörperreizes eine wesentlich geringere Gewebereaktion zu sehen, trotzdem war der Unterschied zwischen der mit Kortison behandelten Gruppe und der kortisonfreien Gruppe noch hochsignifikant.

Interpretiert man diese Ergebnisse, so kann gesagt werden, daß das Kortison um so wirksamer wird, je stärker der proliferatorische Reiz des Nahtmaterials zur überschießenden Gewebebildung anregt. Die Reduktion einzelner, an der Wundheilung beteiligter Elemente durch Kortison führte zu einer starken Reduktion des Bindegewebes, eine Wundheilungsverzögerung war im histologischen Bild gut zu verfolgen. Wundheilungsstörungen und eine erhöhte Infektionsrate haben wir in unseren Tierversuchen nicht gesehen. Sie sind bei kurzfristiger Gabe von 5 Wochen auch nicht zu erwarten (Howes et al. 1950; Kaiser 1968).

Diese experimentell gefundene Beeinflußbarkeit der Narbenbildung haben wir in der klinischen Therapie bei verschiedenen Operationen ausgenützt. Bei der Tracheaquerresektion gehen wir nach einer Initialdosis von 100—200 mg Kortison langsam auf eine Erhaltungsdosis an der Cushing-Schwelle zurück und therapieren Kortison über 4—5 Wochen. Eine Restenosierung haben wir bei insgesamt 12 so behandelten Patienten nicht gesehen. Desgleichen unterspritzen wir sofort postoperativ die Naht mit Kortison, wenn eine hypertrophische Narbenreaktion zu erwarten ist.

Zusammenfassung

In tierexperimentellen Untersuchungen an der Kaninchentrachea wurden Nahtmaterialien verschiedener Stärke, resorbierbare und nichtresorbierbare Nahtmaterialien und der Einfluß von Kortison auf die Narbenbildung untersucht.

Es konnte gezeigt werden, daß die Menge des implantierten Fremdmaterials einen wesentlichen Einfluß auf die Gewebeproliferation im Wundgebiet nimmt.

Geflochtene Nahtmaterialien haben eine größere Oberfläche als monofile Fäden und üben deswegen einen größeren Reiz zur Bindegewebeproliferation aus.

Bei resorbierbaren Nahtmaterialien sahen wir eine Abnahme der Bindegewebekapsel mit zunehmender Resorption des Fadens.

Die Gabe von Kortison brachte eine statistisch gesicherte Verbesserung der Endergebnisse; je größer Oberfläche und Masse des Fadens und damit der Reiz zur Bindegewebeproliferation, um so deutlicher der Einfluß des Kortisons.

In den kortisonbehandelten Gruppen fand sich außerdem eine deutlich geringere Streubreite der Einzelergebnisse.

Für die versenkte Naht und die Naht an Hohlorganen wie Gefäßen, Darm, Bronchien und Trachea empfehlen wir deswegen einen resorbierbaren, monofilen Faden, wobei die lokale oder systeme Therapie mit Kortison eine deutliche Verbesserung des Endergebnisses bedeutet.

Literatur

Dociu N (1978) Vicryl und sein Verhalten im Gewebe. Sonderdruck Ethicon Forum H 96

Gay B (1976) Nahttechniken und Nahtmaterial an der Haut. Symposium über „Wundheilung, Nahttechnik und Nahtmaterial". Braun, Melsungen

Hernandez-Richter HJ (1969) Corticoide und Wundgranulation vom experimentellen und klinischen Standpunkt. Unfallheilkunde 99:132–135

Howes E, Plotz C, Blunt J, Ragan C (1950) Retardation of wound healing by cortisone. Surgery 28:177–181

Kaiser H (1968) Cortisonderivate in der Klinik und Praxis, 5. Aufl. Thieme, Stuttgart

Lindner J (1973) Biochemie und Morphologie der Wundheilung. Melsungen Med Mitteil 47:9–57

Sezeur A, Leandri J, Rey R, Daument P (1980) Etude comparative du comportement des fils a „resorption lente" chez le rat lors des sutures tracheares. J Chir (Paris) 117:265–271

Weerda H, Grüntjens L, Karnahl T, Streit HJ (1972) Resorbierbares und nicht resorbierbares Nahtmaterial in der Trachealchirurgie. Arch Otorhinolaryngol 203:115–124

Weerda H, Grüntjens L, Petersen-Mahrt J (1974) Die Naht am Tracheo-Bronchialbaum. Langenbecks Arch Chir 336:91–102

Winkle van W, Hastings J, Barker E, Hines D, Nichols W (1975) Effect of suture materials on healing skin wounds. Surg Gynecol Ob4tet 140:7–12

Die mikrochirurgische Gefäßnaht mit resorbierbarem und nichtresorbierbarem Nahtmaterial. Rasterelektronenmikroskopische und transmissionselektronenmikroskopische Befunde

D. Riediger und M. Ehrenfeld

Abt. für Kiefer- und Gesichtschirurgie der Universität, Osianderstraße 2–8, D-7400 Tübingen 1

Neben nicht resorbierbarem Nahtmaterial steht der Mikrovaskularchirurgie in jüngster Zeit auch der resorbierbare synthetische Faden Polyglactin 910 (Vicryl) zur Verfügung. Die Resorption dieses Fadens beruht, wie von Dociu (1978) gezeigt, auf hydrolytischer Spaltung in seine Bausteine Milchsäure und Glykolsäure, die oxydativ weiter verstoffwechselt werden.

Zwangsläufig stellt sich dem mikrochirurgisch tätigen Operateur die Frage nach dem Vergleich dieser beiden Nahtmaterialien. Aus diesem Grunde haben wir beide Fadentypen im Tierexperiment getestet. Über unsere Erfahrungen wollen wir nachfolgend berichten.

Biomaterialien und Nahtmaterial
Herausgegeben von H. M. Rettig
© Springer-Verlag Berlin·Heidelberg 1984

Material und Methode

An 60 Sprague Dawley-Ratten mit einem durchschnittlichen Gewicht von 100 g wurden an der Aorta abdominalis mit einem Außendurchmesser von ca. 1,2 mm nach der von Cobbet (1967) angegebenen Technik End-zu-End-Anastomosen durchgeführt. Dabei benützten wir das Operationsmikroskop Opmi 1 der Firma Zeiss.

Bei jeweils 20 Tieren wurden zur Naht Polypropylen- (Prolene), Nylon- (Ethilon) und Polyglactin 910- (Vicryl) Fäden der Stärke 10 · 0 mit BV-4-Nadeln eingesetzt. Die erste Präparatentnahme erfolgte nach 24 h, dann in immer größer werdenden Abständen, zuletzt nach 150 Tagen nach Perfusionsfixierung. Die Aufbereitung der Präparate erfolgte entweder für die Rasterelektronenmikroskopie oder für die Transmissionselektronenmikroskopie. Für die Rasterelektronenmikroskopie wurde zunächst eine Nachfixierung mit Osmium, anschließend die Dehydrierung in aufsteigender Alkoholreihe und zuletzt die Trocknung nach der „Critical Point"-Methode vorgenommen. Für die Transmissionselektronenmikroskopie wurde intravital mit Paraformaldehyd fixiert und in Araldit eingebettet.

Ergebnisse

Die makroskopische Beurteilung zeigte in keinem Fall eine Dehiszenz oder eine Stenose im Anastomosenbereich, die Durchgängigkeitsrate betrug 100%. Zur Beurteilung der Vorgänge in den lumenseitigen Gefäßwandabschnitten, insbesondere des Endothels, gaben die rasterelektronenmikroskopischen Aufnahmen entscheidende Informationen. 24 h nach erfolgter Gefäßnaht zeigte sich im Nahtbereich neben den mehr oder weniger stark ausgeprägten Endotheldefekten v.a. in Strömungsrichtung angeordnete Fibrinnetze, die sich von den Fadeneintrittsstellen über die Fadenbögen selbst zogen (Abb. 1). Dabei schien es uns, daß diese Fibringeflechte bei den mit Polyglactin 910 genähten Anastomosen stärker ausgeprägt waren als bei den mit Polypropylen bzw. monophilen Nylonfäden genähten. Diese Fibringeflechte waren nach 48 h bereits seltener geworden und von geringerem Ausmaß. Bei allen Gruppen zeigte sich bereits eine beginnende Reendothelisierung, die nach 4 Tagen teilweise Brücken über den entblößten Nahtbereich gebildet hatte. Auch die Fäden selbst waren von Endothelzellfortsätzen überwuchert (Abb. 2). Nach 7 Tagen war bei beiden Nahtmaterialien die Endothelzellschicht weitgehend geschlossen und nach 14 Tagen die Reendothelisierung abgeschlossen. Ab dem 36. Tag konnte man im ehemaligen Nahtbereich auf den rasterelektronenmikroskopischen Aufnahmen bei der Gruppe mit Polyglactin 910-Fäden kein Nahtmaterial mehr erkennen, während der Polypropylenfaden und der Nylonfaden auch nach 150 Tagen als subendotheliale Vorwölbung noch deutlich zu sehen waren. Zur Beurteilung der reparativen Vorgänge in den tieferen Gefäßwandabschnitten, insbesondere der reaktiven Prozesse auf das Trauma und das Nahtmaterial, waren die lichtmikroskopischen und transmissionselektronenmikroskopischen Aufnahmen unerläßlich: Dabei fiel uns auf, daß die vielfach in der Literatur beschriebene Nekrose der Media (Khodadad 1970; Ippisch et al. 1980) sich in unseren Präparaten nicht darstellte.

290

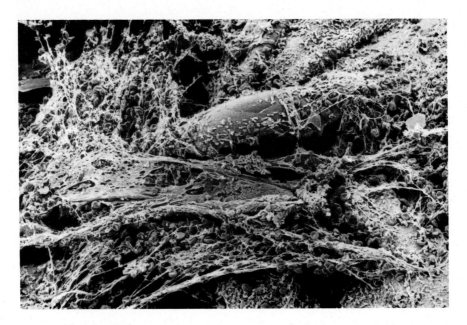

Abb. 1. Rasterelektronenoptische Aufnahme (Vergr. 400 : 1) der Gefäßinnenseite 24 h nach mikrochirurgischer Naht mit Polyglactin 910; Fibrinnetze, hauptsächlich in Strömungsrichtung angeordnet

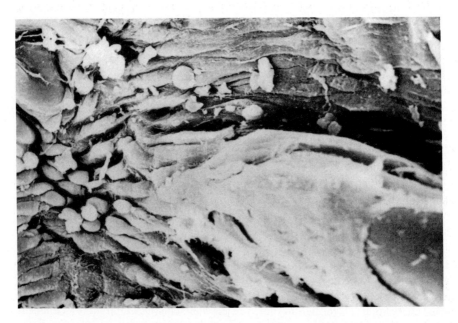

Abb. 2. Rasterelektronenoptische Aufnahme (Vergr. 1200 : 1). 4 Tage postoperativ schieden sich Endothelzellen über das Nahtmaterial, hier monofiles Nylon

Zwar war eine Verminderung der Mediamyozyten nach disseminiertem Zellausfall eindeutig, aber die Wandstruktur war stets erhalten geblieben.

Die von Khodadad (1970) und Acland u. Trachtenberg (1977) erwähnte Intima-hyperplasie zeigte sich unabhängig vom Nahtmaterial stets von mäßiger Ausprägung und nur, um lumenseitige nahttechnisch bedingte Unebenheiten auszugleichen. Eine freie Proliferation in das Gefäßlumen stellte sich nicht dar. Die reaktiven Vorgänge auf die Fadenmaterialien fanden sich in der Adventitia bzw. Mediaadventitiagrenze und waren bereits ab dem 7. postoperativen Tag evident. Die zelluläre Reaktion war gekennzeichnet durch Ansammlung von mehrkernigen Riesenzellen und die Infiltration durch mononukleäre Zellen und Makrophagen (Abb. 3 u. 4). Die entstandenen Fremdkörpergranulome waren bei allen Fadenmaterialien schwach ausgeprägt und traten bei keinem bevorzugt auf. Während die Fadengranulome beim Polypropylen- bzw. Nylonfaden persistierten, nahmen sie beim Polyglactin 910 in den folgenden Wochen ab und waren nach 14 Wochen nicht mehr erkennbar. Dies ist wahrscheinlich auf die Resorption des Polyglactins zurückzuführen. Während beim Polypropylen und den monophilen Nylonfäden auch nach 150 Tagen das Nahtmaterial nahezu unverändert nachweisbar war mit glattflächigem Übergang zur zellulären Umgebung, erkannte man beim Polyglactin 910 den fortschreitenden Abbau. Anstelle des resorbierten Nahtmaterials trat zusehends kollagenes Gewebe.

Diese Ergebnisse bedeuten unserer Meinung nach für den Kliniker, daß sowohl das nicht resorbierbare Nahtmaterial als auch das resorbierbare Polyglactin 910 mit gutem Erfolg für die mikrochirurgische Gefäßnaht verwendet werden können. Fremdkörperreaktionen und Granulome in der Adventitia, die beim Polypropylen bzw. monofilen Nylonfaden persistieren, beeinflussen die Gefäßdurchgängigkeit ebensowenig wie der Verbleib des nicht resorbierbaren Nahtmaterials in der Gefäßwand. Wir können

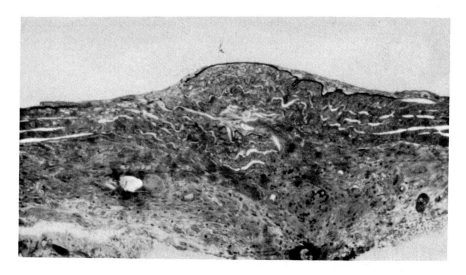

Abb. 3. Semidünnschnitt (Toluidinblaufärbung, Vergr. 100 : 1), 15 Tage postoperativ Nahtmaterial Polypropylen, dachziegelartige Überlappung der Tunicae mediae im Anastomosenbereich, ausgeprägte Fremdkörperreaktion in der Adventitia

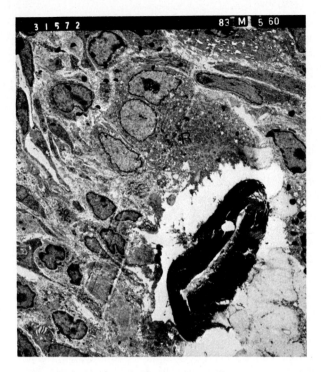

Abb. 4. Transmissionselektronenoptische Aufnahme (Vergr. 2000 : 1), 7 Tage post-operativ; dem Polypropylenfaden benachbarte mehrkernige Riesenzelle (R)

somit die Ansicht verschiedener Autoren nicht unbedingt teilen, das resorbierbare Nahtmaterial als geeigneter zu bezeichnen. Vielmehr bleibt es dem einzelnen Chirurgen selbst überlassen, mit welchen der angegebenen Materialien er technisch am besten zurechtkommt.

Zusammenfassung

Bei 60 Sprague Dawley-Ratten wurde resorbierbares und nicht resorbierbares Naht-material bei der mikrochirurgischen Naht der Aorta abdominalis getestet und die Reaktion des Gewebes anhand rasterelektronenmikroskopischer und transmissions-elektronenoptischer Aufnahmen dokumentiert. Bei allen Nahtmaterialien kam es nach 7 Wochen zu mäßigen Fremdkörperreaktionen in der Gefäßmedia und -adventitia, die beim resorbierbaren Material Polyglactin 910 mit zunehmender Resorption verschwan-den, beim nicht resorbierbaren Material persistierten. Dies hatte jedoch keine Aus-wirkung auf den klinischen Erfolg der durchgeführten Anastomosen, die zu 100% funktionstüchtig waren. Nahtdeshiszenzen, Stenosen und Thrombosen der Gefäße wurden nicht beobachtet. Resorbierbare und nicht resorbierbare Nahtmaterialien scheinen somit für die klinische Anwendung bei der Mikrogefäßanastomose in gleicher Weise geeignet zu sein.

Literatur

Acland R, Trachtenberg L (1977) The histopathology of small arteries following experimental microvascular anastomosis. Plast Reconstr Surg 56:868

Cobbet JF (1967) Small vessels anastomosis. A comparison of suture techniques. Br J Plast Surg 20:16

Dociu N (1978) Vicryl^R und sein Verhalten im Gewebe. Ethicon OP Forum 96:3–21

Ippisch A, Wriedt-Lübbe I, Duspiva W, Blümel G (1980) Mikrochirurgische Nerven- und Gefäßnähte mit resorbierbarem Nahtmaterial. Plast Chir 4:76–80

Khodadad G (1970) Histological evaluation of long term microvascular repair and replacement. Arch Surg 101:503–507

Einsatz von Polydioxanon bei experimentellen Darmanastomosen

J. Waninger, I. Shah und M. Gorenflo

Chirurgische Univ.-Klinik (Geschäftsf. Ärztl. Direktor: Prof. Dr. E.H. Farthmann), Hugstetterstraße 55, D-7800 Freiburg

Vergleichende Untersuchungen an experimentellen Darmanastomosen setzen eine Standardisierung der Nahttechnik voraus. Grundlagen der Standardisierung sind technische Parameter, mit denen sich jede Anastomosennaht beschreiben läßt (Tabelle 1). Jeder Parameter verändert das makroskopische Bild an der Anastomose und beeinflußt die Wundheilung.

Während sich Adaptation, Anzahl der Nahtreihen, Stichführung, Einstichabstand, Knotenabstand, Knotenform und -lage sowie Hilfsmittel ohne große Schwierigkeiten standardisieren lassen, gibt die Einhaltung der Nahtspannung Probleme auf. Jeder Operateur gibt seinen geknüpften Fäden eine andere Spannung, die auch noch von Knoten zu Knoten variiert. Dieses Problem wurde mit Hilfe von Federwaagen gelöst. Nach Legen des Knotens wurden die Fadenenden mit einer vorher festgelegten Kraft angezogen (Waninger u. Buchgeister 1982).

Material und Methode

Zur Prüfung des Einsatzes von Polydioxanon für die Darmnaht wurden die Handhabung und Gewebeverträglichkeit in einer tierexperimentellen Studie untersucht. Bei 15 Landschweinen mit einem durchschnittlichen Gewicht von 20 kg wurden bei jedem Tier 4 Dünndarmanastomosen genäht. Je 2 Anastomosen wurden mit Polydioxanon 4/0 bzw. 6/0 hergestellt.

Biomaterialien und Nahtmaterial
Herausgegeben von H. M. Rettig
© Springer-Verlag Berlin·Heidelberg 1984

294

Tabelle 1. Technische Parameter einer Anastomosennaht

1. Adaptation a) evertierend b) invertierend c) Stoß-auf-Stoß d) Invagination	4. Einstichabstand 5. Knotenabstand 6. Knotenform und -lage a) innen, außen
2. Nahtreihe a) einreihig b) zweireihig c) dreireihig	b) Knüpftechnik 7. Nahtspannung 8. Hilfsmittel
3. Stichführung a) Einzelknopf b) fortlaufend	a) Nadel b) Fadenmaterial c) Prothesen

Die Anastomosen wurden einreihig, Stoß-auf-Stoß in der Stichführung nach Gambee genäht. Der Knotenabstand und der Einstichabstand wurden mit 5 mm festgelegt und für jeden Stich gemessen. Eine in den Darm eingelegte Nahthilfe erleichterte das Messen der Abstände. Die Knoten wurden mit einer Kraft von 0,5 Newton angezogen (Tabelle 2). Zur Kontrolle der Stichführung wurde eine Lupenbrille (Fa. Zeiss, Vergr.: 3,5 : 1) benutzt. Die Operationsdauer einer vollständigen Anastomose wurde gemessen. Je 5 Tiere wurden nach 4, 21 und 90 Tagen untersucht. Das anastomosentragende Segment wurde nach Füllung der Gefäße mit Kontrastmittel explantiert und makroskopisch, histologisch und mikroangiographisch aufgearbeitet. Bei der makroskopischen Untersuchung wurden die Knotenabstände nachgemessen und die Ausdehnung der Wundheilungsstörungen sowie sichtbares Nahtmaterial registriert. Zur histologischen Untersuchung gelangten Schnitte längs zur Anastomose sowie Schnitte zwischen 2 Knoten und Schnitte am Knoten quer zur Anastomose (Waninger et al. im Druck) (Abb. 1). Die in Formalin fixierten Präparate wurden mit einem Mikrotom in 5–6 µm Dicke geschnitten. Sie wurden nach Elastica-van-Gieson sowie Hämatoxylin-Eosin gefärbt.

Bei der Handhabung des Fadens fielen zwei wesentliche Punkte auf. Die sehr glatte Oberfläche erlaubte ein ungehindertes Durchtreten des Fadens durch das Gewebe der

Tabelle 2. Technische Parameter der experimentellen Dünndarmanastomose

1. Adaptation:	Stoß-auf-Stoß
2. Nahtreihe:	Einreihig
3. Stichführung:	Gambee
4. Einstichabstand:	5 mm
5. Knotenabstand:	5 mm
6. Knotenform und -lage:	extraluminal geknüpfter chirurgischer Knoten
7. Nahtspannung:	0,5 Newton
8. Hilfsmittel:	PDS^R 4/0 und 6/0 USP mit TF 1 Nadel

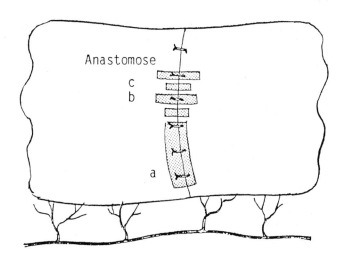

Abb. 1. Histologische Schnitte längs zur Anastomose (*a*) sowie am Knoten (*b*) und zwischen 2 Knoten (*c*) quer zur Anastomose

Darmwand. Eine traumatisierende Sägewirkung entfiel. Die Steifheit des Fadens und seine geringe Geschmeidigkeit verlangten aber ein sorgfältiges Legen jedes einzelnen Knotens, um die Nahtspannung einzuhalten.

Ergebnisse

Der etwas intensiver gefärbte 4/0-Faden war leichter zu sehen als der blasse 6/0-Faden. Dies war ein Grund, weshalb die Operation mit dem 6/0-Faden durchschnittlich 2 min länger dauerte. Sie betrug beim 4/0-Faden 14,3 ± 1,6 min und beim 6/0-Faden 16, 2 ± 2,1 min. Beim 4/0-Faden waren für eine Anastomose durchschnittlich 13 ± 1,2 Knoten, beim 6/0-Faden 14,2 ± 1,3 Knoten erforderlich.

Alle Anastomosen waren an der Serosaseite zu jedem Untersuchungszeitpunkt sehr stark verwachsen, so daß kein Unterschied im Verwachsungsgrad festgestellt werden konnte. Von der Schleimhautseite zeigten die mit dem dünneren Nahtmaterial genähten Anastomosen 33% weniger Wundheilungsstörungen als die mit dem 4/0-Faden genähten. Nach 3 Monaten waren bei dem dickeren Faden noch 18% der Knoten sichtbar, beim dünneren Faden nur noch 1%.

In den histologischen Schnitten längs zur Anastomose konnte besonders viel Fadenmaterial erfaßt werden. Allerdings kam es durch die Schnittechnik, v.a. bei 4 Tage alten Anastomosen, oft zu einem Ausreißen des Fadenmaterials. Die Schnitte zwischen den Knoten zeigten die exakte Adaptation der Schleimhaut.

Nach 4 Tagen fand sich um den Faden frisches Granulationsgewebe mit reichlich Entzündungszellen. Nach 3 Wochen war die entzündliche Reaktion deutlich zurückgegangen. Es fanden sich nun v.a. Monozyten, Histiozyten, Plasmazellen, Lymphozyten und nur noch ganz vereinzelt Granulozyten. Fremdkörperriesenzellen wurden beobachtet. Der Faden war vollständig von Bindegewebe umgeben. Die Dicke der

296

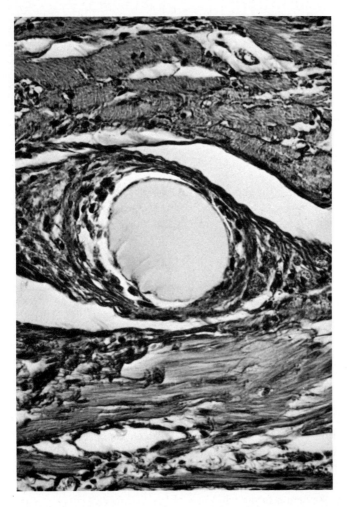

Abb. 2. Der 6/0-Faden ist von einem dünnen Bindegewebemantel umgeben. Das Fadenmaterial ist an einer Seite unregelmäßig begrenzt und beginnt schollig zu zerfallen (Elastica van Gieson; Vergr.: 190 : 1)

bindegewebigen Ummantelung wurde für den Faden 4/0 mit durchschnittlich 0,16 mm und für den dünneren Faden mit 0,04 mm gemessen.

Nach 3 Monaten fanden sich deutliche Zeichen der Resorption. An Stelle des glatten kreisförmigen Fadenrandes fand sich nun eine wellenförmige Begrenzung. Der Faden selber zerfiel in kleinere Schollen (Abb. 2). Die Resorption des dünneren Fadens war deutlich fortgeschritten. Gelegentlich konnten in einer Narbe nur noch Bruchstücke in polarisiertem Licht nachgewiesen werden. Die Dicke des Bindegewebemantels um das Fadenmaterial betrug 0,04 mm. Fremdkörperriesenzellen wurden weiterhin angetroffen.

Diskussion

Zur Sicherung einer ungestörten Wundheilung der Anastomose ist eine subtile Technik unerläßlich. Wünschenswert ist ein Nahtmaterial, das eine geringe Gewebereaktion hervorruft und eine einfache Handhabung gewährleistet. Der untersuchte Polydioxanonfaden in den Stärken 4/0 und 6/0 erfordert durch seine geringe Geschmeidigkeit eine große Sorgfalt beim Knüpfen. Durch seine glatte Oberfläche gleitet er sehr schonend durch das Gewebe.

Der dünnere Faden führt zu weniger Wundheilungsstörungen und wurde schneller abgebaut. Die geringe Gewebereaktion um das Fadenmaterial führte im Knotenbereich zu einer ungestörten Wundheilung.

Die geringe Gewebereaktion auf den Polydioxanonfaden wurde auch von Albers et al. (1982) für die Sehnennaht und von Ray et al. (1981) für das Muskelgewebe festgestellt.

Zusammenfassung

In einer tierexperimentellen Studie an 15 Landschweinen wurden die Handhabung und Gewebeverträglichkeit des Nahtmaterials Polydioxanon für die Darmnaht geprüft. Die Anastomosen wurden in einer standardisierten Nahttechnik mit der Stärke 4/0 und 6/0 genäht. Die geringe Geschmeidigkeit des Fadens erforderte ein exaktes Knüpfen des Fadens. Bei dem dünneren Faden wurden 33% weniger Wundheilungsstörungen festgestellt. Durch die glatte Oberfläche glitt der Faden schonend durch das weiche Darmgewebe. Die Gewebereaktion war bei beiden Fadenstärken gering. Polydioxanon eignet sich für die Darmnaht unter der Voraussetzung einer sorgfältigen Knüpftechnik.

Literatur

Albers W, Geldmacher J, Giedl H, Beyer W (1982) Sehnennähte mit einem neuen monofilen synthetischen resorbierbaren Fadenmaterial (PDS-Faden der Stärke 6/0). Chirurg 53:168—171

Ray JA, Daddi N, Regula D, Williams JA, Melveger A (1981) Polydioxanone (PDS) a novel, monofilament synthetic absorbable suture. Surg Gynecol Obstet 153:497—507

Waninger J, Buchgeister C (1982) Der Einfluß der Nahtspannung auf die Wundfestigkeit der Dickdarmanastomose. In: Thiede A, Hamelmann H (Hrsg) Moderne Nahtmaterialien und Nahttechniken in der Chirurgie. Springer, Berlin Heidelberg New York, S 128—134

Waninger J, Shah I, Heinz M (im Druck) Neue Aspekte zur histologischen Aufarbeitung experimenteller Darmanastomosen. Langenbecks Arch Chir

Mikrogefäßanastomosen mit resorbierbarem oder nichtresorbierbarem Nahtmaterial

K.E. Rehm und B. Kaletsch

Unfallchirurgische Klinik, Zentrum für Chirurgie der Justus-Liebig-Universität, Klinikstraße 29, D-6300 Gießen

Einleitung

Nachdem 1968 den Japanern Komatsu u. Tamai die erste Replantation eines Daumens gelungen ist, stellte der Vortrag von Owen (1975) auf dem Kongreß der deutschen Gesellschaft für Chirurgie 1975 die eigentliche Initialzündung zur Mikrochirurgie in Deutschland dar. Heute ist sie aus vielen Bereichen der wiederherstellenden Chirurgie nicht mehr wegzuddenken. Obwohl sich die Technik inzwischen weitgehend verein-

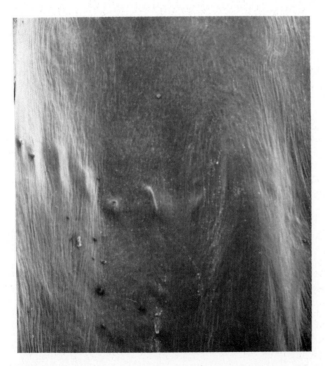

Abb. 1. REM-Übersicht über eine Anastomose der Rattenaorta. In der linken Bildhälfte Nahtreihe mit nicht resorbierbarem Material. Längsverlaufende, wallartige Erhebung über den Nahtschleifen. Rechte Bildhälfte: Glattflächige, vollständige Rekonstruktion der Intima. (Vergr.: 40 : 1)

Biomaterialien und Nahtmaterial
Herausgegeben von H.M. Rettig
© Springer-Verlag Berlin·Heidelberg 1984

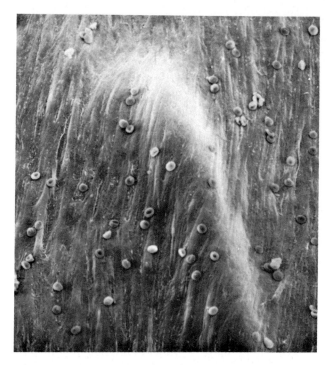

Abb. 2. 500fache Vergrößerung der Nahtschlaufe in Bildmitte. Einige Erythrozyten sind nicht vollständig abgespült und erlauben den Größenvergleich. Neben diesen erscheint die Vorwölbung wie ein Bergrücken

heitlicht hat, ist die Diskussion über das zu verwendende Nahtmaterial noch nicht abgeschlossen.

So haben Dahlke et al. (1979) und Ippisch et al. (1980) im Jahr darauf die Vorteile resorbierbaren Materials dargestellt. Trotzdem wurden diese experimentellen Erkenntnisse noch nicht in die Praxis übernommen.

Material und Methoden

An 20 Sprague-Dawley-Ratten wurde nach intramuskulärer Thalamonalnarkose die Aorta abdominalis freigelegt, infrarenal über eine Länge von 10 mm freipräpariert und quer durchtrennt. Die Adventitia wurde beidseits 1 mm weit vom Schnittrand abpräpariert. Im Unterschied zu den genannten früheren Untersuchern nähten wir Vorderwand und Hinterwand mit verschiedenen Materialien, so daß der Vergleich am selben Organ eines Tieres möglich wurde. Um Unterschiede in der Vaskularisierung auszugleichen, wurden Vorder- und Hinterwandnaht wechselweise resorbierbar und nicht resorbierbar ausgeführt. Als resorbierbares Material kam Vicryl und als nichtresorbierbares Ethilon zur Anwendung, beide Materialien in der Stärke 1/0 (0,2 metric) und mit einer BV-6-Nadel armiert.

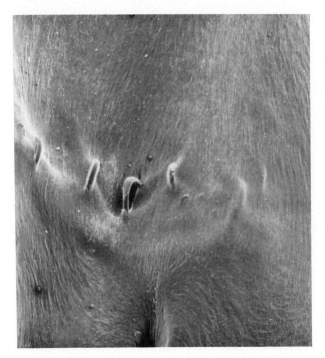

Abb. 3. Anastomosenübersicht bei 50facher Vergrößerung. Lockere Nahtschlaufen in der linken Bildseite, welche weit in das Lumen ragen. Die rechte Hälfte mit resorbierbarem Faden ist weitgehend glatt wiederhergestellt

Nach 4 Wochen wurde die Aorta entnommen. Unter dem Operationsmikroskop wurde das Gefäßrohr inspiziert und anschließend zur lichtmikroskopischen Untersuchung aufbereitet. Da die Wiederherstellung der inneren Gefäßoberfläche von ausschlaggebender Bedeutung ist, wurden rasterelektronenmikroskopische Aufnahmen angefertigt.

Ergebnisse

Keines der Tiere starb vor Abschluß des Versuchs. Die Aorta wurde im Retroperitonealraum wechselnd stark verwachsen vorgefunden. Sämtliche Gefäße waren frei durchgängig, Nahtinsuffizienzen wurden nicht beobachtet. Anastomosen, deren Vorderwand mit resorbierbarem Material genäht war, ließen sich nur schwer auffinden. Lichtmikroskopisch zeigte sich bei allen Schnitten ein einheitliches Bild, unabhängig davon, ob es sich um die Vorder- oder Hinterwand handelte: An den mit Polyamid (Ethilon) genähten Anteilen konnte eine deutliche Fremdkörperriesenzellreaktion beobachtet werden. Gelegentliche Medianekrosen waren durch hyalines Narbengewebe ersetzt worden. Eine nennenswerte Intimahyperplasie konnte nicht festgestellt werden. Die mit Polyglactin (Vicryl) genähten Anastomosen zeigten nur

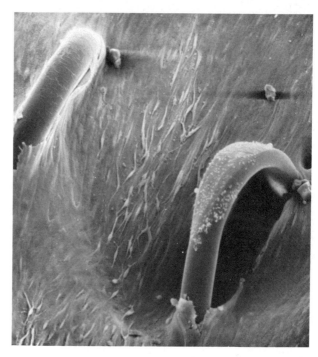

Abb. 4. Die einzelnen Fäden ragen wie Brückenbögen über die Intimaoberfläche hinaus und müssen zu erheblichen Turbulenzen führen (Vergr. 300 : 1)

eine angedeutete zelluläre Reaktion. Im polarisierten Licht konnten Fadenreste noch erkannt werden. Medianekrosen waren auffallend seltener.

Betrachtet man das Gefäßrohr im Mikroskop, so kann man beobachten, daß sich über den nicht resorbierbaren Nahtschlingen kleine Vorwölbungen ins Lumen ausbilden, deren hämodynamische Bedeutung nicht unterschätzt werden sollte: Nach dem Hagen-Poiseuille-Gesetz, wobei der Radius in der 4. Potenz eingeht, bewirkt schon eine geringe Querschnittsminderung eine erhebliche Verringerung des Strömungsvolumens.

Dieser Eindruck wird auch durch die REM-Darstellung bestätigt. Wie bereits in einer ausführlichen Bilddarstellung beschrieben (Rehm u. Kaletsch 1982), ist die Wiederherstellung aller Wandschichten, besonders aber der Intimaoberfläche mit resorbierbarem Material besser. An einigen Stellen ist nur noch die Anastomosenhälfte mit dem nichtresorbierbaren Faden aufzufinden.

Im direkten Vergleich werden unter identischen Bedingungen mit resorbierbarem Material bessere Ergebnisse erzielt. Der vollständigen Rekonstruktion wird nicht nur morphologische, sondern besonders funktionelle Bedeutung zugemessen. Die Verarbeitung des resorbierbaren Fadens, besonders die Knüpfbarkeit ist gewöhnungsbedürftig. Wegen einer gewissen plastischen Verformung bleibt der einmal gelegte Knoten liegen. Ein wesentlicher Nachteil ist aber die schlechte Erkennbarkeit des schwach blau eingefärbten Fadens, was wohl der weiteren Verbreitung des im übrigen überlegenen Nahtmaterials im Wege steht.

Literatur

Dahlke H, Dociu N, Thurau K (1979) Synthetisches, resorbierbares und synthetisches nicht resorbierbares Nahtmaterial in der mikrovaskulären Chirurgie. Handchirurgie 11:3

Ippisch A, Wriedt-Lübbe J, Duspiva W, Blümel G (1980) Mikrochirurgische Nerven- und Gefäßnähte mit resorbierbarem Nahtmaterial. Plast Chir 4:67

Komatsu S, Tamai S (1968) Successful replantation of a completely cutoff thumb. Plast Reconstr Surg 42:374

Owen E (1975) Replantation of amputated extremities. Langenbecks Arch Chir 339: 613

Rehm KE, Kaletsch B (1982) Gewebsreaktion bei Mikrogefäßanastomosen. Vergleichende Untersuchung resorbierbaren und nicht resorbierbaren Nahtmaterials. Unfallchirurgie 8:245

Resorbierbare und nichtresorbierbare mikrochirurgische Nähte

H. Kus, R. Rutowski, K. Skiba und A. Zarzycki

Klinik für traumatologische Chirurgie der Medizinischen Akademie in Wroclaw, ul. Traugutta 57/59, PL-50-427 Wroclaw

Die Entwicklung der modernen mikrochirurgischen Techniken erlaubt in der Rekonstruktion peripherer Nerven bessere Ergebnisse als zu Zeiten der klassischen Nervennaht (Kus 1983a, b, c; Kus u. Kodecki 1982; Millesi et al. 1972). Dennoch sind weitere, nicht nur pathophysiologische Untersuchungen wie auch technische Vervollkommnungen erforderlich. Wir haben Erfahrungen in der Nervenrekonstruktion bei über 1 600 Kranken. Grundsätzlich werden folgende Typen der Nervenrekonstruktion an der Klinik durchgeführt (Kus 1983b):

1. Die klassische epineurale Naht bei Kindern wie auch bei multi- oder monofaszikulären Nerven, wenn eine direkte Anastomose ohne Spannung möglich ist. In der direkten Nervenanastomose von oligofaszikulären Nervenstrukturen führen wir in der Erstversorgung die Operation nach eigenem Verfahren durch.
2. Bei sekundären frühen oder späten Nervenrekonstruktionen werden in der Regel 2 Methoden angewendet.
   a) Die Operation des eigenen Verfahrens, wenn dies ohne Spannung möglich ist (Kus 1983a);
   b) die Überbrückung mit kutanen Nervenimplantaten, wenn die direkte Anastomose ohne Spannung nicht möglich ist oder ein primärer oder sekundärer Defekt des geschädigten Nerven besteht (millesi et al. 1972). Kutane Nervenimplantate sind bei der partiellen Läsion in den meisten Fällen angezeigt.

Biomaterialien und Nahtmaterial
Herausgegeben von H. M. Rettig
© Springer-Verlag Berlin·Heidelberg 1984

Außer der Operationstechnik sind bei solchen Nervenrekonstruktionen die Nahtmaterialien wichtig. Daher haben wir experimentell und klinisch die bekannten herkömmlichen mikrochirurgischen Nähte, wie die neuen resorbierbaren Dexonnähte, untersucht (Kus 1983b). Hauptfrage war die Reaktion des Nervengewebes auf das Material.

Daher haben wir mikrochirurgisch Nähte in das Nervengewebe ohne Durchtrennung des Nervenstammes am N. ischiadicus bei Kaninchen durchgeführt. Nachuntersuchungen erfolgten nach 7, 30 und 180 Tagen. Die Tiere wurden in Gruppen, abhängig von den implantierten Nähten eingeteilt.

Anhand makroskopischer und mikroskopischer Untersuchungen hat man in den ersten 7 Tagen gleiche Resultate, unabhängig vom Material (Abb. 1). Nach 30 und 180 Tagen ergaben nichtresorbierbare Nähte einen unspezifischen Entzündungsprozeß, der in der Regel die Größe der Naht nicht überschritten hat. Größere Reaktionen zeigten nur supramidmikrochirurgische Nähte (Abb. 2). Nach Implantation resorbierbarer Nähte besteht nach 30 Tagen eine Änderung der Farbe und Fragmentation. Nach 180 Tagen sind an den Nähten entzündliche Prozesse nicht mehr zu finden.

Die Ergebnisse sind vielversprechend. Wir sind überzeugt, daß resorbierbare Nähte (Dexon, Vicryl) auch in der mikrochirurgisch rekonstruktiven Operationstechnik gute Anwendung finden können. Die Anastomose ist mechanisch stabil genug für die ersten 2 Wochen. Ungünstig war die schlechtere Sichtbarkeit der untersuchten mikrochirur-

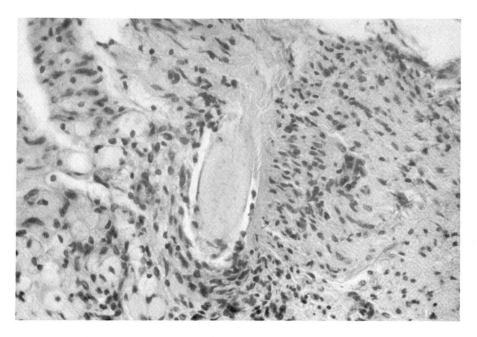

Abb. 1. Nervengewebereaktion 7 Tage nach der Implantation von mikrochirurgischen Ethilonnähten in den Stamm des N. ischiadicus am Kaninchen (HR, Vergr.: 1 : 260)

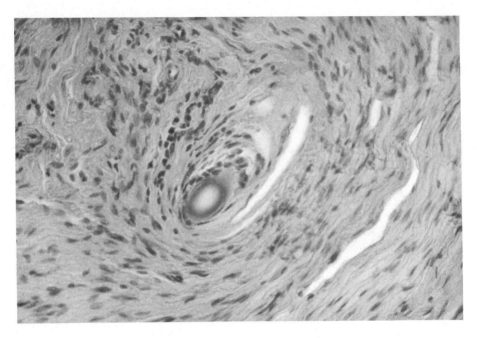

Abb. 2. Nervengewebereaktion 180 Tage nach der Implantation von mikrochirurgischen Mersilenenähten in den Stamm des N. ischiadicus am Kaninchen (HE, Vergr. 1 : 260)

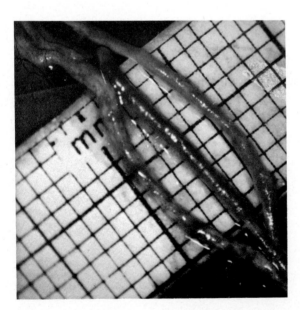

Abb. 3. Auspräparierte zum Training von mikrochirurgischen Operationen vorbereitete Arterie, Vene und Nerv in der Leistenbeuge beim Kaninchen. Der Durchschnitt der Gefäße entspricht den klinischen Bedürfnissen besser als bei Ratten

gischen Dexonnähte unter dem Mikroskop. Die Festigkeit und Sicherheit der Knoten waren bei allen Nähten gleichmäßig.

Ähnliche Untersuchungen haben wir mit mikrochirurgischen Nähten bei der Anastomose kleinerer Arterien und Venen mit einzel- und fortlaufender Naht durchgeführt (Abb. 3). Außerdem haben wir ähnliche Untersuchungen mit Issucol vorgenommen. Bis jetzt wurden über 80 Nervenanastomosen mit Hilfe des Fibrinklebers mit guten Ergebnissen vorgenommen.

Literatur

Kus H (1983a) Mikrochirurgische faszikuläre Nervennaht. Eigene Methode. Handchirurgie 2

Kus H (1983b) Microsurgical reconstruktion of peripheral nerves. Own experience. Handbook of Microsurgery. CRC Press, Florida

Kus H (1983c) Späte Nervenrekonstruktion. In: Kley W, Naumann C (Hrsg) Regionale plastische und rekonstruktive Chirurgie im Kindesalter. Springer, Berlin Heidelberg New York

Kus H, Kordecki J (1982) Eigene Modifikation der mikrochirurgischen Anastomose von peripheren Nerven in späten posttraumatischen Läsionen. Pol Przegl Chir 12: 923–927

Millesi H, Meisel G, Berger A (1972) The interfascicular nerve grafting of the median and ulnar nerves. J Bone Joint Surg (Am) 54:737–739

VII. Freie Vorträge

Holzfremdkörper der Orbita

H.-W. Meyer-Rüsenberg, H. Busse und H. Promesberger

Univ.-Augenklinik (Direktor: Prof. Dr. H.J. Küchle), Domagkstraße 15,
D-4400 Münster

Fremdkörper in der Orbita werden nach Duke-Elder (1972) trotz eindeutigem Unfall-
hergang nicht selten vom Patienten bzw. erstversorgenden Arzt übersehen. Dies gilt vor
allem dann, wenn der Patient benommen oder bewußtlos zur Behandlung kommt.
Zwar liefern die Begleitsymptome wie Schwellung, Lidödem bzw. Ptosis einen Hinweis auf eine Verletzung der Orbita, doch kann nach Abklingen der Primärsymptome
ein Fremdkörper abgekapselt werden und reizfrei in der Orbita liegenbleiben. Dies
trifft für die anorganischen Fremdkörper wie Glas sowie die meisten Metalle mit Ausnahme von Kupfer zu. Organische Fremdkörper wie z.B. Holz führen entweder zu
einer akuten fiebrigen Entzündung mit Bild einer Orbitalphlegmone bzw. -abszeß oder
verlaufen als chronische Entzündung mit Ausbildung von granulomatösem Gewebe
bzw. rezidivierenden eitrigen Fisteln, manchmal mit Ausstoßung des Fremdmaterials.
  Im folgenden möchten wir 2 typische Krankheitsverläufe vorstellen.
  Im ersten Fall handelt es sich um ein 3jähriges Mädchen, das mit einem Bleistift in
der Hand eine Treppe hinunterfiel. Nach Anfertigung einer Schädelaufnahme ohne
Befund verschloß der erstversorgende Chirurg die entstandene Oberlidverletzung.
Zwei Tage später kam es zu einer erheblichen Lidschwellung mit Rötung und Protru-
sio bulbi sowie Auftreten von Fieber. Eine erneute Röntgenaufnahme wies eine leichte
Verschattung der Orbita auf, die wir später als Fremdkörper identifizierten. Bei der
von uns vorgenommenen Wundrevision fand sich die abgebrochene Bleistiftspitze in
der Orbita. Postoperativ klang der Reizzustand schnell ab. Nach 2,5 Jahren war von
dem Ereignis nichts mehr zu sehen.
  Im zweiten Fall wurde ein 9jähriger Junge mit einem in die linke Orbita spießenden
Ast eingeliefert. Der Junge war beim Spiel von einem Baum herabgefallen und danach
kurzzeitig bewußtlos gewesen. Die Erstversorgung erfolgte durch uns gemeinsam mit
der Hals-Nasen-Ohren-Klinik der Universität Münster. Intraoperativ zeigte sich bei
intaktem Bulbus eine Verletzung des Siebbeins. In der Folgezeit kam es zu rezidivierenden eitrigen Fistelbildungen mit Aufflackern von Entzündungen. 3 Revisionen
der Orbita und der Nasennebenhöhlen förderten jeweils neue Holzstückchen zutage,
so unter anderem aus der Kieferhöhle und der Orbitaspitze. Alle durchgeführten
Röntgenaufnahmen oder CT-Bilder gaben keinen Hinweis auf einen Fremdkörper.
6 Monate nach Entfernung des letzten Holzstückchens und 2,5 Jahre nach dem Unfall
führten wir zur Beseitigung des Narbenektropiums eine Z-Plastik nach Imre unter
Blockexzision des Narbengewebes durch. Wir erzielten ein gutes funktionelles und
kosmetisches Ergebnis.

Biomaterialien und Nahtmaterial
Herausgegeben von H. M. Rettig
© Springer-Verlag Berlin·Heidelberg 1984

Verletzungen der Augenhöhle mit schlecht heilenden Wunden oder akut auftretende Infektionen sollten an in der Orbita verbliebene organische Fremdkörper denken lassen. Auch moderne Verfahren wie das Computertomogramm liefern dabei nicht immer einen sicheren Hinweis.

Literatur

Duke-Elder S (1972) System of ophthalmology, vol. 14. Kimpton, London, pp 655– 659

Zur rekonstruktiven Chirurgie der äußeren Nase

Z. Roscic und J. Beck-Mannagetta

Abteilung für Kiefer- und Gesichtschirurgie (Vorstand: Prof. Dr. R. Fries), Allgemeines öffentliches Krankenhaus der Stadt Linz, Krankenhausstraße 9, A-4020 Linz

Einleitung

Die Rekonstruktion von Hautdefekten im Bereiche der äußeren Nase nach Tumorexzision oder Verletzungen soll möglichst primär vorgenommen werden. Da beim Vorliegen eines Tumors dessen radikale Entfernung (histologische Kontrolle im Gefrierschnittverfahren) erforderlich ist, ergibt sich das endgültige Ausmaß des Defektes oft erst im Laufe der Operation. Abgesehen von der Ausdehnung spielt aber auch die Lokalisation des Defektes an der Nase eine wichtige Rolle bei der Planung der Defektdeckung.

Für seitlich liegende Defekte lassen sich verschiedene Lappenformen aus der Wange verwenden. Für Defekte der Nasenspitze und der zentralen Anteile des Nasenrückens oder der Nasenflügel kommen nur:

A. Freie Hauttransplantate,

B. Tunnelisierte Insellappen, oder

C. Verschiedene Stirnlappen in Betracht.

A. Vollhauttransplantate werden meist retroaurikulär entnommen, erfordern eine komplizierte Verbandstechnik, heilen nicht immer optimal und zeigen beträchtliche Unterschiede in Farbe und Dicke der Haut.

B. Die Deckung von Nasenhautdefekten mit paramedianen Stirnlappen in Inselform impliziert einen möglichst schmalen Gefäßstiel, damit der Lappen leicht gedreht und durch den Tunnel in den Defekt gebracht werden kann. Die Ernährung dieses Lappens ist trotz moderner Technik (Doppler-Sonographie) nicht immer gesichert. Auch ergeben sich beim Verschluß der Entnahmestelle manchmal Probleme.

Biomaterialien und Nahtmaterial
Herausgegeben von H. M. Rettig
© Springer-Verlag Berlin·Heidelberg 1984

C. Einfache Stirnlappen mit oder ohne Rücknähen des Lappenstiels müssen zweizeitig operiert werden, hinterlassen eine auffällige Stirnnarbe und sind wegen der Farbe und Textur der Stirnhaut gleichfalls kein vollwertiger Ersatz (wie auch die Insellappen).

Am vorteilhaftesten wirkt Haut aus der unmittelbaren Umgebung, die aber nicht immer leicht zu gewinnen ist (Rieger 1967). Aus diesen Gründen möchten wir über unsere Erfahrungen mit einem Lappen aus der Nasen- und Stirnhaut berichten, der die Eigenschaften einer Rotationsplastik mit denen eines subkutan gestielten Lappens vereint. Dieser Lappen eignet sich auch für andere Körperregionen.

Operative Technik

Die Größe des Defektes wird der Breite und der Tiefe nach bestimmt und der beabsichtigte Lappen markiert (Abb. 1 u. 2). Da die Blutzufuhr auf der zufälligen, subkutanen Gefäßversorgung beruht, ist eine Beachtung des Gefäßverlaufes nicht erforderlich. Vom kranialen Defektrand ausgehend wird der Lappen beilförmig über Nasen- und Stirnhaut geschnitten, wobei der kraniale Lappenanteil eher schmal gestaltet werden soll. Die Breite des Lappens (in kraniokaudaler Richtung) soll den 3- bis 4fachen Durchmesser des Defektes betragen. Die Haut um den Lappen wird ausgiebig und sorgfältig mobilisiert, wobei die subkutane Schicht des Stiels besonders geschont werden muß. Ansonsten müssen lediglich das Ligamentum palpebrale mediale, die Arteria angularis und das Perichondrium der Flügelknorpel berücksichtigt werden.

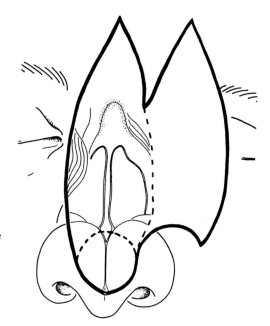

Abb. 1. Schnittführung und Lappenform bei einem subkutan und lateral gestielten Rotationslappen. Die Größe des Hautdefektes an der Nasenspitze und die Breite des Lappenstiels sind gestrichelt eingezeichnet. Bei der Präparation nicht sichtbare, unter dem Operationsbereich liegende Gebilde sind zart angedeutet

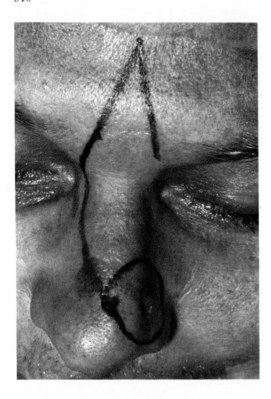

Abb. 2. Die präoperative Situation bei einem Basaliom der Nasenflügelhaut. Die geplante Schnittführung ist eingezeichnet

Nach sorgfältiger Blutstillung wird der mobilisierte Lappen in den Defekt teils rotiert und teils transponiert. Der Lappen sollte sich leicht in den Defekt einfügen lassen. Sodann können die Defektränder um den Lappen herum etwas eingeengt werden. Zuerst wird der kaudale Lappenrand an den kaudolateralen Defektrand genäht und entsprechend adaptiert, um eine gleichmäßige Kontur zu erreichen. Der weitere Defektverschluß erfolgt zweischichtig nach kranial, wodurch der sekundäre Defekt aus der Nasenregion ohne überschüssige Haut auf die Stirne verlagert wird. Durch die Größe und Form des Lappens, der nur zum Teil zur Defektdeckung gebraucht wird, verkleinert sich der sekundäre Defekt weiter, und der Verschluß in Form einer V-Y-Plastik gelingt fast immer (Abb. 3). In seltenen Fällen, wenn der Lappen stärker in den Defekt rotiert werden muß, kann es wünschenswert sein, die Entnahmestelle mittels einer Z-Plastik zu verschließen.

Diese Lappenform führt zu einem akzeptablen, unauffälligen Narbenverlauf im Nasenbereich (Abb. 4).

Diskussion

Die unelastische Haut der Nasenregion bietet nicht viele Möglichkeiten zur Defektdeckung. Neben dem Vollhauttransplantat und verschiedenartigen Stirnlappen stellt der lateral gestielte Rotationslappen eine weitere Alternative dar.

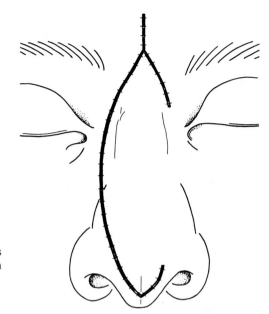

Abb. 3. Bei der Deckung des Defektes
an der Nasenspitze mit dem kaudalen
Lappenende entsteht ein sekundärer
Defekt an der Stirn. Dieser wird
durch eine V-Y-Plastik verschlossen

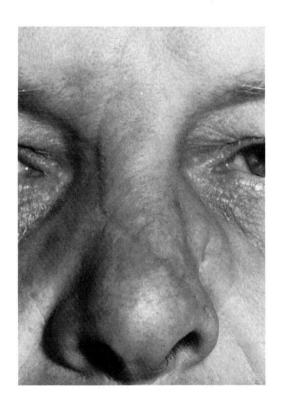

Abb. 4. 2 Wochen nach der Operation ist der Lappen komplikationslos eingeheilt

Die Hautbrücke des Stiels kann bis auf 1/3 der Lappenbreite verschmälert werden, da die Ernährung hauptsächlich durch den subkutanen Stiel erfolgt. Die Hautbrücke stellt einen Schutz für den subkutanen Stiel dar, obwohl sie die Beweglichkeit des Lappens etwas einschränkt.

Mit dem lateral gestielten Rotationslappen können Defekte bis zu 3 cm Durchmesser gedeckt werden, wobei die besten Ergebnisse im Bereich der kaudalen Nasenhälfte erzielt werden. Da aber fast 80% aller Defekte in diesem Bereich nicht größer als 3 cm sind, und die größeren und selteneren Defekte erfahrungsgemäß auch durchgehend sind, müssen diese Fälle ohnedies mit Hilfe einer anderen Methode operiert werden. Bei Defekten der kranialen Nasenhälfte kann die Rotation des Lappens zu einer Verlagerung der Augenbraue führen, welche sich ästhetisch nachteilig auswirkt.

Komplikationen sind selten. Bei Verlust des Perichondriums kann bei zarten Flügelknorpeln eine endonasal sichtbare Verkrümmung hervorgerufen werden. Eine ungenügende Mobilisierung kann zur Nahtdehiszenz führen.

Ergebnisse

Bis jetzt wurden an der Abteilung für Kiefer- und Gesichtschirurgie des Allgemeinen öffentlichen Krankenhauses der Stadt Linz insgesamt 26 Patienten nach dieser Methode operiert. In 22 Fällen handelte es sich um Nasenhautdefekte und in 4 Fällen um Defekte mit anderer Lokalisation.

Abgesehen von anfänglicher Zurückhaltung bei ausgiebiger Mobilisierung der Haut mit daraus folgender Nahtdehiszenz wurden keine ernsthaften Komplikationen gesehen. Bei richtig gestellter Indikation ist diese Methode verläßlich, leicht durchführbar und bringt ausgezeichnete ästhetische Ergebnisse.

Zusammenfassung

Für die plastische Deckung von Defekten der zentralen Nasenpartie stehen v.a. freie Hauttransplantate, tunnelisierte Insellappen und verschiedene Stirnlappen zur Verfügung. Diesen Verfahren haften gewisse Nachteile an (z.B. ein zweiter Eingriff, aufwendige Operationstechnik u.ä.).

Die Autoren berichten über ihre guten Erfahrungen mit einem lateral gestielten Rotationslappen, welcher sich v.a. für nicht perforierende Defekte der kaudalen Nasenhälfte bis zu 3 cm Durchmesser eignet. Die Ernährung dieses Lappens beruht hauptsächlich auf der zufälligen subkutanen Blutzufuhr.

Literatur

Rieger AA (1967) A local flap for repair of the nasal tip. Plast Reconstr Surg 40: 147–149

Behandlung von Verbrennungen dritten Grades im Bereich des behaarten Kopfes bei einem Patienten, der an Psoriasis leidet

S. Kritikas und K. Sivenas

(Manuskript nicht eingegangen)

20jährige Erfahrungen in Forschung und Anwendung von Biomaterialien in der experimentellen und klinischen Chirurgie

H. Kedra und H. Kus

Klinik für traumatologische Chirurgie, Anstalt für experimentelle Chirurgie und Testung von Biomaterialien der Medizinischen Akademie, ul. Poniatowskiego 2, PL-50-326 Wroclaw

Seit über 20 Jahren befassen wir uns in experimentellen Arbeiten und in der Klinik mit der Erforschung biologischer Testung sowie der Entwicklung von Biomaterialien, v.a. als Implantate in der primären und sekundären rekonstruktiven Chirurgie (Kalinska et al. 1970; Kus u. Gora-Maslak 1979; Kus u. Rogalski im Druck).

Unsere experimentelle Anstalt ist mit der Klinik verbunden und hat folgende Ziele:
1. Forschungsarbeit im Bereich von Biomaterialien,
2. Testung medizinischer Materialien und Implantate, die in Polen hergestellt sind oder importiert werden,
3. Ausbildung von Studenten und jungen Ärzten in der klassischen und modernen Operationstechnik (Kus u. Kedra 1983).

Im ganzen sind in den Jahren 1965–1984 über 200 Publikationen, 38 Doktorarbeiten und 4 Habilitationsschriften erschienen. Unsere experimentellen sowie klinischen Untersuchungen haben folgende Gruppen von Biomaterialien erfaßt:
1. biostatische, biodynamische und bioästhetische Implantate,
2. Materialien zur Vereinigung von Geweben/Nahtmaterialien, Klebestoffe, Knochenzemente,
3. Implantate zum direkten Kontakt mit Blut/Gefäßprothesen, implantierbare Katheter,
4. künstliche Organe.

Sie spielen als permanente oder temporäre Implantate in vielen chirurgischen Disziplinen eine große Rolle.

Biomaterialien und Nahtmaterial
Herausgegeben von H. M. Rettig
© Springer-Verlag Berlin·Heidelberg 1984

In unseren Arbeiten haben wir uns mit der Vervollkommnung experimenteller und vorklinischer Untersuchungsmethoden zur Beurteilung von Implantatmaterialien und fertiger Implantate zur routinemäßigen klinischen Anwendung befaßt (Kus u. Kedra 1983).

Wir sind auch zurückhaltend in der Indikationsstellung zur Kunststoffimplantation in der ästhetischen Chirurgie. Beispielsweise hat das Silikonöl bei uns keine Indikationen zur Argumentation gefunden, obwohl es gut zugänglich ist.

Zu Implantaten zählen wir alle Biomaterialien, eigenes Gewebe wie auch Stoffe natürlicher (Metalle) und künstlicher Herkunft.

In der technischen Anwendung wäre es angebracht, die Nomenklatur zu regeln. Als *Transplantate* sollten nur Gewebe oder Teile, die direkt revaskularisiert werden, definiert werden. Eigenes und konservatives Gewebe dagegen, wie natürliche und künstliche Materialien, die permanent oder temporär ins Gewebe eingebracht werden, sollten als *Implantate* bezeichnet werden.

In der rekonstruktiven Chirurgie spielen biostatische Implantate als Materialien zur Substitution von Gewebedefekten eine große Rolle. Die Frage der Überlegenheit von Implantatarten und auch der Transplantation natürlicher Gewebe wird häufig diskutiert.

Wir haben uns mit folgenden Themen befaßt: Überbrückung von Fasziendefekten bei großen Bauchnarbenhernien, temporäre Implantate bei Sehnendefekten der Finger, Fingernagelprothesen, Kranioplastik und Metallimplantate (Kus u. Gora-Maslak 1979). Experimentell konnte man nachweisen, daß Gewebereaktion und Einheilung von Kunststoffen von der Art, Masse und dem Ausmaß des Implantats abhängig sind. Daraus ergab sich die von uns vorgeschlagene und seit vielen Jahren angewendete Operationsmethode bei großen Bauchnarbenhernien mit der Implantation eines kleinen Netzes in die Hauptlücke der Bruchpforte (Kus 1982).

Viele Arbeiten und Untersuchungen wurden der Kranioplastik gewidmet und dafür eine Polypropylenprothese erarbeitet (Staniszewska 1980). Temporäre Fingernagelprothesen sind klinisch seit vielen Jahren in Anwendung. Zur Zeit werden Versuche über die Transplantation der Nagelmatrix durchgeführt.

Untersuchungen von Metallen erfolgten im Zusammenhang mit der eigenen Herstellung von Metallimplantaten.

Einige Jahre haben wir uns mit Gewebeklebung befaßt, leider aber nur begrenzte Anwendungsanzeigen gesehen. Der Fibrinkleber von Immuno scheint günstiger zu sein und erfüllt biologische Eigenschaften zur Klebung der Gewebe (Rogalski et al. 1980).

Seit 14 Jahren haben wir anhand der Literatur und eigener Forschung Kunststofffäden eingeführt. In Polen wurde eine Lizenzfabrik zur Produktion von Dexonnähten errichtet.

Untersuchungen an verschiedenen Tieren galten der Suche nach der idealen Gefäßprothese. In den letzten 12 Jahren haben wir fast alle bekannten Gefäßprothesen und auch neue Modelle an unserem experimentellen Standardmodell untersucht. Dafür dienten junge Schweine mit einem Gewicht von 20–25 kg. Man hat die Prothesen in die thorakale Aorta implantiert und in der Zeit von 1–9 Monaten nachuntersucht. Alle Prothesen, die einen merkbaren oder hohen Kalzifikationsindex und eine dicke Innen- oder Außenschicht aufgewiesen haben, hatten sich auch klinisch nicht durchgesetzt (Kalinska et al. 1970).

Die kurzen Ausführungen können nur einen unvollständigen und kurzen Überblick über unsere experimentelle und klinische Untersuchungsarbeit geben. Sie weisen auf die Bedeutung und Wichtigkeit solcher Arbeiten für die Forschung, vorklinische Testung und auch chirurgische Erziehung hin.

Literatur

Kalinska D, Kus H, Zwinogrodzki J (1970) Kunststoffe in der Medizin. WNT, Warszawa, S 861
Kus H (1982) Rekonstruktive Operationen bei Riesenbauchhernien. Polim Med 12/1–2:17–23
Kus H, Gora-Maslak G (1979) Biomedizinische Stoffe und Erzeugnisse. Polim Med 9/1:19–30
Kus H, Kedra H (1983) Klinische Aspekte der Kontrolle von synthetischen Implantaten aus Polymer. Wissenschaftliche Konferenz: Aktuelle Probleme von synthetischen Polymeren in der Medizin und Pharmazie, Warszawa
Kus H, Rogalski E (im Druck) The present status of biomaterials in Poland. Probl Biocyb Inz Biomed 2
Rogalski E, Kedra H, Kus H, Rogalski P (1980) Fibrinkleber. Preliminäre experimentelle und klinische Untersuchungen. 50 Jub Zjazd TChP, Krakow
Staniszewska J (1980) Polypropylen-Polyester-Prothesen. Experimentelle Untersuchungen. Polim Med 10/4:205–213

Zur Primärversorgung schwerer Kiefer- und Gesichtsverletzungen

C.G. Lorber

Abt. für Mund-, Kiefer- und Gesichtschirurgie des Zentrums für Zahn-, Mund- und Kieferheilkunde der JLU, Kreis- und Stadtkrankenhaus, D-6330 Wetzlar

Historischer Rückblick und gegenwärtige Möglichkeiten

Kiefer-Gesichtsverletzungen verurteilten die Betroffenen in der Vergangenheit vielfach zu einer lebenslangen Verstümmelung, da eine primäre Versorgung meist unterblieb. Dies belegen Abbildungen aus dem 18. und 19. Jahrhundert. Die Heilung erfolgte unter Hinterlassung erheblicher Deformierungen, so daß eine „Rehabilitation" in der Regel mit epithetischen Mitteln angestrebt wurde.

Heute lassen sich derartig Versehrte nach standardisierten kieferchirurgischen Methoden gewöhnlich primär versorgen und sind dann nach wenigen Wochen oder Monaten fast vollkommen wiederhergestellt. Problematisch gestaltet sich ihre Behand-

Biomaterialien und Nahtmaterial
Herausgegeben von H.M. Rettig
© Springer-Verlag Berlin·Heidelberg 1984

lung eigentlich nur dann, wenn die Läsionen in Art und Ausdehnung von der Norm abweichen und es zu einer stärkeren Zerstörung der Gesichtsweichteile gekommen ist. Dies ist fast immer nach Verwundungen durch Explosivgeschosse der Fall, kann aber auch gelegentlich die Folge von Verkehrsunfällen sein, wie wir mit solchen bei einem damals 41 Jahre alten Mann konfrontiert wurden.

Infolge einer Abscherverletzung der linken Gesichtshälfte (Abb. 1) war es bei ihm zu einer Mehrfachfraktur des Jochbogens mit Aussprengung eines rückwärtigen Ansatzes aus dem Planum temporale, zur Zersprengung der Fossa glenoidalis, zur Absprengung des Jochbeins, zu einem Abriß des Sinus maxillaris und zu Unterkieferfrakturen beiderseits gekommen.

Da darüber hinaus auch ein Schädel-Hirn-Trauma, ein subkutanes Emphysem der linken Hals- und Thoraxseite bei Rippenserienfrakturen und ein massiver Druckschmerz im linken Oberbauch bestanden, wurde uns vom Anästhesisten dringend nahegelegt, die Dauer der operativen Versorgung im Hinblick auf den stark beeinträchtigten Allgemeinzustand des Patienten möglichst abzukürzen.

Operatives Vorgehen

Wir orientierten unser Therapieverfahren an den bekannten Forderungen Ganzers und revidierten zunächst die Kieferhöhle, wobei wir in typischer Weise ein Fenster zum unteren Nasengang anbrachten (v. Treuenfels 1975). Nach korrespondierender Durchbohrung der infraorbitalen und alveolarfortsatzwärtigen Kieferhöhlenwand und Einlegen einer Stütztamponade in das Antrum fixierten wir die in der abgescherten

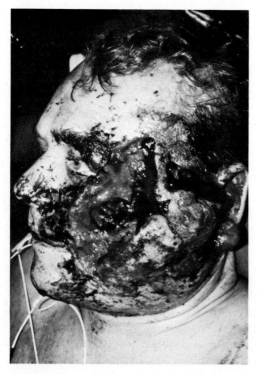

Abb. 1. Ausgedehnte Verletzung der Weichteile und des Schädelskeletts der linken lateralen Gesichtsregion

Wangenmuskulatur liegende laterale Kieferhöhlenwand mit Drahtosteosynthesen in ihrer ursprünglichen Situation. In gleicher Weise erfolgte die Rekonstruktion des Jochbogens, wobei sein Ansatz im Planum temporale, nach dessen Aussprengung die mittlere Schädelgrube bei intakter Dura eröffnet war, manuell reponiert und durch Periostnähte fixiert wurde. Nach Reposition der Unterkieferfragmente und Einbinden modifizierter Sauer-Schienen nach dem direkten Verfahren Wassmunds (1943) im Ober- und Unterkiefer (Abb. 2) erfolgte nach gründlicher Inspektion der Weichteile − wobei sich eine Durchtrennung des Faszialisstamms nicht verifizieren ließ − und Einlegen eines Polyäthylenröhrchens in den gequetschten Parotisausführungsgang der schichtweise Verschluß der Weichteile mit Schleimhaut-, Muskel- und subkutanen Nähten, dann wurden die Augenbraue, der Augenwinkel, die Wange und die eingerissene Ohrmuschel wieder zusammengeheftet und das teilweise abgerissene Ohrläppchen angenäht. Nachdem sich unter Anlegen einer Bühlau-Drainage der Pneumothorax zurückgebildet hatte und es nach Immobilisierung der Kieferfrakturen zu einer ersten Konsolidierung derselben gekommen war, nahmen wir 15 Tage später eine funktionsstabile Plattenosteosynthese der beiden Unterkieferfrakturen vor. Mit ihr sollte einer Ankylosebildung im Bereich der zertrümmerten Gelenkpfanne entgegengewirkt werden.

Ergebnis

Als der Verletzte 36 Tage nach dem Unfall in hausärztliche Nachbehandlung entlassen wurde, hinderten ihn allerdings ein Narbenektropium am Unterlid und eine periphere Faszialisparese daran, das linke Auge vollständig zu schließen.

Knapp 1 Jahr später erschien er dann wieder zur Entfernung der Platten- und Drahtosteosynthesen. Die linke Kieferhöhle war röntgenologisch kaum verschattet. Im Bereich des Jochbogens war es zu einer annähernd anatomisch exakten knöchernen Heilung gekommen, und auch im Unterkiefer hatten sich die früheren Bruchspalten gut durchgebaut (Abb. 3). Eine seit dem Unfallereignis bestehende Sensibilitätsstörung im Ausbreitungsgebiet des N. mandibularis bzw. mentalis rechts sowie die linksseitige Faszialisparese hatten sich − bis auf einen Faszialistic − völlig zurückgebildet. Lediglich in der linken Temporalregion bestand eine etwas eingezogene Narbe (Abb. 4a, b), die wir bei der Entfernung des Osteosynthesematerials korrigierten.

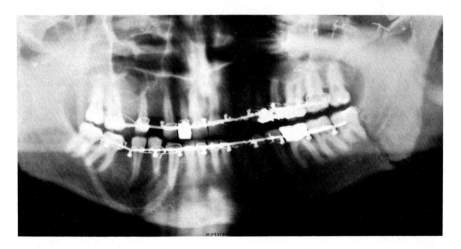

Abb. 2. Panoramaschichtaufnahme nach freihändiger schienentechnischer Versorgung im Ober- und dem doppelt frakturierten Unterkiefer

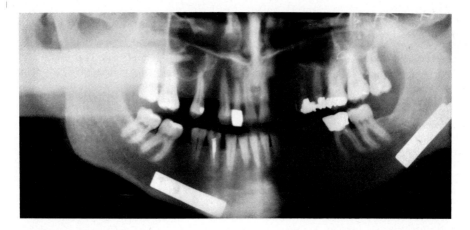

Abb. 3. Der durch Plattenosteosynthesen versorgte Unterkiefer ist auf der Panorama-schichtaufnahme im Verlauf der ehemaligen Bruchlinien knöchern gut durchgebaut

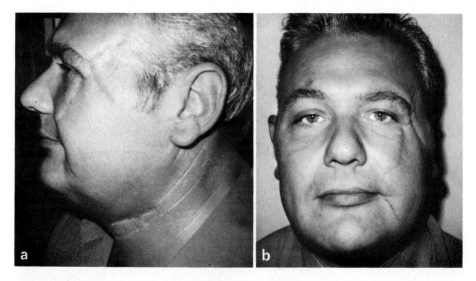

Abb. 4. Äußerlich sind — abgesehen von einigen noch zu verbessernden Narben — keine Unfallfolgen mehr am Gesicht des Verletzten zu erkennen

Schlußbetrachtung

Mit der Vorstellung dieses Falles, der für viele ähnlich gelagerte steht, sollte auf die Verpflichtung hingewiesen werden, die auch kleinere kieferchirurgische Abteilungen mit personell und materiell eingeschränkten Mitteln in der Erfüllung des Therapie-auftrages: „Wiederherstellung von Form und Funktion" heute übernehmen müssen.

Literatur

Nachricht von einem Unglücklichen, der durch einen Schuß seine untere Kinnlade verlor, mit der Abbildung seines Zustandes und der Maschine, deren er sich bedient, um die fehlende Kinnlade dadurch zu ersetzen auf einer Kupfertafel (1799). Schmidt, Berlin

Rowe NL, Killey HC (1968) Fractures of the facial skeleton, 2nd edn. Livingstone, Edinburgh London, pp 839–841

von Treuenfels J-H (1975) Das Leben und Wirken des Zahnarztes Hugo Ganzer. Med Inaug Diss., Universität Berlin

Wassmund M (1943) Die freihändige Versorgung der Brüche des Unterkiefers einschließlich der Schußbrüche, 3. Aufl. Ottow, Berlin

Klinische Erfahrungen mit der Einheilung von chinesischen Hauttransplantaten

R. Hettich und G. Müller

Chirurgische Klinik und Poliklinik der Universität, Sektion Plastische Chirurgie und Verbrennungen, Calwer Straße 7, D-7400 Tübingen

Die Prognose der Schwerbrandverletzten ist trotz zahlreicher Verbesserungen der Infusionstherapie und immer neuer Antibiotika in den letzten 20 Jahren fast unverändert geblieben. Vergleichende Untersuchungen aus NBIE-Kliniken in den USA haben in der Zeit zwischen 1966 und 1970 bei etwa 55% verbrannter Körperoberfläche eine 50%ige Überlebenschance ermittelt. Dem gegenüber hat sich von einer 50%igen Überlebensrate bei etwa 70% der Körperoberfläche in China die Prognose der 87% Verbrannten auf 50% verbessert. Diese 1982 publizierten Zahlen aus dem Rui Jin Hospital und dem Shanghai Second Medical College sind der Ausdruck einer neuen Technik der Hautdeckung nach großflächigen Verbrennungen.

Der Schlüssel der Verbrennungsbehandlung ist allein die frühe chirurgische Versorgung. Durch die Anwendung dieser in China entwickelten Mischtransplantation unter Anwendung von Eigenhaut und Fremdhaut können große Verbrennungsdefekte frühzeitig primär rekonstruiert werden, und es ist dadurch erstmals möglich geworden, solche Erfolge zu erzielen (Abb. 1).

Spätestens seit der Publikation dieser 3 700 mit gemischten Transplantaten behandelten Fälle aus Shanghai ist man auch im Westen nachdenklich geworden; auch wenn allgemein noch erhebliche Skepsis bezüglich der Abstoßungreaktion solch gemischter Transplantate besteht. Die chinesischen Autoren berichten von einer generalisierten Abstoßungsreaktion unter 2% aller Fälle.

Biomaterialien und Nahtmaterial
Herausgegeben von H. M. Rettig
© Springer-Verlag Berlin·Heidelberg 1984

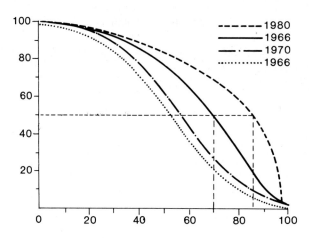

Abb. 1. Überlebensrate in Beziehung zur verbrannten Körperoberfläche. Ergebnisse anhand von 7 638 Fällen von 10 N.B.I.E. Kliniken mit 5 000 Fällen aus China vor und nach Einführung der gemischten Hauttransplantate

Wir haben dieses Verfahren bis jetzt an 7 extrem verbrannten Patienten eingesetzt und konnten dabei die chinesischen Berichte voll bestätigen.

Bei einem zu 85% verbrannten 16jährigen Jungen waren 80% der Körperoberfläche drittgradig geschädigt. Wir konnten im Laufe der ersten 3 Wochen durch Verwendung der nicht verbrannten Anteile des rechten Thorax und durch Eigenhautentnahme am behaarten Kopf Gesicht und Hände nach primärer Exzision sofort versorgen. Der Rumpf und die Arme wurden in dieser Zeit mit Mesh-Transplantaten gedeckt. Nach dieser Zeit kam es, ausgehend von der Inguinalregion, zunehmend auch zur Infektion der Verbrennungsnekrosen im Bereich der Beine, die durch eine Gerbungsbehandlung und zusätzliche Anwendung von J-PVP bis zu diesem Zeitpunkt weitgehend keimfrei gehalten werden konnten. Nach Exzision der Verbrennungsnekrosen an beiden Beinen ergab sich die Notwendigkeit zur Deckung eines Hautdefektes von 40% der Körperoberfläche. Die Defekte wurden mit Leichenhautstreifen ohne Vorbehandlung und mit gemischten Transplantaten nach chinesischem Vorbild behandelt (Abb. 2). Die Anfertigung der gemischten Hautstreifen erfolgt durch Perforation der Leichenhautstreifen im Abstand von 2–4 cm und Einbringen von kleinen Eigenhautinseln mit einem Durchmesser von 3 mm.

Nach einer Woche zeigten sich deutliche Abstoßungsreaktionen der Epidermis auf den nicht vorbehandelten Leichenhautstreifen, die gemischten Transplantate zeigten zu dieser Zeit keine Abstoßungsreaktion. 10 Tage später, also 17 Tage nach der Transplantation, waren die Fremdhautstreifen ohne Eigenhautanteile vollständig abgestoßen. Die gemischten Transplantate waren auch zu diesem Zeitpunkt noch weitgehend unverändert auf der Unterlage eingeheilt.

Vier Wochen nach der Transplantation waren die Zwischenräume der 2 cm entfernten Eigenhautinseln vollständig von kreisförmig aussprossenden Autoepidermisringen, die konfluierend ineinandergriffen, reepithelialisiert; zwischen den 4 cm entfernten Inseln waren Reste der Allodermis sichtbar, ohne daß hier jedoch die Fremdhaut vollständig abgestoßen wurde. 6 Wochen nach der Transplantation waren auch die

Abmessung der Hautinsel

	2mm	3mm	4mm
15mm	56:1	25:1	14:1
25mm	156:1	69:1	39:1
35mm	306:1	136:1	76:1

Abstand der Hautinsel

Abb. 2. Berechnung der Relation zwischen zu deckender Defektfläche und Entnahmefläche bei verschiedenen Abständen der Eigenhautinseln im Fremdhauttransplantat und bei verschiedenem Durchmesser der Eigenhautinseln

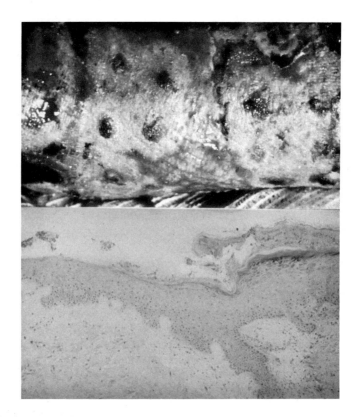

Abb. 3. Zustand 2 Wochen nach Mischtransplantation unter Verwendung von allogenen Hautstreifen mit autogenen Inseln (oben klinischer Befund, unten Probeexzision im Übergangsbereich von der autogenen Insel zum allogenen Transplantat ohne Zeichen der Abstossung)

4 cm entfernten Abstände reepithelialisiert, wobei sich entsprechend der Diadokumentation das von den Chinesen beschriebene Auswachsen der Autoepidermis über die Allodermis gut beobachten ließ.

Nachdem im Bereich der abgestoßenen Fremdhautstreifen des auch für die Mischtransplantate verwendeten Spenders erneut gemischte Transplantate dieser Art eingebracht wurden, konnte das rechte Bein vollständig mit gemischten Transplantaten gedeckt und dauerhaft reepithelialisiert werden. Das Abschlußergebnis zeigt funktionell und ästhetisch keine sichtbaren Unterschiede zwischen dem auf diese Weise mit gemischten Transplantaten versorgten Bein rechts und dem mit autologen Mesh-Transplantaten versorgten Bein links.

Histologisch ist nach 2 Wochen die Grenze der Epidermis zwischen der Eigenhautinsel und der umgebenden Epidermis nicht mehr zu erkennen, die Hornschicht wächst kontinuierlich auf die Umgebung aus. Zu dieser Zeit finden sich nicht die typischen Ansammlungen von Monozyten und Makrophagen, wie sie für eine Abstoßungsreaktion zu erwarten wären (Abb. 3).

Aufgrund der dauerhaften Einheilung von Fremdhaut unter den beschriebenen Voraussetzungen wurde auch der Versuch gemacht, solche gemischten Transplantate

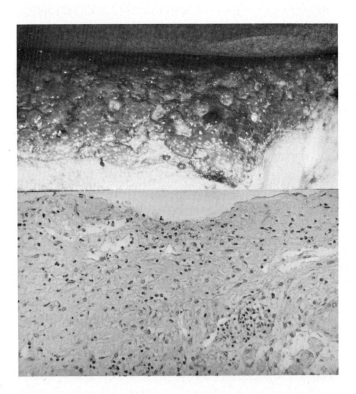

Abb. 4. 2 Wochen nach Mischtransplantation unter Verwendung von handelsüblicher Schweinehaut und autogenen Inseln (oben klinischer Befund, unten Probeexzision aus der Grenzregion zwischen autogener Insel und Schweinehaut mit typischen Zeichen der Abstossungsreaktion)

unter Verwendung von Schweinehaut anzufertigen (Abb. 4); dabei konnten allerdings die chinesischen Berichte über einzelne Erfolge auch unter Verwendung von Schweinehaut nicht bestätigt werden, da es in diesem Fall nicht zum Auswachsen von Autoepidermis auf die Schweinehaut gekommen ist.

Histologisch zeigten sich im Bereich der Schweinehaut alle Zeichen der Abstoßungsreaktion, ohne daß dabei ein protektiver Effekt von den Eigenhautinseln auszugehen schien.

Das biologische Schicksal des Muskels bei der myokutanen Lappenplastik

R. Rahmanzadeh, F. Dinkelaker, F. Hahn und J. Boese-Landgraf

Abt. für Unfall- und Wiederherstellungschirurgie am Klinikum Steglitz der FU Berlin, Hindenburgdamm 30, D-1000 Berlin 45

Die Anwendung von gestielten Myokutanlappen zur Deckung von Weichteildefekten, besonders am Unterschenkel, ist ein progressives Therapieprinzip. Diese Defektheilung ist alternativen Verfahren überlegen, da die bessere Muskeldurchblutung, wie inzwischen gesichert ist, der Haut und dem Knochen in jeder Hinsicht zugute kommt.

Obwohl zahlreiche tierexperimentelle Untersuchungen über Durchblutungsgrößen, Stoffwechselvorgänge, Denervierungsreaktionen und histologische Veränderungen durchgeführt wurden, existieren doch wenige Mitteilungen über Untersuchungen dieser Art am transplantierten Muskel des Menschen (Liggins u. Finseth 1982; Mazzola u. Antonelli 1975; Thompson 1974).

Nachdem die Frage nach dem Schicksal des Muskels bei der myokutanen Lappenplastik vor einem Jahr in diesem Rahmen offen blieb, wurde am eigenen Krankengut versucht, durch Muskelbiopsien zusätzliche Informationen zu gewinnen.

Anzumerken ist dabei, daß Biopsien nur von Patienten entnommen wurden, bei denen sowieso Indikationen zu erneuten Eingriffen im vormaligen Defektbereich bestanden.

Eigenes Krankengut

Unter diesen Kriterien konnten schließlich 8 Patienten zur Nachuntersuchung herangezogen werden, sämtlich Zustände nach offenen Unterschenkelfrakturen. Dabei handelt es sich um 6 Männer und 2 Frauen, der älteste Patient war 83, der jüngste 19 Jahre alt. Fünfmal führten wir eine myokutane Insellappenplastik mit dem M. gastrocnemius medialis durch, 1mal eine ausschließlich muskuläre Lappenplastik mit

Biomaterialien und Nahtmaterial
Herausgegeben von H. M. Rettig
© Springer-Verlag Berlin·Heidelberg 1984

dem M. soleus, 1mal eine freie M. latissimus dorsi-Plastik und 1mal eine myokutane Wanderlappenplastik mit dem distalen M. sartorius.

Die Erkrankungsdauer bis zum Zeitpunkt der Lappenplastik betrug im Schnitt 5 Jahre.

Kasuistik

Ein 23jähriger Patient erlitt eine drittgradig offene Unterschenkelfraktur rechts, Versorgung mit Fixateur externe (Abb. 1), der wegen mangelnder Stabilität 8 Wochen später wieder entfernt werden mußte. Die Plattenosteosynthese und der Weichteildefekt wurden mit dem M. gastrocnemius gedeckt. 3 Wochen später Spalthautdeckung der Randbezirke und Biopsie aus dem transponierten und dem ortsständigen Muskel. Abheilung des Defektes 2 Wochen später (Abb. 2). Bemerkenswert war dabei, daß der Patient über Monate hinweg willkürlich den transponierten Muskel kontrahieren konnte.

Im histologischen Bild zeigte sich eine weitgehend intakte Muskelstruktur im Transplantat mit Querstreifung und schmalem, feinem Endomysium. Im Perimysium waren keine Entzündungszeichen sichtbar. Die Faserbreite war normal, eine Atrophie war nicht erkennbar (Abb. 3).

Bei einem 56jährigen bildete sich vor 10 Jahren nach offener Unterschenkelfraktur eine chronische Osteitis der Tibia aus. Nach wiederholten erfolglosen Deckungsversuchen wurde nun der M. latissimus dorsi-Lappen mit mikrochirurgischem Gefäßan-

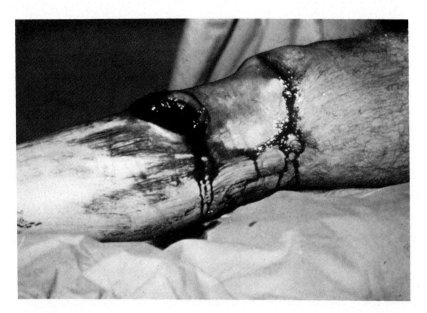

Abb. 1. Patient H.M., 23 Jahre, Unfallbild einer drittgradigen offenen Unterschenkelfraktur rechts

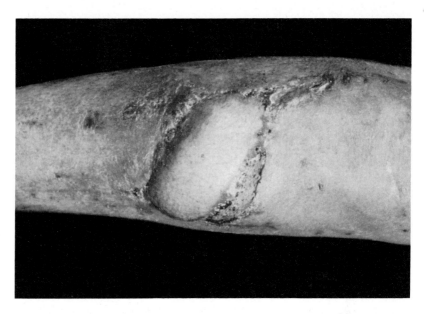

Abb. 2. Patient H.M., 23 Jahre, Zustand nach myokutaner Gastrocnemiusplastik und zusätzlicher Spalthautdeckung rechts

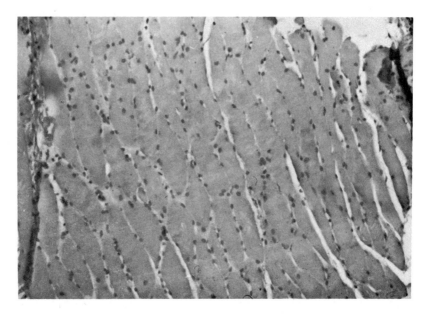

Abb. 3. Patient H.M., 23 Jahre. Histologie aus transponiertem Muskel nach 3 Wochen: Weitgehend intakte Muskelstruktur

schluß freitransplantiert. Nach 3 Tagen manifestierte sich eine partielle Nekrose im distalen Transplantat. 3 Wochen später Wundrevision und Spalthautdeckung des Restdefektes dabei Biopsieentnahme aus dem Transplantat.

Im histologischen Bild erkennt man unregelmäßige Fibrosen mit herdförmigen chronischen Entzündungszeichen. Vereinzelt Fremdkörpergranulome mit geringer, unregelmäßiger Atrophie der Skelettmuskelfasern. Deutliche Intimaproliferation in Gefäßquerschnitten mit nicht thrombosiertem Lumen.

Ein 59jähriger Patient mit einer zweitgradigen offenen Unterschenkelfraktur rechts wurde primär mit einem Fixateur externe versorgt. Dennoch kam es zu einer Defekt/Infektpseudarthrose. Die Wundrevision und Sequestrektomie wurden mit einer Plattenosteosynthese und Gastrocnemiusplastik abgeschlossen. Bei der autologen Spongiosaplastik 8 Wochen später konnte der Muskel biopsiert werden.

Histologisch zeigte sich Narbengewebe mit kleinzelligen Infiltraten und multiplen Hämosiderinmakrophagen als Blutungsresiduen. Darin waren einige atrophische Muskelfasern mit variierenden Querschnitten und einigen myogenen Riesenzellen enthalten. 7 Monate später zeigte eine weitere Biopsie fast die gleiche Muskelatrophie mit reichlicher Durchsetzung durch Fettgewebe (Abb. 4).

Eine 41jährige konnte anläßlich einer Metallentfernung 9 Monate nach Gastrocnemiuslappenplastik biopsiert werden. Auch hier zeigte sich histologisch eine fortgeschrittene Muskelatrophie mit Schwankungen der Faserbreite und herdförmigen Fibrosen.

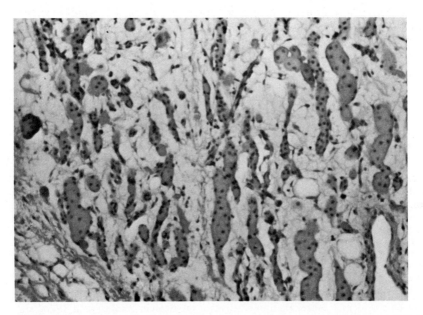

Abb. 4. Patient S.P., 59 Jahre. Histologie aus transponiertem Muskel nach 7 Monaten: Fortgeschrittene Atrophie der Muskulatur mit reichlicher Durchsetzung von Fettgewebe

Erkenntnisse und Empfehlungen

Das histologische Bild der Muskelbiopsien stellt sich eintönig dar. Mit einer Ausnahme beginnt schon früh, also spätestens nach 2 Wochen, eine Atrophie des Skelettmuskels. Vielleicht korrelierte in dem einen Ausnahmefall die fehlende Atrophie mit einer zufällig verbliebenen optimalen vaskulären und nervalen Versorgung, wofür die willkürliche Kontraktion des Muskels spricht. Diese Beobachtung stünde allerdings im Gegensatz zu den Postulaten von Thompson et al. (1978), die sich zwar auf freie Transplantate bezogen, aber u.a. eine vorhergehende Denervierung des Muskels als wichtig erachteten.

Im weiteren Verlauf verstärkt sich bei allen untersuchten Patienten die Atrophie der Muskulatur im Transplantat nicht mehr signifikant. Es scheint sich relativ früh – nach ca. 3 Monaten – ein Endzustand einzustellen, der durch Fibrosierung, Lipomatose und Zelluntergänge gekennzeichnet ist. Ein völliges Verschwinden von Muskelgewebe im Transplantat konnte nach 9 Monaten nicht festgestellt werden.

Nicht außer acht gelassen werden sollte die Tatsache, daß in 2 Fällen schon zum Zeitpunkt der Transplantation im ortsständigen Muskel eine Atrophie bestand, die wohl auf die präoperative Immobilisierung der Patienten zurückzuführen war. Im Gegensatz dazu war bei dem Patienten, der willkürlich das Transponat kontrahieren konnte, der ortsständige Muskel völlig unverändert. Dieser 23jährige hatte eine nur 3wöchige Krankheitsdauer vor der Transplantation.

Bereits anhand des eigenen kleinen Krankengutes kann die Empfehlung ausgesprochen werden, daß Patienten vor myokutanen Lappenplastiken möglichst mobilisiert sein sollten, zumindest krankengymnastisch intensiv vorbehandelt werden sollten. Damit können in der kritischen Phase des postoperativen Ödems bessere Bedingungen für das Einheilen des Transplantats erreicht werden.

Literatur

Liggins OF, Finseth F (1982) Delay of muscle flaps by denervation. An experimental study. Chir Plast 6:175–180

Mazzola RF, Antonelli AR (1975) A contribution to the treatment of permanent facial paralysis by free muscle grafting. Based on 21 cases. Chir Plast 3:59–74

Thompson N (1974) A review of autogenous skeletal muscle grafts and their clinical applications. Clin Plast Surg 1:349

Thompson N, Naftalin AP, Lee ST (1978) Experimental study of the role of the motor endplate zone in the transplantation of skeletal muscle autografts in rabbits. Chir Plast 4:81–85

Das Auftreten von eitrigen Prozessen im Mund-Kiefer-Bereich während Rehabilitationsmaßnahmen

L. Pöllmann, G. Hildebrandt und M. Heller

Institut für Arbeitsphysiologie und Rehabilitationsforschung der Philipps-Universität, Ketzerbach 21 1/2, D-3550 Marburg

Bei kurmäßig durchgeführten Rehabilitationsmaßnahmen treten eitrige Affektionen im Zahn-, Mund- und Kieferbereich zwar relativ selten auf, doch wurden bereits auffällige zeitliche Häufungen mitgeteilt (Hildebrandt 1978). Für unsere eigenen Erhebungen haben wir Fälle aus verschiedenen Rehabilitationszentren Deutschlands herangezogen. Bei 197 Patienten, die sich physikalischen und aktivierenden Behandlungen nach Unfällen und größeren Operationen sowie „Maßnahmen zur Wiederherstellung der Arbeitsfähigkeit" bei Herz-Kreislauferkrankungen in den Jahren 1977–1982 unterzogen, wurden odontogene Eiterungen erfaßt.

Das Auftreten dieser Krankheitsbilder ist um so bemerkenswerter, als vor einer Einweisung zu Rehabilitationsmaßnahmen in der Regel eine Konsultation beim Hauszahnarzt mit „Sanierung des Gebisses" gefordert wird.

Bei den meisten Fällen handelte es sich um einen akuten Schub eines bis dahin subakuten Prozesses. Zum Beispiel entwickelte sich an einem avitalen Zahn, der seit Jahren beobachtet wurde, aber nie Beschwerden gemacht hatte, plötzlich ein Abszeß, oder trotz guter Mundpflege entstanden Taschenabszesse.

Die Abb. 1 zeigt die zeitliche Häufigkeitsverteilung des Auftretens odontogener Eiterungen. Der Tag 0 bezeichnet den Reise- bzw. Ankunftstag. Registriert wurde jeweils der Tag, an dem der Patient den zahnärztlichen oder kieferchirurgischen Notdienst aufsuchte, nicht jedoch der Tag, an dem die Symptome – Schmerz, Schwellung usw. – erstmals bemerkt wurden. Es fällt auf, daß die eitrigen Zahnerkrankungen keineswegs zu jeder Zeit auftreten, vielmehr kommt es zu ausgeprägten Häufungen um den 7., 14., 21. und 28. Tag nach dem Beginn der Rehabilitationsmaßnahmen. Ein systematischer Einfluß der sozialen Woche oder des Wochentages des Behandlungsbeginns ist dabei nicht erkennbar. Die zugrundeliegende, etwa 7tägige (sog. zirkaseptane) Periodik wird also nicht vom exogenen Wochenrhythmus, sondern überwiegend vom Behandlungsbeginn synchronisiert. Hentschel (1977) hatte bei Urlaubern an der Nord- und Ostsee Zahnaffektionen (Pulpitis purulenta) mit ähnlich auffälligen zeitlichen Häufungen um den 7. und 14. Tag nach Beginn des Erholungsaufenthaltes gefunden.

Die Abb. 2 zeigt den Einfluß des Lebensalters. Während in der Gruppe mit Patienten, die jünger als 30 Jahre sind, die zirkaseptane Periodik mit Maxima der Erkrankungshäufigkeiten im Bereich des 7. und 14. Tages der Behandlung dominiert, treten bei den älteren Patienten die Maxima zunehmend später (um den 21. und 28. Behandlungstag) auf. Dies entspricht einem Übergang vom frühreaktiven zum spätreaktiven Verlaufsmuster, wie es mit zunehmendem Lebensalter auch schon für andere Reaktionsparameter in Kurverläufen beschrieben wurde (Hildebrandt et al. 1980).

Biomaterialien und Nahtmaterial
Herausgegeben von H.M. Rettig
© Springer-Verlag Berlin·Heidelberg 1984

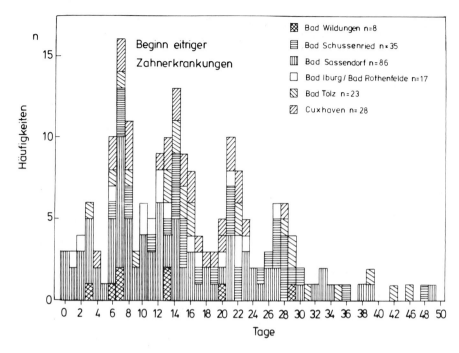

Abb. 1. Zeitliche Häufigkeitsverteilung des Auftretens eitriger odontogener Prozesse bei insgesamt 197 Patienten verschiedener Rehabilitationszentren. Der Tag 0 bezeichnet den Reise- bzw. Ankunftstag

Insgesamt stellen sich also auch Komplikationen, wie hier am Beispiel der odontogenen Eiterungen gezeigt wird, als phasengeordneter Bestandteil der periodisch geordneten Reaktionsprozesse im Rahmen vegetativer Gesamtumschaltungen dar. Das frühreaktive Zeitmuster mit dem frühen Häufigkeitsmaximum nach 7 Tagen und mit gedämpft abklingenden Amplituden kommt vorzugsweise bei ergotroper Ausgangslage des vegetativen Systems vor, das spätreaktive Muster mit aufschwingenden Amplituden dagegen bei trophotroper Reaktionslage (Hildebrandt 1978). Erwartungsgemäß tritt dieses spätreaktive Muster mit höherem Lebensalter in den Vordergrund (Hoff u. Losse 1955). Zirkaseptane Reaktionsperioden sind in Kurverläufen auch schon für andere Reaktionsparameter beschrieben und werden auf die periodischen vegetativen Gesamtumschaltungen, die als „Hintergrundreaktionen" für zahlreiche Adaptationsprozesse nachgewiesen sind, zurückgeführt (Hildebrandt 1978). Zum Beispiel lassen sich auch nach operativen Eingriffen derartige zeitlich gegliederte Verlaufsmuster an vegetativen Parametern (Engle et al. 1977) oder im Rahmen der Wundheilung beobachten (Pöllmann u. Häussler 1983).

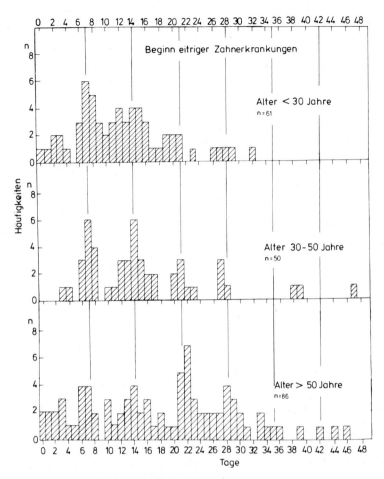

Abb. 2. Zeitliche Häufigkeitsverteilungen des Auftretens eitriger Zahnerkrankungen in den Altersklassen < 30 Jahre (n = 61), 30–50 Jahre (n = 50) und > 50 Jahre (n = 86). Es handelt sich um die 197 Patienten der Abb. 1

Literatur

Engel P, Schenck R, Witzenrath A (1977) Über reaktiv-periodische Schwankungen vegetativer Parameter nach orthopädischen Operationen. Z. Orthop 115:203–208

Hentschel HH (1977) Die Aktivierung entzündlicher Erkrankungen im Zahn-, Mund- und Kieferbereich während des Seeaufenthaltes. Med Dissertation, Universität Hamburg, S 10

Hildebrandt G (1978) Kurkrisen und reaktiver Kurprozeß. Z Phys Med 7:145–159

Hildebrandt G, Emde L, Geyer F, Wiemann H (1980) Zur Frage der periodischen Gliederung adaptiver Prozesse. Z Phys Med 9:90–92

Hoff F, Losse H (1955) Sympathikotomie und Parasympathikotomie. Dtsch Med Wochenschr 80:529–532

Pöllmann L, Häussler F (1983) Langzeitverläufe der Weichteilschwellung nach operativen Eingriffen. In: Kley W, Naumann C (Hrsg) Regionale plastische und rekonstruktive Chirurgie im Kindesalter. Springer, Berlin Heidelberg New York, S 291–295

VIII. Sachverzeichnis

Jahrestagungen der Deutschen Gesellschaft für Plastische und Wiederherstellungschirurgie

15. Band:

Plastische und Wiederherstellungschirurgie bei und nach Infektionen

Pathologie Chemotherapie Klinik Rehabilitation
15. Jahrestagung 7. – 8. Oktober 1977,
Murnau/Obb.
Herausgeber: **J. Probst**
Unter Mitwirkung von F. Hollwich, G. Pfeifer,
W. Kley, P. Rathert
1980. 242 Abbildungen, 69 Tabellen. XIX, 403 Seiten
Broschiert DM 128,–. ISBN 3-540-09854-2

16. Band:

Transplantatlager und Implantatlager bei verschiedenen Operationsverfahren

16. Jahrestagung 2.–4. November 1978, Düsseldorf
Herausgeber: **G. Hierholzer, H. Zilch**
Unter Mitarbeit zahlreicher Fachwissenschaftler
1980. 275 Abbildungen in 365 Teilbildern,
19 Tabellen. XIX, 328 Seiten
Broschiert DM 139,–. ISBN 3-540-09833-X

17. Band:

Implantate und Transplantate in der Plastischen und Wiederherstellungschirurgie

17. Jahrestagung 1.–3. November 1979, Heidelberg
Herausgeber: **H. Cotta, A. K. Martini**
1981. 254 Abbildungen. XX, 375 Seiten
Broschiert DM 198,–. ISBN 3-540-10490-9

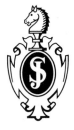

Springer-Verlag
Berlin
Heidelberg
New York
Tokyo

Jahrestagungen der Deutschen Gesellschaft für Plastische und Wiederherstellungschirurgie

18. Band:

Plastische und Wiederherstellungschirurgie bei bösartigen Tumoren

18. Jahrestagung 27.–29. November 1980, Mainz
Herausgeber: **H. Scheunemann, R. Schmidseder**

1982. 269 Abbildungen. XXVI, 342 Seiten
Broschiert DM 198,–. ISBN 3-540-11476-9

19. Band:

Regionale plastische und rekonstruktive Chirurgie im Kindesalter

19. Jahrestagung 29.–31. Oktober 1981, Würzburg
Herausgeber: **W. Kley, C. Naumann**

1983. 266 Abbildungen, 39 Tabellen. XIX, 343 Seiten
Broschiert DM 236,–ISBN 3-540-12105-6

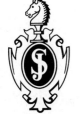

Springer-Verlag
Berlin
Heidelberg
New York
Tokyo

20. Band:

Plastische und wiederherstellende Maßnahmen bei Unfallverletzungen

Primär- und Sekundärversorgung
20. Jahrestagung 7.–9. Oktober 1982, Hamburg
Herausgeber: **K. H. Jungbluth, U. Mommsen**

1984. 291 Abbildungen in 431 Einzeldarstellungen,
64 Tabellen. XIV, 320 Seiten
Broschiert DM 246,–. ISBN 3-540-13036-5